# 华西医学大系

解读"华西现象"

讲述华西故事

展示华西成果

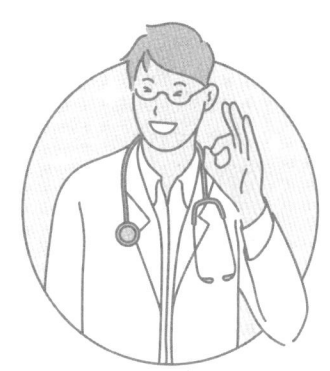

GANZANG JIBING DE
KEXUE YUFANG
YU ZHENGQUE GUANLI
—— WOMEN XUYAO LIAOJIE DE KEPU ZHISHI

肝脏疾病的科学预防与正确管理
——我们需要了解的科普知识

主编 陈恩强

四川科学技术出版社
·成都·

图书在版编目（CIP）数据

肝脏疾病的科学预防与正确管理：我们需要了解的科普知识 / 陈恩强主编. -- 成都：四川科学技术出版社，2025.3

（华西医学大系. 医学科普）

ISBN 978-7-5727-1216-6

Ⅰ. ①肝… Ⅱ. ①陈… Ⅲ. ①肝疾病－防治－普及读物 Ⅳ. ①R575-49

中国国家版本馆CIP数据核字(2023)第233592号

肝脏疾病的科学预防与正确管理
——我们需要了解的科普知识

◎主　编　陈恩强

出 品 人	程佳月
责任编辑	李　栎
封面设计	象上设计
版式设计	杨璐璐
校　　对	尹澜欣　陈金润
责任出版	欧晓春
出版发行	四川科学技术出版社
地　　址	四川省成都市锦江区三色路238号新华之星A座 传真：028-86361756　邮政编码：610023
成品尺寸	156mm×236mm
印　　张	21　字　数　420 千
制　　作	成都华桐美术设计有限公司
印　　刷	成都博瑞印务有限公司
版　　次	2025年3月第1版
印　　次	2025年3月第1版
定　　价	68.00元

ISBN 978-7-5727-1216-6

■ 版权所有　翻印必究 ■

邮购：四川省成都市锦江区三色路238号新华之星A座25层
邮购电话：028-86361770　邮政编码：610023

《华西医学大系》顾问
(按姓氏笔画为序)

马俊之　吕重九　李　虹　李为民　步　宏　张　伟
张肇达　陈钟光　郑尚维　胡富合　殷大奎　唐孝达
　　　　曹泽毅　敬　静　魏于全

《华西医学大系》编委会
(排名不分先后)

主　任
李正赤　罗凤鸣　周　青　刘龙章

副 主 任
刘伦旭　黄　进　李　强
胡　巍　雷　华

委　员
申文武　胡建昆　郭晓伟　王坤杰
吴　泓　郭应强　陈　菁　余　淳
钱丹凝　程佳月　张士龙

秘书组
韩　平　赵　欣　郑　源　卢添林
李雷雷　唐绍军　杜　晨　刘　沁
张茜惠　曾　波　王　恒　刘　榴
袁　婧　史杰蔚　周阳文　王　军
何晓霞　李　栎　税萌成　兰　银

本书编委会

顾　问　宗志勇　雷学忠　唐　红
主　编　陈恩强
副主编　周　静　邓　蓉　胡梦梵　林　蕾
编　委（按姓氏音序排列）

曹海芳　青海省第四人民医院
陈　韬　华中科技大学同济医学院附属同济医院
陈恩强　四川大学华西医院
陈若婵　中南大学湘雅医院
陈云波　浙江大学医学院附属第一医院
代佳灵　四川大学华西医院
邓　蓉　四川大学华西医院
范玉琛　山东大学齐鲁医院
郜玉峰　安徽医科大学第一附属医院
韩荔芬　福建医科大学孟超肝胆医院
郝彦琴　山西医科大学第一医院
何英利　西安交通大学第一附属医院
胡梦梵　四川大学华西医院
胡晓丽　黑龙江省医院
贾晓黎　西安交通大学第二附属医院
姜　泓　空军军医大学唐都医院
蒋　维　四川大学华西医院
李　涛　山东大学第二医院
李婧颖　四川大学华西医院
李俊峰　兰州大学第一医院
李可欣　四川大学华西医院
李兰清　四川大学华西医院
李宇靖　四川大学华西医院
梁　明　哈尔滨医科大学附属第二医院
林　蕾　四川大学华西医院
刘　敏　四川大学华西医院

刘帅伟　宁夏医科大学总医院
柳　园　四川大学华西医院
陆忠华　无锡市第五人民医院
罗　玲　北京协和医院
马世武　中国人民解放军联勤保障部队第九二〇医院
欧阳石　广州医科大学附属第五医院
彭　伟　四川大学华西医院
彭　真　河南省人民医院
宋承润　四川大学华西医院
陶亚超　四川大学华西医院
汪梦兰　四川大学华西医院
王　艳　山西白求恩医院
王宝菊　华中科技大学同济医学院附属协和医院
王发达　北京协和医院
王世燕　四川大学华西医院
王亚东　河北医科大学第三医院
王亚莉　成都医学院第一附属医院
王永洪　四川大学华西医院
魏　毅　四川大学华西医院
吴　彪　海南省人民医院
吴　珺　华中科技大学同济医学院附属协和医院
吴东波　四川大学华西医院
向大新　南昌大学第一附属医院
项晓刚　上海交通大学医学院附属瑞金医院
谢　婵　中山大学附属第三医院
谢松松　石河子大学第一附属医院
徐宝艳　陆军军医大学西南医院
殷　俊　安徽医科大学第一附属医院
张晓赟　四川大学华西医院
郑嵘炅　新疆医科大学第一附属医院
周　静　四川大学华西医院
周荣幸　四川大学华西医院

主编介绍

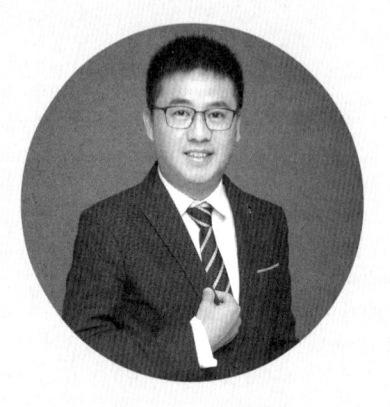

陈恩强，男，1983年出生于安徽芜湖，主任医师，硕士研究生导师，博士毕业于四川大学。目前担任四川大学华西医院感染性疾病中心医疗组长，长期致力于疑难重症肝病与感染性疾病的临床诊治工作，特别在乙型/丙型病毒性肝炎、代谢性肝病（肥胖与酒精相关脂肪性肝病）、肝纤维化与肝硬化、肝衰竭与肝脏恶性肿瘤、自身免疫性肝病，以及各种不明原因转氨酶增高和高胆红素血症（遗传性肝病）等个体化治疗策略和疾病全程管理方面具有较为丰富的临床经验。

陈恩强主任医师目前是四川省学术和技术带头人后备人选，担任中华医学会感染病学分会青年学组副组长、中华医学会医学病毒学分会临床病毒学组委员、中华医学会肝病学分会药物性肝病学组委员、中国医疗保健国际交流促进会肝胆病学分会委员、中国生殖健康产业协会生殖健康科普专家委员、四川省医学会罕见病学专业委员会常务委员、四川省国际医学交流促进会肝胆外科分会常务委员、四川省肿瘤学会肝癌专业委员会委员、四川省康复医学会感染病专业委员会委员和成都市生物医学信息学会肝脏疾病全程化管理专业委员会主任委员，同时兼职《当今干细胞研究与治疗》（Current Stem Cell Research & Therapy）、《临床与转化肝病学杂志》（Journal of Clinical and Translational Hepatology）、《伦敦生物医学中心传染病》（BMC Infectious Diseases）和《世界病毒学杂志》（World Journal of Virology）等国际学术期刊的编委或共同主编。作为课题负责人先后承担国家自然科学基金项目2项、四川省科技厅项目3项和成都市科技局项目1项；作为主要完成人之一获得四川省科学技术进步奖二等奖和中华医学科技奖三等奖各1次；作为发明人之一获得授权发明专利3项；作为第一作者或通讯作者发表SCI论文100余篇，作为副主编/编者参与出版书籍10余部。

《华西医学大系》总序

由四川大学华西临床医学院/华西医院（简称"华西"）与新华文轩出版传媒股份有限公司（简称"新华文轩"）共同策划、精心打造的《华西医学大系》陆续与读者见面了，这是双方强强联合，共同助力健康中国战略、推动文化大繁荣的重要举措。

百年华西，历经120多年的历史与沉淀，华西人在每一个历史时期均辛勤耕耘，全力奉献。改革开放以来，华西励精图治、奋进创新，坚守"关怀、服务"的理念，遵循"厚德精业、求实创新"的院训，为践行中国特色卫生与健康发展道路，全心全意为人民健康服务做出了积极努力和应有贡献，华西也由此成为全国一流、世界知名的医（学）院。如何继续传承百年华西文化，如何最大化发挥华西优质医疗资源辐射作用？这是处在新时代站位的华西需要积极思考和探索的问题。

新华文轩，作为我国首家"A+H"出版传媒企业、中国出版发行业排头兵，一直都以传承弘扬中华文明、引领产业发展为使命，以坚持导向、服务人民为己任。进入新时代后，新华文轩提出了坚持精准出版、精细出版、精品出版的"三精"出版发展思路，全心全意为推动我国文化发展与繁荣做出了积极努力和应有贡献。如何充分发挥新华文轩的出版和渠道优势，不断满足人民日益增长的美好生活需要？这是新华文轩一直以来积极思考和探索的问题。

基于上述思考，四川大学华西临床医学院/华西医院与新华文轩出版传媒股份有限公司于2018年4月18日共同签署了战略合作协议，启动了《华西医学大系》出版项目并将其作为双方战略合作的重要方面和旗舰项目，共同向承担《华西医学大系》出版工作的四川科学技术出版社授予了"华西医学出版中心"铭牌。

人民健康是民族昌盛和国家富强的重要标志，没有全民健康，就没有全面小康，医疗卫生服务直接关系人民身体健康。医学出版是医药卫生事业发展的重要组成部分，不断总结医学经验，向学界、社会推广医学成果，普及医学知识，对我国医疗水平的整体提高、对国民健康素养的整体提升均具有重要的推动作用。华西与新华文轩作为国内有影响力的大型医学健康机构与大型文化传媒企业，深入贯彻落实健康中国战略、文化强国战略，积极开展跨界合作，联合打造《华西医学大系》，展示了双方共同助力健康中国战略的开阔视野、务实精神和坚定信心。

华西之所以能够成就中国医学界的"华西现象"，既在于党政同心、齐抓共管，又在于华西始终注重临床、教学、科研、管理这四个方面协调发展、齐头并进。教学是基础，科研是动力，医疗是中心，管理是保障，四者有机结合，使华西人才辈出，临床医疗水平不断提高，科研水平不断提升，管理方法不断创新，核心竞争力不断增强。

《华西医学大系》将全面系统深入展示华西医院在学术研究、临床诊疗、人才建设、管理创新、科学普及、社会贡献等方面的发展成就；是华西医院长期积累的医学知识产权与保护的重大项目，是华西医院品牌建设、文化建设的重大项目，也是讲好"华西故事"、展示"华西人"风采、弘扬"华西精神"的重大项目。

《华西医学大系》主要包括以下子系列。

①《学术精品系列》：总结华西医（学）院取得的学术成果，学术影响力强。②《临床实用技术系列》：主要介绍临床各方面的适宜技术、新技术等，针对性、指导性强。③《医学科普系列》：聚焦百姓最关心的、最迫切需要的医学科普知识，以百姓喜闻乐见的方式呈现。④《医院管理创新系列》：展示华西医（学）院管理改革创新的系列成果，体现华西"厚德精业、求实创新"的院训，探索华西医院管理创新成果的产权保护，推广华西优秀的管理理念。⑤《精准医疗扶贫系列》：包括华西特色智力扶贫的相关内容，旨在提高贫困地区基层医院的临床诊疗水平。⑥《名医名家系列》：展示华西人的医学成就、贡献和风采，弘扬华西精神。⑦《百年华西系列》：聚焦百年华西历史，书写百年华西故事。

我们将以精益求精的精神和持之以恒的毅力精心打造《华西医学大系》，将华西的医学成果转化为出版成果，向西部、全国乃至海外传播，提升我国医疗资源均衡化水平，造福更多的患者，推动我国全民健康事业向更高的层次迈进。

《华西医学大系》编委会
2018年7月

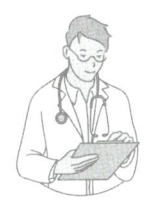

序 一

　　肝脏是人体最重要的代谢和解毒器官，肝脏健康问题始终是大众所关心的热门话题。肝脏疾病一直是我国的高发病和常见病，成为一个严重的公共卫生问题。近年来，我国在肝脏疾病防治方面取得了举世瞩目的成绩，但防治方面的压力依然不轻。首先，我国现有的病毒性肝炎患者"存量"巨大，虽然患者的肝脏都存在着不同程度的病变，但是由于多方面原因，患者整体诊断率和治疗覆盖率仍然较低。其次，随着我国经济快速发展和人民群众生活方式的改变，患酒精性肝病和代谢性肝病的人数也在持续增加。与此同时，随着医学检验的检测手段和精度不断提升，过去被认为发病率较低的肝脏疾病，如自身免疫性肝病和遗传代谢性肝病的诊断率显著上升。此外，各类中药、生物制剂、保健品和膳食补充剂等引发的药物性肝损伤也日渐增加。

　　值得关注的是公众对肝病的严重危害认识不足，治疗态度也不够积极，同时也缺乏全面的科普宣传及专业的理论指导，这些都严重地阻碍了肝病的早期发现和及时干预。

　　为了有效解决上述问题，本书汇集了包括四川大学华西医院在内的全国多家著名医院的感染病与肝脏疾病领域的青年专家，以常见肝脏疾病为主线，以鲜活的真实医患对话案例引入，使用通俗易懂的语言对肝脏疾病的基本知识、临床诊治方法和科学预防措施等进行介绍，最后利用简短的语言进行了总结，使得复杂的医学知识更容易被理解和记忆。

将深奥的医学专业知识以人民群众喜闻乐见的话语形式表现出来，无疑会促进肝脏疾病规范化诊治和科学预防内容的传播，不仅提高了本书的可读性，也增加了吸引力。我相信这本科普书必将受到广大读者的欢迎和认可，让大家不仅对肝脏疾病的相关知识有更深的认知和了解，更能懂得如何科学预防常见肝脏疾病，并监测自身的肝脏健康，进而当好肝脏健康的"第一责任人"。

解放军总医院第五医学中心感染病医学部主任

国家感染性疾病临床医学研究中心主任

中国科学院院士

王福生

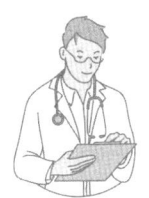

序 二

　　肝脏是人体最大的实质脏器，处于物质代谢的中心地位，在生物转化、分泌和排泄等多方面起着不可替代的作用，功能强大也意味着它直接暴露于众多致病因素；强大的再生能力使其在遭受损害时展现出顽强的代偿能力，然而这位"硬汉"一旦失代偿往往带给机体致命一击。

　　随着社会、环境的变化，以及医学科学技术的蓬勃发展，我国肝病的疾病谱、发病率、转归和预后也发生着显著的改变，肝病的诊治不断突破，疾病的治疗理念也在时刻更新。如今，我国摘掉了"乙肝大国"的帽子，代谢性肝病转而日益突出，同时罕见肝病的发现率有所增加；肝脏影像学的进步使得我们能更早期发现肝纤维化和肝癌，内镜、介入等微创治疗减少了治疗痛苦，提高了患者的生活质量，细胞治疗和基因治疗等前沿治疗手段虽尚处于研究阶段，相信不久的将来能够造福于人类。因此，更新和传播与时俱进的医疗讯息，扩大公众对科学医疗的认知，对医生圈层乃至整个社会均重要且必要。医学本就晦涩难懂，而长期以来，中国人均医疗资源配比相对失衡，医患沟通的时间是受限的，这进一步筑高了大众接触到可靠医学知识的壁垒。以社交平台或书本为载体的医学科普作品应运而生，为正确、科学的医疗资讯走向大众架起了便捷的桥梁，有惠国惠民之意。

　　本书是一本针对肝脏及相关疾病的科普书籍，实用性强，适合广大非医学专业人士尤其是肝病患者阅读参考。其编排思路清晰，首先从肝脏的结构和功能出发，过渡至肝脏常见疾病，内容丰富，涵盖了传染性、代谢性、遗传性、自身免疫性肝病，以及终末期肝病等的诊疗，深入浅出，语言直白流畅而又不失科学性；最后回归实际，着重解答人们日常关心、困惑和忽视的问题，带领读者走出认知误区和盲区，引导读者进行肝病的科学预防和正确治疗。因此，对于关心肝脏健康的人而言，本书是一本有价值的科普书籍。

本书的主编陈恩强教授，是中华医学会感染病学分会青年学组副组长，长期从事肝病与感染病相关的临床工作，尤其在病毒性肝炎研究领域中取得了丰硕的成果。他对自身事业充满热爱和想法，故倾力打造此书，以此增进广大群众对肝病的了解和重视，抚慰肝病患者的焦虑和恐惧，消除社会对传染性肝病的误解，帮助读者树立积极的疾病价值观，以正确、科学的方式预防和应对肝脏疾病。因此，面对这部呕心沥血之作，我感到欣慰并予以大力支持。

希望各位读者都能从中有所收获，增加对肝病防治知识的了解并运用。

李太生　教授

北京协和医院感染科

中华医学会感染病学分会主任委员

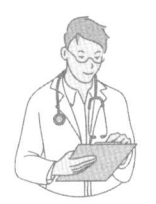

序 三

　　肝脏疾病在我国已悄然成为一个普遍且严重的健康隐患，严重威胁着广大群众的生命安全。由于肝脏疾病起病隐匿，症状不明显，往往容易被大众忽视，从而错过了最佳治疗时机。一旦病情恶化到肝硬化、肝衰竭等严重阶段，治疗难度将大大增加，甚至可能危及生命。

　　为了提高公众对肝脏疾病的认识，本书作者凭借多年的丰富临床经验，向大家全面普及了肝脏疾病的早期表现、关键症状及检查时可能发现的异常指标。书中详细介绍了肝脏疾病的各种症状，包括乏力、食欲不振、黄疸等，以及肝功能检查中的异常指标，如转氨酶增高、胆红素增高等。这些信息有助于读者尽早发现肝脏疾病的蛛丝马迹，及时进行诊断和治疗，从而避免病情恶化到难以治愈的地步。

　　此外，本书还针对广大群众在常规体检或因其他疾病检查时发现的肝脏异常表现提供了解答和指导。书中详细解释了各种异常指标的含义，以及可能对应的肝脏疾病，帮助读者消除困惑和疑虑。同时，书中还提供了关于肝脏疾病的治疗建议和预防措施，使读者能够更好地应对肝脏问题。

　　值得一提的是，本书的语言通俗易懂，没有过多的医学术语，使得广大群众和基层医务人员都能轻松理解。书中穿插了许多生动的案例和实用的建议，使得内容更加贴近实际，更具可读性。

总之，本书是一本适合广大群众及基层医务人员认识肝脏疾病的优选读物。通过阅读本书，读者可以更加深入地了解肝脏疾病的相关知识，提高自我保健意识，及时发现并处理肝脏问题。这对于预防和控制肝脏疾病的发生和传播具有重要意义。同时，本书也为基层医务人员提供了一个便捷的学习平台，有助于提高他们的诊疗水平，更好地服务于广大患者。

雷秉钧

四川大学华西医院终身教授

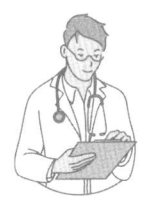

前 言

　　肝脏疾病是严重威胁我国居民健康的一类疾病，已成为影响国家经济社会发展的重大公共卫生问题。数十年来，我国肝脏疾病谱正在发生重大变化。随着公共卫生条件的改善，乙肝疫苗的推广及多种强效抗病毒药物的广泛应用，感染性肝病发病率呈下降趋势，但非感染性肝病的发病率却呈增长趋势，包括酒精性肝病、代谢相关脂肪性肝病、自身免疫性肝病、药物性肝损伤及遗传代谢性肝病等，尤其是代谢相关脂肪性肝病，已成为患病率最高的慢性肝病。

　　本书汇集了四川大学华西医院内科、外科、放射科、临床药学和营养科等专科在肝脏疾病诊治方面的杰出医生，以及来自全国其他医院感染病与肝病领域的知名专家。他们运用通俗易懂的文字，将深奥的肝脏疾病相关医学专业知识以广大民众喜闻乐见的话语形式表现出来，对广大民众认识和了解肝脏疾病的危害，掌握肝脏疾病规范化诊治方法和科学预防的基本医学常识，具有重要的参考价值。

　　作为一本科普读物，本书不仅内容丰富、知识全面，更是一本适合民众了解肝脏疾病的实用指南。全书共四章，从认识肝脏、剖析肝脏常见疾病、答疑解惑、科学预防与正确治疗四个维度来科普肝脏疾病科学预防与正确管理的有效方法。开章首先介绍了肝脏这一器官及其在维持健康中的重要作用，揭示了肝脏损害对人体健康的危害；随后选取了临床常见的一系列感染性和非感染性的肝脏疾病，结合患者和其他民众关心的热点话题，深入浅出地介绍了这些肝脏疾病发生的诱因、病因与常见的症状和体征，指导读者从身边细节察觉相关肝脏疾病的迹象。每一种疾病、每一个话题均以鲜活的真实医患对话案例引入，结尾利用简短精炼的文字对重要医学知识进行总结和归纳，便于广大民众尤其是肝病患者更好地了解和掌握其感兴趣的肝脏疾病科普知识。

  本书在编写过程中曾得到众多同仁、专家们的大力协助与指导，在此深表谢意！衷心感谢中国科学院院士、解放军总医院第五医学中心感染病医学部主任王福生教授，中华医学会感染病学分会主任委员、北京协和医院感染科李太生教授，以及四川大学华西医院感染性疾病中心雷秉钧教授在百忙中为本书作序。

  本书内容为健康科普知识，不能作为具体的诊疗建议使用，亦不能替代执业医师面诊，仅供参考。由于编著人员较多，加之编者学术水平有限，书中难免有不妥之处，望广大读者批评指正。

陈恩强 主任医师
四川大学华西医院感染性疾病中心
2024年5月

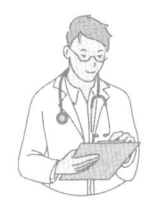

目 录

第一章 肝脏探秘之旅
——揭开肝脏与人体的神秘关联
探寻肝脏的奥秘……………………002

肝脏与人体其他器官的微妙关系……008

第二章 肝脏疾病大揭秘
——常见肝病的全方位解析
吃出来的甲肝和戊肝,你知道吗?
………………………………………017

让人谈之色变的乙肝,究竟有多可怕?
………………………………………024

丙肝能治愈,是怎么做到的?……031

神秘的丁肝,你了解多少?………036

不良饮食习惯引发的脂肪肝………042

药物竟也能导致肝炎,你注意到了吗?………………………………048

被"降伏"的肝吸虫病,背后有啥故事?………………………………055

小心身边潜伏的肝包虫病…………062

那些容易被忽视的伤肝病毒………070

肝脏上怎么会长"脓包"?………078

肝纤维化:可进可退的健康危机…085

肝脏变硬了,该如何应对?………091

令人闻风丧胆的肝癌………………100

凶险的肝衰竭,你要警惕!………112

肝硬化腹水为何让人疼痛难忍?…118

"小黄人"背后的肝病真相…………125

罕见病中的"幸运儿"——"铜娃娃"
………………………………………135

肝脏上长出的"水疱",是怎么回事?
………………………………………140

肝血管瘤,到底是不是肿瘤?……146

肝脏里怎么会长出石头?…………151

棘手的自身免疫性肝炎,该如何应对?
………………………………………157

中老年女性,警惕胆管炎来袭!…162

妊娠期肝病,准妈妈们了解吗?…169

1

第三章　肝脏健康 Q&A——解读肝脏问题、疑惑与真相

蜘蛛痣与肝掌，背后隐藏着什么？
....178

肝区疼痛，到底是咋回事？.........182

眼黄、尿黄、皮肤黄，是肝脏出问题了吗？............................186

口臭，难道是肝脏在"报警"？....193

最近厌油、胃口差，和肝脏有关吗？
....199

体检发现转氨酶升高，该怎么办？
....203

失眠会影响肝脏健康吗？.............207

牙龈出血，是不是肝硬化惹的祸？
....210

体检彩超发现肝脏小结节，严重吗？
....215

肝病患者能熬夜吗？......................220

肝炎会传染吗？一文为你讲清！...223

肝病患者，少量饮酒行不行？.....228

第四章　守护肝脏行动指南——科学防治肝脏疾病的实用策略

改变不良生活、工作习惯，呵护肝脏健康.................................233

教你正确认识和挑选保健食品，别再踩坑！..................................236

怎样锻炼才能更好地保护肝脏？...240

定期检查肝脏，为健康护航........245

保肝药怎么用才合理？................252

病因治疗，是肝病治疗的关键所在
....258

掌握正确服药方式，让治疗更有效
....263

外科手段能解决哪些肝脏问题？...268

不可忽视的营养支持疗法，助力肝脏恢复..274

无痛的肝纤维化检测，了解一下？
....282

令人害怕的"肝脏穿刺活检"，真相是什么？..................................286

带你认识神奇的人工肝................291

备受关注的基因与细胞治疗，前景如何？..297

教你选择合适的科室和医生........302

哪些肝脏疾病能通过疫苗预防？快来了解..310

参考文献................................316

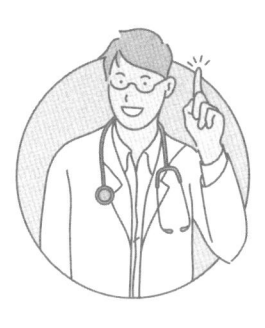

第一章 肝脏探秘之旅
——揭开肝脏与人体的神秘关联

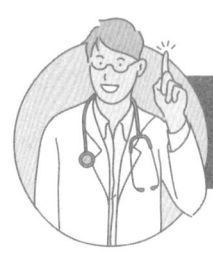

探寻肝脏的奥秘

李女士近期出现乏力、食欲下降、右上腹部不适等症状，于是带着忧虑和疑惑来到医院就诊。经过详细的问诊和体格检查，医生建议李女士进行肝功能检测。结果显示，李女士的肝功能出现了异常，具体表现为血清谷丙转氨酶（又称丙氨酸氨基转移酶，ALT）、血清谷草转氨酶（又称天冬氨酸氨基转移酶，AST）和总胆红素（TBil）等指标升高。这个消息让李女士感到震惊，她开始担心自己的健康状况。医生则耐心地向李女士解释了肝功能异常的原因，并告诉她，肝脏在人体中承担着多种关键功能。

接下来，让我们一起深入探索肝脏的奥秘，了解这个强大的器官是如何帮助我们保持健康的，以及我们应该如何保护它。

一、肝脏全景揭秘

（一）隐秘的"社交达人"

想要了解肝脏，首先得知道它的具体位置。肝脏位于腹腔内，是人体最大的消化腺。在正常情况下，在体表触摸不到肝脏，它大部分都被肋骨保护着。可是，肝脏会随着体位改变（如站立位变成仰卧位）和呼吸而移动。大部分肝脏位于腹腔的右上部，横跨过腹部中线，小部分延伸到左上腹部。从正面看，肝脏的上界大致在胸部右侧第5肋与右锁骨中线相交处，下界则与右侧肋骨下边缘在同一水平线上。肝脏是一个内脏界的"社交达人"，它上与膈接触，下与胃、胆囊、肾、十二指肠和结肠等重要器官相邻，就如同一个"交通枢纽"，协调着内脏之间的互动和合作。

（二）柔软而脆弱的"楔形拼图"

肝脏呈不规则的楔形，粗端在右，细端在左，大约长25 cm、宽15 cm、厚6 cm，以上特点使得它能够完美地适应腹腔的轮廓，就像一块恰到好处的"拼图"。我国成年男性肝脏重量为1 200～1 450 g，女性为1 100～1 300 g，占身体重量的1/50～1/40。胎儿和新生儿的肝脏相对较大，重量可达身体重量的1/20，体积占腹腔容积的一半以上。肝脏的血液供应十分丰富，故健康的肝脏呈现红棕色，其质地柔而脆，易受外力冲击而破裂，从而引起腹腔内大出血。

(三)精妙绝伦的"别墅"构造

肝脏像一座精美的"别墅",里面充满了许多"房间"和"道路"。肝脏有上、下两面,前、后、左、右4缘。肝上面膨隆,与膈和腹前壁相接触,所以又称为膈面。肝膈面上有镰状韧带附着,借此将肝脏分为左、右两叶,肝右叶大而厚实,肝左叶小而薄,类似"别墅"中的2个大小不一的"房间"。膈面后部没有腹膜被覆,直接与膈相贴的部分称裸区,裸区的左侧部分有一较宽的沟,称为腔静脉沟,内有下腔静脉通过。

肝下面凹凸不平,邻接一些腹腔器官,又称脏面,此面中部有"H"形沟。借"H"形沟、裂和窝将肝分为4个叶,类似于"别墅"中的"H"形道路将其划分为4个"房间":肝左叶位于肝圆韧带裂与静脉韧带裂的左侧,即左纵沟的左侧;肝右叶位于胆囊窝与腔静脉沟的右侧,即右纵沟的右侧;方叶位于肝门之前,肝圆韧带裂与胆囊窝之间;尾状叶位于肝门之后,静脉韧带裂与腔静脉沟之间。脏面的肝左叶与膈面的一致;脏面的肝右叶、方叶和尾状叶一起,相当于膈面的肝右叶。肝门是肝固有动脉、门静脉、肝管、淋巴管和神经出入肝的部位,就像是"别墅"掌管进出的"前门"。在腔静脉沟的上端,肝左、中、右静脉出肝后立即注入下腔静脉,临床上常称此处为第2肝门,就像"别墅"的"后门"。

肝前缘(也称下缘)是肝的脏面与膈面之间的分界线,薄而锐利。在胆囊窝处,肝前缘上有一胆囊切迹,胆囊底常在此处露出于肝前缘;在肝圆韧带通过处,肝前缘上有一肝圆韧带切迹,或称脐切迹。肝后缘钝、圆,朝向脊柱。肝的右缘是肝右叶的右下缘,亦钝、圆。肝的左缘即肝左叶的左缘,薄而锐利。

二、肝脏的血流特点揭秘

(一)双重血液供应体系

肝脏参与人体的多种生理过程,比如解毒、代谢及药物处理等,而这些功能的高效执行依赖于肝脏持续且丰富的血液供应。肝脏每分钟的血流量可为1 500~2 000 mL,如此庞大的血容量约占整个身体血液总量的14%。肝脏血管受到神经系统和多种激素的控制和影响,以维持肝脏血管的张力和血流,从而调节血液的流量和分配。

肝脏接受门静脉和肝动脉双重血液供应,肝动脉供给氧气,门静脉供给营养。门静脉给肝脏提供约70%的血流,肝动脉供应约30%的血流。因此,在肝脏的供血系统中,静脉系统占主要地位,动脉系统占次要地位。和其他脏器的供血不同之处在于，其他脏器完全靠动脉供血，静脉只负责血液回流。

肝动脉起源于腹主动脉，分支成两个小的肝动脉，穿过肝门区域，进入肝的左叶和右叶。它提供的氧气，可以满足肝细胞的氧气需求及保障多种代谢、合成任务的执行。门静脉则由脾静脉和肠系膜上静脉组成。肠道吸收的营养素通过肠系膜静脉，到脾静脉汇合后，通过门脉系统进入肝脏，从而把来自消化道含有营养的血液输送至肝脏进行"加工"。肝动脉和门静脉进入肝脏后，它们逐渐分叉并穿梭于肝小叶间的组织内，被分别称为小叶间动脉和小叶间静脉，这两者在肝小叶的边缘与肝窦相连接。在肝窦中，动脉血和静脉血发生混合并进行物质交换，最后由肝静脉出肝注入下腔静脉，从而形成一个完整而复杂的血液循环网络。

（二）门-体侧支循环

肝脏的门静脉与上、下腔静脉之间还存在广泛的交通支，称为门-体侧支循环。在正常情况下，这些侧支静脉处于关闭状态。然而，当肝硬化时，肝内血管走行被破坏，脾静脉和肠系膜静脉的血液经门静脉途径入肝受阻而堆积在门静脉中，随着越来越多的血液淤滞，门静脉压力增高，那些侧支静脉被迫打开。由于侧支静脉细小，血流增多就会出现曲张，如食管胃底静脉、直肠静脉丛淤血扩张，严重的静脉曲张易发生破裂出血。这些曲张的侧支静脉多数位于身体内部，不能在体表观察到，但当脐静脉和脐旁静脉在门静脉高压下扩张时，就可以在患者的肚脐周围看到一簇曲张的静脉向四周放射，形如"水母头"。

三、肝脏是人体新陈代谢的中心

肝脏具有独特的双重血液供应，存在肝静脉和胆道系统双重输出通道，具有丰富的肝窦。肝细胞含有丰富的细胞器（如内质网、线粒体、溶酶体、过氧化物酶体等）和丰富的酶体系，有些甚至是肝所独有的。因此肝细胞除存在一般细胞所具有的代谢途径外，还具有一些特殊的代谢功能，使其在机体的糖、脂质、蛋白质、维生素、激素等物质代谢中处于中心地位。任何导致肝功能障碍的因素都可能对整体健康产生深远的影响。

（一）肝脏在维持血糖平衡中发挥着关键作用

血液里的葡萄糖是全身各组织脏器的主要能源物质。在激素的调节下，肝脏通过糖原合成，将多余的葡萄糖转为糖原进行储备，所以进食后血糖不会骤升；在机体饥饿、禁食或能量需求增加时，肝脏也能分解糖原或将非糖物质（如氨基酸、乳酸和甘油）转化为葡萄糖并释放到血液中，使得血糖不会骤降,保证了重要脏器(如脑、心脏)持续、稳定的能量供应。当肝细胞大量受损时,肝糖原储备减少,糖原转化为葡萄糖的过程出现障碍,同时,灭活胰岛素的能力降低,血中胰岛素增加,就容易出现低血糖。

(二)肝脏在脂质代谢中占据中心地位

肝脏在脂质的消化、吸收、分解、合成及运输等代谢过程中均具有重要作用。

肝细胞合成并分泌胆汁酸,胆汁酸又为外源性脂质(包括脂溶性维生素)的消化、吸收所必需。当肝损伤时,肝分泌胆汁的能力下降;当胆管阻塞时,胆汁排出障碍,均可导致脂质的消化、吸收不良,产生厌油和脂肪泻等临床表现。在饱食状态下,肝脏能将过剩的葡萄糖转化成甘油三酯存储起来;在饥饿状态下,当肝糖原用尽后,机体脂肪动员增加,释放出脂肪酸和甘油,经血液运输至肝代谢,小部分脂肪酸在肝细胞内彻底氧化释放出能量供肝利用,其余大部分则被合成酮体为肝外其他组织使用。肝脏是合成胆固醇的主要场所,同时也把胆固醇转化为胆汁酸排到体外,从而来控制和调节体内胆固醇水平。此外,肝脏合成多种脂蛋白,包括极低密度脂蛋白、低密度脂蛋白和高密度脂蛋白,这些脂蛋白负责运输胆固醇和甘油三酯。当肝功能异常时,脂蛋白合成不足,可造成肝内脂肪堆积,继发脂肪肝;胆固醇的转化障碍,会导致高胆固醇血症,增加心血管疾病的风险。

(三)肝脏在蛋白质代谢中扮演着关键角色

肝脏负责人体蛋白质的合成与分解。它能合成多种血浆蛋白,包括白蛋白、凝血酶原、纤维蛋白原、凝血因子、转铁蛋白及铜蓝蛋白等,这些蛋白质对维持血液渗透压、运输物质、血液凝固和微量元素的运输等至关重要。同时,肝脏还参与氨基酸的分解,通过脱氨作用将氨基酸转化为能量或其他代谢物,并将有毒的氨转化为无毒的尿素,而后随尿排到体外,防止氨中毒。这些过程确保了体内蛋白质和氨基酸水平的稳定,对整个机体的健康和代谢功能至关重要。严重的肝病患者,血清白蛋白合成减少,使得肝硬化患者产生腹腔积液(俗称腹水)。

(四)肝脏在维生素代谢和激素灭活中起着重要作用

维生素既不参与构成人体细胞,也不为人体提供能量,但参与人体内的生化反应,调节人体的代谢功能,维持新陈代谢的平衡。肝脏分泌胆汁酸,可促进脂溶性维生素的吸收,也参与多种维生素的储存和转化,如维生素A、维生素D、维生素E、维生素K和维生素B_{12},从而确保身体各系统的正常运作。

此外，多种激素在发挥其调节作用后，由肝脏将其灭活。若肝脏受损，如肝硬化时，对激素的灭活功能障碍，体内的雌激素、醛固酮、抗利尿激素等水平升高，可出现男性乳房女性化、蜘蛛痣、肝掌及水钠潴留等。

四、肝脏是人体最大的解毒器官

人体平时不仅摄入食物（包含了人体所必需的营养素，如蛋白质、碳水化合物、脂肪、维生素和矿物质等），也会摄入一些其他有害的物质，如毒物、有害的食品添加剂、环境化学污染物，以及从肠道吸收腐败产物等。此外，机体在进行各项生命活动时还会产生内源性代谢产物，如胆红素、血氨等。这些物质对人体具有潜在毒性作用，长期蓄积会对人体有害。问题是，大多数有害物质无法被机体直接排出，需要在体内经过一些改变，消除或降低其毒性，增加其溶解性，使其易于被排到体外，这就是肝脏的任务了。

从前文我们了解到肝功能对人体的重要性，肝脏因其解毒功能被形象地比喻成人体的"清道夫"。一旦人体摄入某些物质，肝脏是率先接收这些物质的器官。随后，通过一系列复杂的生化反应，包括氧化、还原、水解、结合反应，肝脏将有害物质分解和改变。其中，比较重要的反应是结合反应，即与葡萄糖醛酸、硫酸、S-腺苷甲硫氨酸等结合，将有毒物质转化为无害物且使其更具有水溶性。这一过程非常重要，因为水溶性物质可以溶解在血液或胆汁中，就易于随尿液或胆汁排到体外。一些重金属如汞、铅和镉在体内积聚，均经肝的生物转化后就能随胆汁排到体外。此外，肝静脉窦内的库普弗（Kupffer）细胞可以吞噬血液中经肠道吸收的细菌等病原体，做到清洁和净化血液作用，防止它们经血液进入全身循环，从而减少感染的风险。肝脏还有一项重要功能是解氨毒，通过鸟氨酸循环将有毒的氨转化为无毒的尿素，就可以通过尿液排到体外，使血氨维持在安全水平。该过程不仅保护神经系统免受氨的毒害，还能帮助机体维持酸碱平衡和氮平衡。

五、肝脏是独特的免疫器官

肝脏还扮演着一个非常重要的免疫"保卫者"的角色。首先，肝脏的结构使其成为血液中抗原的主要过滤站。由于肝脏直接接收来自肠道的血液，它可以首先接触到通过门静脉进入的源自消化道的抗原和病原体。在这里，肝脏利用其丰富的巨噬细胞群——库普弗细胞，来捕捉和清除血液中的病原体和毒素。其次，肝脏内的其他免疫细胞如自然杀伤细胞、自然杀伤T细胞及各种类型的T细胞和B细胞等，共同构成了复杂的免疫监视系统。这些免疫细胞能够产生多种细胞因子和化学信号，调节局部和全身的免疫反应，同时也促进免疫耐受的形成，防止对肠道来源的常见抗原产生过激反应。

此外，肝脏还在系统性炎症反应中发挥关键作用，它能迅速响应来自全身的炎症信号，并通过产生急性期蛋白如C反应蛋白等，快速调节炎症过程。肝脏的这种能力保证了在感染和炎症状态下能快速有效地进行免疫防御，同时控制炎症反应，使其不致过度扩散，从而保护机体免受自身免疫性损伤。

综上，肝脏独特的免疫细胞组成、丰富的免疫功能和强大的调节能力，使得它在预防感染、调节免疫反应和维持免疫平衡中发挥着不可替代的作用。

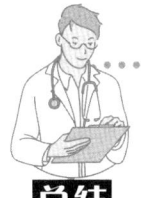

总结

肝脏是人体最大的内脏器官，呈不规则的楔形，具有独特的双重血液供应体系，血液供应十分丰富，不仅确保了其充足的营养和氧气供应，同时与其物质代谢、解毒、分泌、排泄和免疫防御等多种重要生理功能完美适应。在物质代谢中，肝脏在维持血糖稳定、脂肪的消化吸收、脂质代谢、蛋白质的合成与分解及维生素的合成与储存方面发挥着核心作用；同时肝脏通过生物转化功能清除有害物质，如血氨、胆红素、酒精等，对于维护机体健康至关重要。此外，肝脏在人体免疫系统中也扮演重要角色，肝窦内含有大量库普弗细胞，能吞噬血液中的外源性物质和其他颗粒物质，发挥免疫防御功能；当发生炎症时，肝脏可产生急性期蛋白进行炎症调节。因此，保持肝脏健康对于维护整体健康和预防疾病至关重要，肝脏的任何功能障碍都可能对健康产生严重的影响。

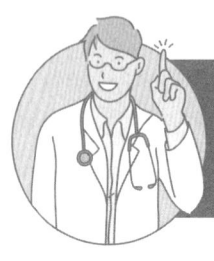

肝脏与人体其他器官的微妙关系

在医院的肝脏专科门诊，张医生正接诊患者王先生。王先生是一位中年男性，由于工作关系经常熬夜和大量饮酒，最近他感到疲劳、食欲减退，且皮肤变黄。经过一系列检查，王先生被确诊患有酒精性肝病（ALD）。张医生劝王先生规律作息和戒酒，王先生询问："医生，我会听您的建议，以后不再喝酒了。我听说，肝不好的人，哪儿哪儿都是病，不知道这话靠不靠谱？"张医生耐心地解释说："人体每个器官都是独一无二的，各脏器各司其职又相互联系、彼此配合，共同维护人体的健康。任何一个脏器的损伤，都可能对其他脏器产生影响，甚至是致命性损害。肝脏这个功能强大的脏器，受损后会发生什么自然是不言而喻的。"

下面就科普一下肝脏和人体其他器官的联系，提高大家的爱肝、护肝意识。

一、肝脏与胆囊

（一）肝胆相照

早在古代，中医就提出了"肝胆互为表里"的观点，成语"肝胆相照"也用来比喻真心诚意、坦诚相见，这都表明人们很早就认识到了肝脏和胆囊之间的亲密关系。现在我们已经清楚地知道，肝脏和胆囊通过胆管紧密联系在一起，胆汁在胆管内流动，串联起它们的生理功能，使得"肝胆"成为一个整体。

（二）功能关联

胆汁是由肝细胞分泌的一种透明、金黄色、有苦味的黏稠液体，含胆盐、卵磷脂、胆固醇、胆色素、钠、钾、钙等物质，可促进脂肪和脂溶性维生素（比如维生素A、维生素D、维生素E、维生素K）的消化吸收。肝脏也可以通过胆汁排泄出一些有害物质。在未进食时，肝脏分泌的胆汁沿着胆管流入胆囊进行浓缩、储存。在进食后，胆囊内的胆汁大量被排入小肠中，参与脂肪的消化、吸收，满足消化的需求。

（三）疾病关联

当肝脏分泌胆固醇过多时，过多的胆固醇可以析出成一个个固态颗粒（胆固醇结晶），在胆囊内积聚，这就是常说的胆囊结石。胆囊结石可以直接引起胆囊炎，结石掉落到胆管内还能继发胆管炎，狭小的胆道被堵塞后使胆汁流速减慢或无法排出，易发生感染，逆流的胆汁酸也会对肝脏造成损伤，影响肝脏的各种功能。

因胆囊结石而切除胆囊的情况十分常见。读者可能会担心，切除胆囊会不会损害肝脏甚至全身的健康？其实，只要做到规律饮食、营养均衡、清淡低脂，就不必担忧。切除胆囊后，未被浓缩的胆汁将持续排入肠道；如果进食过多的高脂食物，胆汁相对不足，容易导致消化、吸收不良，出现腹泻、营养不良等情况。未进食时胆汁持续刺激肠道，也可能导致腹泻。不过，在经过一段时间的适应和调节后，以上情况都会得到改善。相比于暂时的不适，"保胆取石"后结石很容易复发，长此以往将增加罹患胆道感染、胰腺炎、胆囊癌等肝胆胰疾病的风险。因此，在有必要切除胆囊时，应该放下顾虑，积极治疗。

二、肝脏与胰腺

（一）亲密邻居

肝脏和胰腺两个脏器在结构和功能上都存在紧密联系。在结构上，胰管和胆总管末端合并，共同开口于十二指肠乳头。这种结构上的紧密联系为两者的功能协同奠定了基础。

（二）功能关联

进食时，胰液和胆汁能同时进入十二指肠内，胆汁内的胆盐、胆固醇、卵磷脂等可作为乳化剂，降低脂肪的表面张力，使脂肪乳化成微滴分散在水性的肠液中，为胰液中的胰脂肪酶增加了作用面积，共同促进脂肪的分解、消化。

胰腺既是消化器官，也是内分泌腺。胰腺可以分泌胰岛素和胰高血糖素这两种调控人体血糖水平的极其重要的激素，而这两种激素的血糖调节作用刚好相反，但肝脏是两者共同调节的主要靶器官。胰岛素通过促进肝脏合成糖原、抑制糖异生等来降低血糖水平，胰高血糖素则促进肝糖原的分解、减少糖原的合成及增强糖异生来提高血糖水平，两种激素对血糖的稳态具有重要的调节作用。可以说，没有肝脏和胰腺的相互配合，就没有稳定的能量来源，难以维持正常的生命活动。

（三）疾病关联

由于胰管和胆总管末端共用一个出口，所以肝脏和胰腺在出现病变时常常相互影响。比如胆结石堵塞在共同开口处，引起胆道及胰管内压力升高，胆汁或胆汁内的细菌和炎性介质反流入胰管，致使胰酶在胰管内激活，进而导致急性胰腺炎。又比如"癌中之王"的胰头癌可压迫胆总管下端，导致胆汁淤积，患者出现腹胀、食欲减退、进行性加重的黄疸、肝大等临床表现。

三、肝脏与脾脏

（一）血脉相连

脾脏是个"默默无闻"的器官，提起它，人们也许能想到中医理论里的"脾主运化"。不过，西医里的脾脏不同于中医学所说的"脾脏"。在解剖上，肝、脾分居人体腹腔的两侧，二者之间隔着胃。脾脏位于左上方，是人体最大的淋巴器官，具有储血、造血、清除衰老红细胞及免疫防御等功能，而肝脏是人体最大的消化器官，两者都具有高度血管化的组织结构（肝窦、脾血窦），这种结构决定了肝和脾都是人体重要的储血器官。因此，肝脏和脾脏可谓是"血脉相连"，关系非同一般。

（二）疾病关联

在人体内，门静脉是肝脏供血的主要来源，而脾静脉是门静脉重要的属支之一。由于门静脉的解剖结构，肝脏生病时总是容易累及脾脏，典型例子便是在肝硬化继发门静脉高压时，门静脉内的血流不能通过肝脏顺利回流入下腔静脉，压力逆传至脾脏，久而久之，血液淤积在脾脏里，脾脏增生变大，功能异常，过度吞噬和破坏血液中的血细胞，包括红细胞、白细胞和血小板，进而引起贫血、免疫反应和凝血障碍等一系列问题。

脾脏的功能改变同样影响着肝脏的健康。脾脏是重要的免疫器官，在脾脏受损时外界的病原体〔比如广为人知的乙型肝炎病毒（以下简称乙肝病毒）〕更容易攻击包括肝脏在内的人体各个器官。有研究显示，脾脏具有促进肝纤维化的作用，机制尚不完全清楚，可能与脾脏促进肝脏中单核巨噬细胞的浸润有关。

四、肝脏与胃肠道

（一）人体的两道"关卡"

有句话说："你最爱的口味里，藏着疾病风险。""病从口入"或许就是对这句话的高度概括。在进食这件"最重要的小事"上，机体在获取生命养分的同时也可能一同摄入一些致病因素，如毒素、病原体等。胃肠道和肝脏的作用此时就显现出来了！二者配合，一方面共同加工处理营养素，另一方面也共同抵御有害物质和病原体的攻击，构成人体内前、后两道"关卡"。食物在口腔内被咀嚼研磨后，首先进入胃内，胃酸可以杀灭随食物进入的细菌，使蛋白质变性，易于消化，再配合胃的机械性蠕动，食团变成食糜，随后进入十二指肠。小肠内的消化是整个消化过程中最重要的阶段。还记得前面提到的胰管和胆总管的开口吗？没错，就是在十二指肠的上端。食糜受到胰液、胆汁和小肠液的化学性消化及小肠运动的机械性消化后，许多营养素就可以在此处被吸收，被吸收的营养素经过肠系膜上静脉注入门静脉，然后入肝进行下一步代谢；同时肝脏内的免疫细胞也会对摄入的病原体进行杀灭，对摄入的毒素进行生物转化。

（二）门静脉高压对胃肠道的影响

当肝硬化门静脉高压时，胃肠道的血液无法正常回到肝脏，造成胃肠道淤血，从而出现恶心、呕吐、腹痛、腹胀、食欲减退等不适。还记得前面一节科普里提到的"门-体侧支循环"吗？严重的门静脉高压，会导致食管胃底静脉曲张，因曲张血管壁薄弱、缺乏弹性，很容易在进食较硬、较烫的食物或腹内压力突然升高时发生破裂，继而大量出血，死亡率高。在临床上，有一些肝病患者长期不重视治疗，疾病进展至肝硬化阶段，门静脉压力显著增高，最终因严重的消化道出血而失去生命。

（三）其他疾病关联

肠道中含有大量细菌，当其黏膜屏障受损时，细菌可能侵入血液，通过门静脉进入肝脏，导致肝脓肿。胃肠道的恶性肿瘤（如胃癌、结肠癌、直肠癌等）在发生转移时，也容易沿着门静脉转移至肝脏。炎症性肠病可能合并某些自身免疫性肝病（AILD），如原发性硬化性胆管炎（PSC）、原发性胆汁性胆管炎（PBC）、自身免疫性肝炎（AIH）等。

五、肝脏与肾脏

（一）驱毒搭档

肝脏和肾脏是人体内的"驱毒搭档"，肝脏负责解毒，而肾脏负责排毒。尿酸是体内嘌呤代谢的产物，肝脏是尿酸合成的主要场所之一，2/3的尿酸由肾脏排到体外，余下的1/3则从肠道排出。如果尿酸生成过多或排泄障碍，就会引发高尿酸血症，高度浓缩的尿酸析出结晶并沉积在关节、软组织和肾脏中可引起相应的疾病。肝脏在分解蛋白质时会产生血氨，血氨有毒，由肝脏将其转变为无毒的尿素经肾脏排泄。它们恪尽职守，共同维护血液这条"河流"的清洁卫生，为人体健康保驾护航。

（二）肝肾综合征

一些严重的肝病如急性暴发性肝炎、肝硬化等，对肝脏造成极大的损害，此时肝脏几乎丧失了功能，我们称之为肝衰竭。肝衰竭时各种扩张血管的活性物质不能及时被肝脏清除，引起血管扩张，且常常伴有门静脉高压（门静脉中血液淤积，不能回流到心脏）和腹水形成。这些因素导致在血管内流动的实际血液量减少，肾脏的供血量也随之减少，肾脏便不能很好地执行排泄废物的功能，甚至可能发生缺血、坏死。我们把这种肝衰竭引起的肾脏损害称作"肝肾综合征"。

（三）其他疾病关联

当胆结石等各种原因导致胆汁淤积在肝脏内时，胆汁中的胆红素、胆汁酸及其他毒素进入血液，可能损伤肾脏，导致肾小管性酸中毒。比如慢性肾脏病患者由于免疫蛋白质的丢失和长期使用免疫抑制剂治疗，机体的免疫防御功能被削弱，对嗜肝病毒的易感性增加，或体内潜伏感染的肝炎病毒易被激活，诱发严重肝损伤或肝衰竭。当出现肾衰竭时，水钠潴留、贫血、肾性高血压等原因导致心力衰竭，严重时肝脏淤血肿大、功能异常，甚至发生肝硬化。蓄积的毒素还可能扰乱肝脏中糖和脂肪的代谢。常染色体显性遗传多囊肾病是最常见的遗传性肾病，表现为肾脏多发囊肿，并且常常累及肝脏而出现肝脏的多发囊肿。一些全身代谢性疾病可能同时引起肝脏和肾脏的病变，比如代谢综合征（碳水化合物、蛋白质、脂肪等物质代谢紊乱）的患者患脂肪肝和慢性肾脏病的概率均增加。

六、肝脏与心脏

（一）解剖关联

在人体这个复杂的系统里，心脏是最核心的"发动机"。心脏通过不停地跳动，将动脉血射出，输送到全身各处，再将静脉血回抽到心脏，完成一次又一次的血液循环。肝脏在解剖上与心脏关系十分密切。肝脏的静脉血沿着下腔静脉回到右心，右心的血液被泵入肺中重新获得氧气，然后进入左心。心脏衰竭类似于肝衰竭，是指心脏无法射出足够的血液来满足机体需要。当右心衰竭时，那些没能射出的血液淤滞在右心及其下游各器官中，肝脏就是其中受累的脏器之一。长期的淤血状态不仅损害肝功能，还可能导致心源性肝硬化，严重危害人体健康。相应地，当左心衰竭时肝脏得不到充足的血液供应，易缺氧而发生缺氧性肝炎。

（二）保驾护航的肝脏

心脏正常执行功能的前提是人体内有足够的血液，肝脏在其中发挥重要作用。首先，大多数凝血因子都有赖于肝脏合成，日常生活中磕碰、割伤、摔倒等难以避免，而体内的有害物质也经常会损伤血管，正因为凝血因子的帮助，我们才不会轻易流血或流血不止。其次，肝脏储藏着丰富的血液，大量失血时这些血液就是交给心脏维持生命的"汽油"。肝脏还有着不容小觑的造血能力。此外，肝脏的免疫防御功能使心脏免于遭受病原体侵害发生心肌炎。肝脏是心脏默默的支持者，作为回报，心脏也为肝脏提供了大量的血液。肝脏每分钟血流量为1 500~2 000 mL，相当于人体血液总量的14%，因此，肝脏才能神通广大，执行各种复杂的功能。

（三）其他疾病关联

长期肝硬化的患者可能出现心脏功能的下降或者紊乱，其中的原因十分复杂，可能与肝衰竭时在血管内流动的实际血液量减少及其导致的肝肾综合征有关。另外，许多全身代谢性疾病（如铁、铜代谢异常，淀粉样变性等）和长期酗酒对肝脏和心脏均能造成损害。

七、肝脏与肺

（一）一呼一吸中的联系

提起肺，我们首先会想到肺的呼吸功能。血液在肝脏中经过"净化"和营养物质的加工后，还需要在肺中灌足氧气，才能供应全身器官和组织的需要。肺部疾病、外伤、中毒等导致呼吸功能衰竭时，人体无法获得充足的氧气，包括肝脏在内的各个器官均会因缺氧而损伤。当肝衰竭时，大量的腹水可能压迫肺，导致气短、气促甚至缺氧。部分严重肝病的患者，扩张血管的活性物质不能被肝脏及时清除而导致肺部血管扩张，出现气促、缺氧、口唇和指甲发绀等临床表现，称为肝肺综合征。

（二）免疫防御中的联系

除了掌管呼吸，肺还具备免疫防御的本领。人体的呼吸道直接与外界相通，为了抵御自然界无处不在的病毒、细菌，肺在一呼一吸的同时抵御着随呼吸进入的微生物、有害气体、过敏原等，建立起呼吸道的免疫屏障。当肺的免疫功能受损时，不仅肺本身容易受到侵害，全身各器官都可能受到病原体或有毒有害物质的威胁。作为"解毒工厂"和重要的免疫器官，肝脏就有可能在与这些"坏蛋"的较量中受伤。

肝脏的血液沿着门静脉、肝静脉、下腔静脉的顺序回流到右心。一方面，原本发生在肝脏的疾病容易随血流波及肺，比如当肝癌发生转移时，肺总是首当其冲，这便是因为肝癌细胞容易随血流到达肺部；再比如肝脏感染（如肝脓肿）也可能进一步扩散到肺，导致肺部感染。另一方面，当肝脏因免疫功能异常而不能及时清除血液循环中的病原体和有毒有害物质，甚至产生异常的免疫活性物质时，肺也会遭到损害。肝硬化患者除因肝脏免疫功能降低，还会由于低蛋白血症、脾功能亢进、胃肠道黏膜屏障减弱等使得全身免疫功能下降，容易发生肺部感染。在急性呼吸窘迫综合征的发生发展中，血液中不能被肝脏清除及肝脏产生的异常免疫活性物质也是加重肺损伤的重要因素之一。

（三）其他疾病关联

右心通过肺动脉与肺相连，肺动脉高压导致血液难以顺利回流至肺，继而引发右心衰竭、肝脏淤血，最终可造成肝脏损害。许多肺部疾病都可以导致肺动脉高压，如慢性阻塞性肺疾病、肺间质纤维化、支气管扩张等。

α_1-抗胰蛋白酶是一种由肝脏合成的蛋白质。某些患者由于遗传缺陷，α_1-抗胰蛋白酶结构异常，无法分泌入血而积聚在肝细胞内。一方面，损伤肝组织，引起肝硬化；另一方面，肺由于缺乏α_1-抗胰蛋白酶而无法抵抗蛋白酶的破坏，发生肺气肿，患者会出现咳嗽、喘息、气促等症状。

八、肝脏与脑

（一）血脑屏障与肝性脑病

一般而言，大脑功能的改变不直接影响肝脏，肝功能的变化也不容易对大脑产生影响。这是由于血液和大脑之间存在着一种被称为"血脑屏障"的保护结构，能够避免血液中各种毒素、有害物质、病原体等进入脑组织造成损害，毕竟大脑可谓是人体中最为重要的器官。但是严重肝病可并发肝性脑病，影响大脑的功能，导致认知、情感和行为等方面的问题。当肝衰竭时，肝脏"解毒"能力下降，肠道中生成的氨不能被有效清除，甚至能不经过肝脏代谢就进入全身血液循环。氨可以穿过血脑屏障进入脑组织，改变大脑神经递质，干扰脑细胞能量代谢和影响神经电活动，导致各种神经、精神异常，表现为焦虑、健忘、睡眠颠倒、行为异常、言语不清、不能写字等症状，严重时可以出现幻觉、神志不清甚至昏迷。患者在闭目、双上肢平举时，双手掌可表现为不由自主地拍击样动作，类似鸟类扑动翅膀，因而临床医生称之为"扑翼样震颤"。

（二）肝豆状核变性

肝豆状核变性是一种常染色体隐性遗传病。患者由于基因缺陷而无法通过胆汁正常排泄铜离子，蓄积的铜离子损害全身多器官及系统，以肝脏和神经系统受累最为常见，可出现食欲下降、腹胀、黄疸、皮肤和黏膜出血、门静脉高压、腹水、脾功能亢进等肝病表现，也可有运动障碍、记忆力低下、情绪不稳、人格改变等神经、精神异常。避免近亲结婚和规范的产前诊断是有效的预防方法。

总结

人体脏器各司其职、共同协作、相互调节，构成一套非常精密的系统，确保生命活动能有条不紊地进行。肝脏是机体的"代谢中心"，具有分泌胆汁、物质代谢、解毒、合成凝血因子及免疫防御等重要功能。因此，肝脏与胆囊、胰腺、脾脏、胃肠道、肾脏、心脏、肺、脑都有密切的解剖和功能联系。对于肝脏疾病，若不及时恰当地治疗，可能会损害其他器官的健康，引发各种疾病，如胆结石、胰腺炎、肝肾综合征、肝性脑病等。同样，其他器官的疾病也可能累及肝脏，在损害肝功能的同时引起恶心、乏力、食欲减退、黄疸、腹痛、腹泻等不适。随着现代医学技术的进步和理念的更新，我们应该更加重视人体脏器内在的联系和整体的健康。希望大家在阅读本文后，能够知肝、爱肝、护肝，避免不健康饮食，调整生活方式，保持积极乐观的心态，并养成定期体检的好习惯。

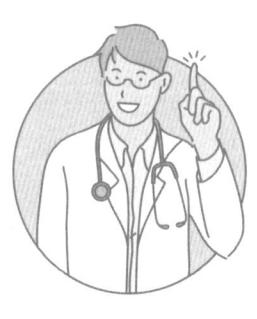

第二章 肝脏疾病大揭秘
——常见肝病的全方位解析

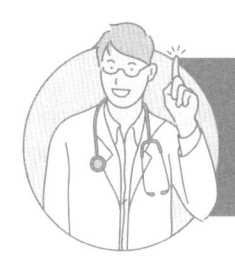

吃出来的甲肝和戊肝，你知道吗？

王明和小芳是大学时期的恋人，两人研究生毕业后开始筹划自己的幸福生活。小芳住在某沿海城市，王明是新疆小伙，得到双方父母同意后计划"见家长"。小芳在父母面前天天夸王明，第一次见面仪式也就格外隆重，考虑到王明从小生活在新疆，海鲜吃得少，小芳的父亲专门买了很多新鲜的海鲜，做了一桌丰盛的菜（包括非常美味的凉拌毛蚶），加上活跃的气氛，这次见面很是顺利。此次会餐2周后，王明接到单位任务出差去外地。刚到外地王明便出现乏力、恶心和肚子胀等不适，刚开始以为是出差劳累所致，可是休息后也没有缓解。同事发现王明的眼白越来越黄，于是赶紧将王明送到医院。这一检查可不得了，医生说王明得了甲型病毒性肝炎（简称甲肝），这着实把他吓了一跳。经医生详细询问，考虑与女友家的那顿饭有关。可是，女友和她父母都没有问题，王明百思不得其解，虽有点郁闷，但也不敢问女友。这到底是怎么回事？

其实，与甲肝传播途径相似的还有戊型病毒性肝炎（简称戊肝）。下面就带你一起了解这两种吃出来的病毒性肝炎。

一、甲肝

甲肝，是由甲型肝炎病毒（简称甲肝病毒，英文简称HAV）引起的主要经粪-口途径传播的传染病。甲肝一直是发展中国家面临的重要公共卫生问题之一，2017年全球疾病负担研究显示全球每年约有1.7亿人罹患甲肝，其中约有1.86万人因此死亡。

（一）甲肝病毒的特性

甲肝病毒属小核糖核酸（RNA）病毒科嗜肝病毒属。病毒直径27～32 nm，无包膜，呈球形二十面体，含单股正链RNA，由约7 500个核苷酸组成。

甲肝病毒对外界的抵抗力较强，耐酸碱，室温下可存活1周，在25℃的干燥粪便中可存活30天，在贝壳类动物（牡蛎、蛤蜊等）体内，以及污水、淡水、海水、泥土中能存活数月，但是它对常用消毒剂敏感。

（二）甲肝的传染源

甲肝的主要传染源是急性期甲肝患者和隐性感染者。所谓隐性感染就是病原体仅诱导机体产生特异性免疫应答，不引起或只引起轻微的组织损伤，在临床上不显出任何症状、体征，甚至生化改变，只能通过免疫学检查才能发现。隐性感染者虽然没有任何症状，但是他们能将病原体通过粪便排到体外，因此是重要的传染源。

在感染的潜伏期，即人体感染病毒到出现明显症状的期间，甲肝患者体内就存在病毒血症，并开始通过粪便排毒；在患者肝脏受损、肝功能指标明显上升前的1~2周，粪便排毒量达高峰；随着患者病情好转，粪便中仍能检测到病毒，但此时的传染性已明显减弱。目前尚未有证据表明有慢性排毒的情况。

（三）甲肝的传播途径

甲肝病毒主要通过粪–口途径传播，包括日常生活接触、饮水和进食三种方式。经水源或食物传播甲肝病毒，即经粪便排出来的病毒通过被污染的水和食物经口感染，在我国西南地区常见，容易暴发、流行。1988年春，上海发生的一次迄今规模最大的甲肝流行，患病者高达31万人，起因是食用被甲肝病毒污染的毛蚶。毛蚶可将甲肝病毒浓缩29倍，病毒在其体内可存活3个月以上。日常生活中的密切接触是维持一个地区甲肝地方性流行的方式，如甲肝隐性感染者便后不洗手，或与甲肝患者接触后不注意手卫生，易造成甲肝在家庭内人与人之间的传播或远距离传播。此外，甲肝病毒感染后会出现病毒血症，可使静脉吸毒者或血液制品使用者感染。不洁性行为可引起甲肝病毒传播。由此可见，阻断此类传播有效的方法主要是注意手卫生和将食物充分加热。

（四）甲肝的发病特点

甲肝的发病人群主要是儿童和青少年，成年人多因早年的隐性感染而获得免疫力。感染甲肝病毒后，可获得终身免疫，后期不会再感染这种病毒。甲肝春季发病人数最多，其次为冬季，夏、秋季发病少；自开始接种甲肝疫苗以来，已无明显季节性特征和显著的发病高峰。

（五）甲肝的临床表现

感染甲肝病毒后潜伏期为2~7周，平均4周。根据有无黄疸，可分为急性黄疸型甲肝和急性无黄疸型甲肝。大多数患者为急性起病，发病早期，可能表现为乏力，以及食欲减退、恶心、呕吐、厌油、腹胀等消化道症状，症状可持续数日至2周，常被误诊为"急性胃肠炎"等疾病，此时可伴有肝区疼痛。

大约发病1周，尿色加深，巩膜、皮肤出现黄染，肝功能检测主要为血清谷丙转氨酶、总胆红素水平升高，常增加至正常上限数值的一倍以上，黄疸期持续时间为2周以上。如为非典型患者，上述症状常不明显或缺如，也不出现黄疸，急性无黄疸型甲肝发病率远高于急性黄疸型甲肝。甲肝患者恢复快，病程一般在3~4周，大多数患者能在3个月内恢复健康，一般不转为慢性。在慢性肝病基础上合并甲肝病毒感染可加重患者病情，甚至引起腹水和肝衰竭，延长病程。个别免疫力低下或服用免疫抑制剂的甲肝患者，其病程可延长至半年甚至一年以上。

由于甲肝并不会通过胎盘传播，所以胎儿不会受到感染，但是，不传染并不代表没有伤害。甲肝会对孕妇产生一定的影响，肝损伤容易进展为肝衰竭，并有可能间接导致孕妇体内胎儿死亡。甲肝可发生于妊娠各期，在妊娠早期，甲肝易致流产；在妊娠晚期，甲肝易致早产。由于肝功能损害，凝血功能受影响，甲肝孕妇产后出血的发生风险也会增加。

（六）甲肝的诊断

甲肝确诊需要抽血检测甲肝病毒抗体。甲肝病毒免疫球蛋白M（IgM）抗体阳性是甲肝病毒急性感染的血清学标志之一。甲肝病毒免疫球蛋白G（IgG）抗体阳性是过去感染或甲肝免疫接种后的血清学标志之一。但如果恢复期甲肝病毒IgG抗体滴度比急性期高4倍以上，也可作为甲肝病毒近期感染的依据之一。

另外，在粪便中检测到甲肝病毒核糖核酸（HAV-RNA）阳性，表明患者仍具有排毒性，这也是甲肝病毒急性感染的重要证据。当然，在血清或者血浆中检测到HAV-RNA，表明患者正处于病毒血症期，这自然也是甲肝病毒感染的依据。

（七）甲肝的治疗

目前针对甲肝，尚无有效的抗病毒药物。如不幸感染甲肝病毒，主要治疗措施为对症治疗，并保证足够的热量和水的摄入，无特殊的饮食推荐。

在急性期，限制日常活动并根据疲劳和不适的严重程度决定休息时间。如果出现血清谷丙转氨酶水平升高，提示肝脏存在炎症，可给予抗炎保肝治疗；如果出现碱性磷酸酶（ALP）、胆红素、胆汁酸等指标升高，提示胆汁淤积，可给予利胆退黄治疗；如果胆红素水平持续居高不下，凝血功能等各项指标显著异常，提示肝功能恶化，必要时可能需要进行人工肝或肝移植等治疗。

由于此病表现为急性发病，而且是自限性疾病，大部分患者可以自愈，很少引起严重并发症或者死亡。研究报道，大约85%的甲肝病毒感染者在3个月内会完全康复，剩下的约15%大概在6个月内实现完全康复，整体预后较好。

经过上面的学习，相信大家对甲肝这个疾病也有了更深的认识。案例中王明的女友和父母经常生食海鲜，以前可能感染过甲肝病毒，并获得永久性免疫，当病毒再次侵入机体时被已建立的免疫系统识别和清除，未引起不适症状。而此次王明得到女友父母的盛情款待，不好推脱，吃了不少凉拌毛蚶，结果不幸染病。谜团解开了，经过及时、有效的治疗，王明很快康复出院。

二、戊肝

戊肝在全世界范围内流行，属于我国的法定乙类传染病。它由戊型肝炎病毒（简称戊肝病毒，英文简称HEV）感染引起，是近年来我国急性病毒性肝炎的常见病因，发病人数已超过曾经令上海人闻风丧胆的甲肝。戊肝在11月至次年3月高发。

（一）戊肝病毒的特性

戊肝病毒是一种无包膜、单股正链小RNA病毒，直径为27~38 nm。目前认识到的戊肝病毒只有一种血清型。尽管戊肝病毒有8种基因型，但与人类疾病有关的基因型却只有4种。人是戊肝病毒-1型和戊肝病毒-2型的唯一自然宿主和传染源，戊肝病毒-3型和戊肝病毒-4型为人兽共患型，猪是主要的自然宿主。尽管戊肝病毒对外界因素有较强的抵抗力并可长期存在于外界环境中，但是，它对高热和含氯消毒剂却很敏感。

（二）戊肝的传染源

戊肝的传染源与甲肝相似，主要是戊肝患者和亚临床感染者（亚临床感染者与前述的隐性感染者是一个意思）。因此，这类人群可以作为传染源引起传染病的播散，但却不容易被发现。因为戊肝为人兽共患病，动物可为戊肝病毒的天然储蓄池，故戊肝传染源也可以是感染戊肝病毒的猪和兔等动物。

（三）戊肝的传播途径

戊肝病毒主要通过粪-口途径传播。水源被带有病毒的粪便污染可引起水型流行，进食被戊肝病毒污染的蔬菜和水果等食物及生食含戊肝病毒的动物内脏或肉制品等均可引起戊肝病毒的食源性传播。与甲肝不同，戊肝在家庭内人与人之间的传播少见。需要注意的是，戊肝病毒在其感染的家养或野生动物之间可以直接传播，也可通过污染的水源间接传染给人类。

戊肝病毒可以通过血液传播，欧洲有10%的血液制品检测出戊肝病毒核糖核酸（HEV-RNA）阳性，所以感染病毒而无临床症状的献血人员，对血液传播具有潜在威胁。

除此之外，母婴垂直传播也不容忽视。母婴垂直传播通常是指在宫内或围生期孕妇将病原体传给子代。据报道，印度戊肝的母婴垂直传播率为23.3%~50.0%。没有可靠的数据表明，戊肝病毒可以通过母乳或乳腺传播。

（四）戊肝的发病特点

不同年龄段人群对不同基因型戊肝病毒的易感性存在差异。戊肝病毒-1型和戊肝病毒-2型感染者多为15~30岁青年人，戊肝病毒-3型和戊肝病毒-4型感染者多为40~60岁中老年人。戊肝暴发有明显的季节性，在雨季或夏季水源性戊肝高发。

（五）戊肝的临床表现

戊肝是一种急性自限性疾病，大多数戊肝病毒感染者没有明显的不适或临床表现轻微，肝功能仅有转氨酶轻度异常，不太容易被发现。少部分患者可以表现为乏力及食欲减退、恶心、呕吐、厌油、腹胀等消化道症状，部分患者可出现发热、面色变黄、尿液颜色加深等，通常伴随转氨酶水平升高、戊肝抗体阳性及HEV-RNA阳性。特别需要关注孕妇、慢性肝病患者（如慢性乙肝、慢性丙肝、酒精性肝炎患者，特别是已有肝硬化基础者）和老年人这部分特殊群体，他们在感染戊肝病毒后，可能会进展为急性或亚急性肝衰竭，病死率较高。戊肝的临床症状比甲肝更严重，黄疸更深，且持续时间更长。

戊肝病毒会引起慢性感染，但这种情况比较少见。慢性戊肝病毒感染是指HEV-RNA持续阳性3个月以上。免疫抑制的患者如器官移植受者、人类免疫缺陷病毒（HIV）感染者和接受化疗、造血干细胞移植或免疫抑制剂治疗的血液肿瘤患者等，在感染戊肝病毒后，通常无法依靠自身免疫力在短期内清除体内戊肝病毒，易发展为慢性戊肝。大多数慢性戊肝患者无症状，少数患者可存在疲劳、腹痛、发热和乏力等非特异性症状。

（六）戊肝的诊断

戊肝的诊断方法与甲肝类似。如果血清戊肝病毒IgM抗体阳性，和/或恢复期戊肝病毒IgG抗体滴度较急性期升高4倍以上，和/或检测到HEV-RNA，同时伴有急性肝炎的表现，如乏力、食欲减退、恶心、呕吐、转氨酶水平升高和黄疸等，可诊断为急性戊肝。

如果患者体内HEV-RNA持续存在超过3个月则被认为是慢性戊肝病毒感染。由于免疫抑制人群抗体表达水平较低或呈阴性，所以这类人群检查出HEV-RNA阳性更有助于诊断慢性感染。

（七）戊肝的治疗

一般来讲，戊肝的治疗同甲肝，目前也没有特效的抗病毒药物。孕妇、老年人、合并基础肝病等高危人群感染戊肝病毒后容易发展为重型肝炎，因此对这部分人群需积极干预，对症治疗，必要时行人工肝或肝移植治疗。

孕妇围生期感染戊肝病毒易导致流产和宫内死胎发生，且新生儿可能出现无黄疸型肝炎。所以，妊娠合并戊肝相对特殊，治疗上应尤为重视。目前针对妊娠合并戊肝的治疗疗效尚无报道。主要原因是抗病毒药物本身具有一定的不良反应，孕妇体质相对特殊，故医生在选择抗病毒药物方面比较慎重。有研究显示，孕妇病情严重者，其妊娠时具有较高的风险发生大出血，一旦发生，其病死率将高达30%，因此在治疗上会特别重视预防孕妇出血。对这类患者进行治疗时，医生会根据患者实际病情建议适当输注凝血因子，以达到预防产后出血的目的。对发展为肝衰竭的孕妇，需及时行人工肝治疗，必要时终止妊娠。

对于正在使用免疫抑制剂的慢性戊肝人群，减少免疫抑制剂的用量对治疗这类戊肝患者较为重要，该方法可使1/3慢性戊肝患者自发清除戊肝病毒。因大多数患者难以停用免疫抑制剂，故该方法使用受限，此时可考虑用利巴韦林等药物进行治疗。

三、甲肝和戊肝的预防

由于感染后没有特效的抗病毒药物，所以针对甲肝和戊肝，最重要的是做好预防，主要从以下3个方面着手。

（一）管理传染源，做到早就诊、早隔离

少数患者在感染甲型或者戊型肝炎病毒后，早期仅表现为畏寒、发热，体温多在38.5 ℃以下，部分患者可被误诊为呼吸道感染，未能及时有效隔离及治疗，从而成为传染源，导致疾病传播。如果出现相关表现，应及时就医。急性感染早期，可以视病情轻重程度选择居家隔离或感染科（传染科）住院隔离，解除隔离的时间应至少从发病之日开始计算满3周。在此期间，感染者的排泄物也应进行严格消毒。

（二）切断传播途径

提高个人和集体的卫生水平，养成餐前、便后洗手的良好习惯，共用的餐具应做好消毒，提倡分餐制或公筷制；生食和熟食的菜板、刀具及储存器皿应严格分开；加强水源、饮食及粪便的管理。部分农村地区习惯将人的粪便作为农产品肥料，这增加了甲肝病毒和戊肝病毒经粪-口途径传播

的风险。对此，建议更改农作物施肥方式，或者处理粪便时加强防护，如戴手套等，做好手卫生。

（三）保护易感人群

接种甲肝疫苗是预防甲肝病毒感染的最有效措施。如果在未做防护的情况下不幸接触了甲肝患者的粪便或血液，可使用人免疫球蛋白进行预防，保护率可以达到90%，且注射时间越早越好，注意不宜超过2周。人免疫球蛋白的免疫期限比较短，一般为3~5个月，所以有暴露者或者处于暴露环境下的高危人群，还是建议接种甲肝疫苗。我国自1995年开始广泛接种甲肝疫苗后，甲肝发病率明显下降。甲肝疫苗目前已成为儿童需要接种的国家免疫规划疫苗。因此，控制甲肝流行的最有效的措施是广泛开展疫苗接种。

国内外多家医药公司致力于戊肝疫苗的研发，但迄今仅有我国自主研发的戊肝疫苗成功了。由于甲型和戊型肝炎病毒均为粪-口途径传播，且具有相似的流行病学特征，目前有诸多科研人员正在研发甲肝-戊肝联合疫苗或甲肝-乙肝-戊肝联合疫苗，期待新型联合疫苗的尽快上市，使百姓受益。

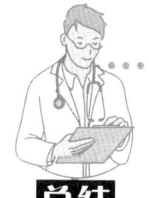

总结

甲肝和戊肝分别由甲型和戊型肝炎病毒感染所致，均以粪-口途径传播为主。感染后主要为急性感染，常表现为疲乏、食欲减退、厌油、肝功能异常等，部分病例可出现黄疸。戊肝可因宿主免疫受抑制而存在发展为慢性感染的可能。两类肝炎目前均无特效抗病毒药物治疗，以一般治疗和对症治疗为主，症状明显且有黄疸者应卧床休息，适当补充维生素。急性期患者需要根据病情进行居家或住院隔离，隔离时间应至少从发病之日开始计算满3周，在此期间，应对感染者的排泄物进行严格消毒。在预防方面，大家需要在日常生活中搞好环境、个人和食品卫生，防止病从口入。有条件者，应积极接种疫苗，特别是对于感染戊肝病毒容易重症化的高危人群，应鼓励其积极接种戊肝疫苗。

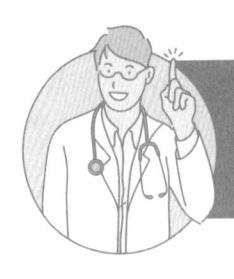

让人谈之色变的乙肝，究竟有多可怕？

最近一周，50岁的李阿姨总感觉全身疲乏无力，精神、胃口不好，但她没太在意。可是过了一周，症状越发明显，主要表现为以下3个方面：第一，不想吃饭，闻到、看到油腻食物就恶心、呕吐；第二，全身没力气，站着总想坐着，坐着总想躺着，没力气下床；第三，时不时感到右上腹部隐痛不适、尿黄，没两天整个脸和眼白都黄了。家人赶紧陪她到医院看病。

接诊的袁医生发现李阿姨的眼白、全身皮肤发黄，精神萎靡不振，轻轻在她右上腹部叩了叩，李阿姨感觉到明显的疼痛并呻吟起来。袁医生仔细询问李阿姨："最近是否饮酒、熬夜，既往有无类似情况？"李阿姨除了睡眠稍差，其余均为否定答复。接着，袁医生安排了一系列检查。结果出来后，李阿姨被诊断为乙型病毒性肝炎（简称乙肝）。李阿姨着急地询问袁医生："什么是乙肝，这个病会不会传染给家人呢，需要分碗筷吃饭吗？"袁医生极为耐心地解释道："别着急，您的病并非无可救药，乙肝在我们国家是很常见的疾病，可防、可治，我慢慢地给您讲述。"

一、什么是乙肝

乙肝是由乙肝病毒感染引起的以肝脏炎性病变为主并可引起多器官损害的一种传染病。根据乙肝病毒的感染病程是否超过6个月，我们习惯将乙肝分为急性乙肝和慢性乙肝。老百姓常说的"乙肝"更多指慢性乙肝。在我国，母婴传播是乙肝病毒的重要传播途径。感染乙肝病毒时的年龄是影响其是否发展为慢性的主要因素之一，新生儿及1岁以下的婴幼儿的乙肝病毒感染慢性化风险为90%，而成人乙肝病毒感染慢性化风险<5%。因此，对于那些首次检查出存在乙肝病毒感染的患者，即使他们对自己既往的乙肝病情并不知晓，医生也是可以通过对患者的症状和体征、血液和肝脏影像等检查结果及近亲属健康状况等进行综合分析来判断是急性乙肝还是慢性乙肝。

二、慢性乙肝的发病情况

乙肝病毒感染呈全球分布，不仅我们国家有，其他国家也有。世界卫生组织（WHO）估计2019年全球乙肝病毒感染的流行率为3.8%，而我国一般人群乙肝病毒表面抗原（HBsAg）流行率为5%~6%，慢性乙肝病毒感染者约8 600万，其中慢性乙肝患者2 000万~3 000万。尽管我国慢性乙肝病毒感染者人数庞大，但不可否认的是，近年来，我国一般人群的乙肝病毒感染已从高流行水平降到了中流行水平，我国5岁以下儿童乙肝流行率目前更是已处于全球较低水平。

三、乙肝的传染源及传播途径

乙肝的传染源主要是急、慢性乙肝患者和病毒携带者。急性乙肝患者在潜伏期末及急性期有传染性；慢性患者和病毒携带者作为传染源的意义最大，其传染性强弱与血液中的乙肝病毒脱氧核糖核酸（HBV-DNA）水平高低直接相关。

乙肝病毒主要通过血液（包括皮肤和黏膜微小创伤）、性接触及母婴传播。

（一）血液传播

这是成人感染乙肝的主要途径。常见血液暴露的途径包括输注未经严格筛查的血液制品，共用剃须刀、牙具和注射器，拔牙，手术，血液透析治疗，器官移植及修足、文身、打耳洞等。因此，在不正规的美容院文眉、文身、打耳洞等，是有可能被传染的。这也是为什么在输血、献血、拔牙、外科手术或其他有创医疗操作前，医生会对患者常规进行乙肝筛查。

（二）性传播

精液、阴道分泌物中含有乙肝病毒，性行为过程中可发生皮肤、黏膜的损伤，病毒可通过破损的皮肤、黏膜进行传播。因此，单一的性伴侣及合理使用安全套，是降低乙肝性传播率的有效措施。

（三）母婴传播

我国以母婴传播为主，该传播方式导致的新发感染占40%~50%。如果妊娠妇女是乙肝患者，其血液、阴道分泌物中携带有乙肝病毒，经阴道分娩或剖宫产分娩时，婴儿通过破损的皮肤、黏膜接触到母亲的血液、羊水或阴道分泌物中的病毒而被感染；产后哺乳也可能传播病毒。由于新生儿免疫功能尚不健全，感染乙肝病毒后易慢性化，同时因慢性乙肝可长期没有明显症状，这部分人群往往对自身的乙肝病毒感染状态并不知晓，常在入职体检或输血、献血等情况下被意外诊断。由于出生时就感染上了病毒，所以不少患者误认为乙肝是一种"遗传性"疾病，但实际上它是一种传染性疾病。

乙肝不经呼吸道、消化道和蚊虫叮咬传播。因此，在日常学习、工作或生活接触中，比如在同一办公室工作、握手、拥抱，在同一宿舍居住，在同一餐厅用餐、共用碗筷和共用厕所等无血液暴露的接触中都不会传染乙肝病毒。

案例中的李阿姨听到这里，不由紧张起来，赶紧通知家里人都来医院做乙肝相关检查，同时又焦急地询问医生："这个病严不严重，我这次得了，以后还会再发病吗？"袁医生一一向她解答。

四、乙肝的表现和预后

乙肝病毒并不会直接损伤肝细胞，肝细胞病变主要取决于病毒诱导机体所产生的免疫应答，尤其是细胞免疫应答。免疫应答既可以清除乙肝病毒，亦可以导致肝细胞损伤。当机体免疫功能正常时，多表现为急性肝炎，成年人感染乙肝病毒者常属于这种情况。大部分患者可彻底清除乙肝病毒并获得感染后免疫，产生保护性抗体，当再次接触乙肝病毒时就不会再被感染。在机体免疫功能低下、不完全免疫耐受和乙肝病毒基因突变逃避免疫清除等情况下，乙肝病毒感染可导致慢性肝炎。当机体处于超敏反应时，肝细胞遭受强烈的免疫损伤打击导致大片肝细胞坏死，易发生肝衰竭。感染乙肝病毒好转后，会不会再发病，要看患者是急性乙肝病毒感染还是慢性乙肝病毒感染。

（一）急性乙肝的表现

急性乙肝根据是否出现黄疸（如皮肤、巩膜有无黄染）分为急性黄疸型肝炎和急性无黄疸型肝炎。主要表现为乏力、食欲减退、腹胀和肝大等。

（二）慢性乙肝的表现

慢性乙肝的表现按肝脏损伤的严重程度可分为轻、中、重三度。轻度者，病情较轻，不典型，可反复出现乏力、头昏、食欲减退、厌食油腻、尿黄、肝区不适或轻微触痛、睡眠欠佳等症状和体征。部分患者症状和体征不明显，如果进行肝功能检查，也仅有一项或两项指标轻度异常。重度者，有明显或持续的肝炎症状，如乏力、缺乏食欲、腹胀、腹泻、尿黄等，肝功能检查可发现转氨酶反复或持续升高、胆红素升高、白蛋白降低等。中度者症状严重程度介于轻度和重度之间。结合李阿姨的症状及检查结果，袁医生诊断李阿姨目前是重度乙肝，是急性感染还是慢性乙肝急性发作，要看李阿姨有没有乙肝家族史、半年内是否能痊愈。

慢性乙肝患者急性发作时症状通常与急性乙肝患者症状类似，积极治疗，病情稳定后可以像正常人一样生活。在一般情况下，肝脏炎症损伤越重，往往患者的预后越差。相较于轻度慢性乙肝患者，重度慢性乙肝患者预后较差，约80%患者5年内可进展为肝硬化。如果早期没有及时控制，患者的病情会逐渐进展，随着病程的延长，部分慢性乙肝患者可能会出现肝硬化和肝癌等并发症；对于严重的肝功能受损患者，可能会并发感染、上消化道出血、肝性脑病、肝肾综合征等严重的并发症。

听完袁医生的介绍，忧心忡忡的李阿姨办理了住院手续，住进了感染科。入院以后，医生为她做了详细的检查。与此同时，李阿姨家人的检查结果也陆续出来了。李阿姨的母亲还有女儿都是乙肝病毒感染者，李阿姨的丈夫也曾经感染过乙肝病毒。根据李阿姨家人的检查报告，袁医生告诉李阿姨，她经母婴传播途径感染乙肝病毒的可能性大，她女儿很可能也是通过这种方式被传染的，目前也是慢性乙肝患者。她这次发病是慢性乙肝急性发作，病情较重，病情改善后仍需要长期服药和定期监测。通过积极治疗、持续抑制病毒复制、定期检查和专科随访，可以降低李阿姨未来发生肝硬化或肝癌的风险。

五、慢性乙肝的治疗

李阿姨听完，仍感到害怕和焦虑，急忙询问道："家里这么多人感染了乙肝病毒，我们应该怎么进行治疗呢？"袁医生安抚她，并从以下两方面介绍了慢性乙肝的治疗。

（一）积极抗病毒治疗：病因控制

抗乙肝病毒治疗可降低慢性乙肝相关并发症的发生率，提高患者的生存率，是慢性乙肝治疗的基石。目前国内抗乙肝病毒的药物主要包括两大类。

1.核苷（酸）类似物

一线代表药物为恩替卡韦、替诺福韦［如富马酸替诺福韦二吡呋酯（TDF）、富马酸丙酚替诺福韦（TAF）、艾米替诺福韦（TMF）等］。这类药物都是口服制剂，通过抑制病毒复制发挥治疗作用，疗程比较长。由于肝细胞内cccDNA（病毒复制的原始模板）的持续存在，停药后乙肝病毒反弹率高，故建议患者不可随意停药或漏服药；若因某些情况需要停药，应提前寻求医生的指导，停药期间仍需要定期复查、严密监测肝功能。这些口服药物具有副作用较小、服用方便，失代偿期肝硬化和肝癌患者均可以使用等优点，但需要警惕，不规范服药有可能导致乙肝病毒耐药情况发生。

2.干扰素类药物

干扰素类药物通过调节自身免疫力来清除乙肝病毒，包括了普通干扰素和聚乙二醇化干扰素（又称长效干扰素），目前临床多使用后者。该类药物都是注射用的针剂，可在腹部或大腿外侧进行皮下注射，长效干扰素用药频率为1周1次。该治疗的优点是疗程一般为1年左右、可以随时停用，部分优势人群接受基于长效干扰素的治疗方案有较大概率获得乙肝临床治愈*，能进一步降低肝硬化和肝癌的发生风险；缺点是使用不方便、副作用较多，禁用于失代偿期肝硬化、严重肝病、合并重要器官病变（如心力衰竭、慢性阻塞性肺疾病等）或精神疾病等患者及孕妇。

（二）抗炎保肝、对症支持治疗：减轻肝脏炎症、促进肝脏修复

乙肝患者在病情活跃期间，一般会有肝功能指标的异常，这是乙肝病毒感染后激活了机体免疫反应，进而导致肝细胞发生炎症坏死的表现，是疾病进展的重要过程。可以针对肝脏炎症进行保肝治疗。需提醒的是，不是肝功能异常就一定要保肝治疗，是否有必要行保肝治疗、使用何种保肝药、用多久、是否联合使用，这还需要听取医生的建议。

李阿姨听后还是担心不已，这次得了重度乙肝，后面会不会面临着各种各样的并发症？会不会发生肝硬化和肝癌？袁医生安抚她：不要太悲观，目前乙肝病情还是可控的，部分患者甚至可以临床治愈。只要积极控制乙肝病毒复制、减轻肝细胞的炎症坏死及纤维组织增生，就能够延缓或阻止肝衰竭、失代偿期肝硬化、肝癌和其他并发症的发生。那么，确诊的慢性乙肝患者应该如何管理好自己的疾病呢？

六、慢性乙肝病毒感染的监测与随访管理

（一）慢性乙肝病毒感染者的管理

慢性乙肝病毒感染者也应像高血压、糖尿病等慢性疾病患者一样定期复诊、复查，建议每3~6个月进行血常规、肿瘤标志物（如甲胎蛋白、异常凝血酶原等）、肝功能、肾功能、HBV-DNA定量、肝纤维化检测、肝脏超声等相关检查，必要时进行肝组织活检，从而判断疾病进展情况。若患者符合抗病毒治疗指征，建议患者启动抗病毒治疗，并定期随访。

（二）抗病毒治疗前后的注意事项

（1）抗病毒治疗前应进行血常规、血生化、肝癌标志物、腹部超声、

---

* 乙肝临床治愈：HBV-DNA和乙肝病毒表面抗原转阴，伴或不伴乙肝病毒表面抗体（HBsAb）出现。

肝脏硬度值、HBV-DNA定量、乙肝两对半等检查。通过上述检查，医生可以判断乙肝患者的病情是否处于活动期，比如肝功能是否异常、病毒载量高不高、是否有明显肝纤维化等，如果符合抗病毒条件，则建议患者进行抗病毒治疗，同时，也会根据患者的基础情况和生育需求等，为患者选择合适的抗病毒药物。因此，完善上述检查非常必要。

（2）抗病毒治疗后患者应定期复查血常规、肝癌标志物、肝功能、肾功能、HBV-DNA定量、肝脏硬度值、腹部超声等相关检查。此外，必要时还需监测相关药物副作用指标，如血磷、血钙、尿β_2微球蛋白、肌酶和骨密度等。病情稳定的患者至少6个月复查一次，肝硬化、肝癌患者应至少3个月复查一次，肝功能持续异常的患者根据情况可每月监测异常指标。

有部分患者口服抗病毒药物后，会出现药物不良反应，例如血磷、肾功能、骨代谢、肌酶等异常。还有部分患者依从性差，有漏用药物或自行停药等情况，或者未按照说明书服用（饭前或饭后服用等），这些均可能导致抗病毒治疗疗效差，甚至出现病毒耐药；自行停药患者还会出现乙肝病毒反弹、肝功能受损，甚至出现肝衰竭而危及生命。因此，服用抗病毒药物后需要定期到专科门诊随访、监测，防止病毒反弹、病毒耐药及药物不良反应的发生。上述必要检查，更有利于医生了解患者的依从性、抗病毒治疗的疗效，及时发现药物不良反应、乙肝病毒耐药、肝硬化及肝癌的发生情况，为患者停药、换药、积极治疗、处理不良反应等提供依据。

（三）抗病毒治疗结束后的随访

部分患者在达到一定治疗效果后，如临床治愈，可能会被建议尝试停药，在停药后仍然需要进行密切随访。

（四）日常生活

在生活上要注意规律作息，避免熬夜，注意舒缓精神压力，适度运动。在饮食结构上要注意膳食平衡，多食富含维生素和纤维素的新鲜蔬菜、水果，控制脂肪、碳水化合物的摄入，减轻肝脏的负担，禁忌饮酒，减少对肝脏的损害。

总结

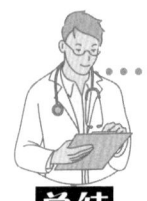

乙肝的发病仍呈世界性流行，是一类严重威胁我国公众健康的传染性疾病。乙肝病毒主要传播途径是血液传播、性传播和母婴传播，我国以母婴传播最为多见。慢性乙肝可防、可治，长期规范的抗病毒治疗能显著降低肝硬化和肝癌的发生风险，部分患者还能通过抗病毒治疗获得临床治愈，进一步降低不良结局的发生率。需要注意的是，无论治疗与否，慢性乙肝患者均需定期随访检查，这有利于医生了解患者的依从性、抗病毒治疗的效果，及时发现药物不良反应，监测肝脏不良事件的发生，从而为患者提供个体化的诊疗建议。

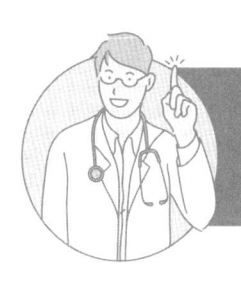

丙肝能治愈，是怎么做到的？

近2年，59岁的黄师傅浑身乏力，体力大不如前，食欲也不好，口苦，小便发黄，想着这2年的体检结果，除了肝功能指标中转氨酶稍微高一点，其他都无异常，一直没有在意。最近他快退休了，工作稍微闲一点了，就想着到医院去看看。第二天黄师傅便请了假，去医院咨询白医生。白医生听了黄师傅的症状后，给他安排了一系列检查。等到黄师傅拿到化验结果再来找白医生的时候，白医生说："你有丙型病毒性肝炎，也就是'丙肝'。"黄师傅对自己患有丙肝感到非常诧异，对白医生提出了"夺命"连环问："这是个什么病，是什么原因导致的，我怎么会得这个病呢，到底严不严重，可以治愈吗，我的家里人有没有可能得这个病？"白医生说："别着急，我慢慢告诉你。"

肝脏，是人体最重要的"生化工厂"，机体必需的营养素如蛋白质、糖原、脂溶性维生素等主要交给肝脏来加工处理，可以说人体的正常生命活动一刻也离不开肝脏。世界上有四大"恶人"，动不动就攻击肝脏，它们分别是病毒、酒精、药物和脂肪。其中病毒界有五"兄弟"，专门攻击肝脏，人称"嗜肝病毒"，它们分别是"大哥"甲肝病毒、"二哥"乙肝病毒、"三弟"丙肝病毒、"四弟"丁型肝炎病毒（简称丁肝病毒，HDV）和"五弟"戊肝病毒。"大哥"甲肝病毒和"五弟"戊肝病毒类似，6个月就可以结束对肝脏的攻击，医生称其为急性肝炎。一般人赢得胜利，但少数体力不支的患者，如老年人、孕妇等，也可能被"大哥"甲肝病毒或者"五弟"戊肝病毒打败。"二哥"乙肝病毒和"三弟"丙肝病毒打的都是"持久战"，一场"战争"持续几十年，不把你打败也把你耗尽，医生称其为慢性肝炎，最后导致呕血、黑便，腹胀如鼓，精神错乱，医生给这些症状对应的问题都起了专业的名字——肝硬化消化道出血、肝硬化腹水、肝性脑病。

案例中黄师傅患的丙肝就是由"三弟"丙肝病毒导致的肝脏疾病，接下来咱们就唠唠"三弟"和它干的坏事。

一、丙肝病毒的发现史

20世纪70年代，流行着一种原因不明的慢性肝炎，它既不是"大哥"甲肝病毒引起的，也找不到一点"二哥"乙肝病毒的"作案痕迹"，一个很神奇的现象是这些人都是在输血后患病，因而这种肝炎被称为"输血后非甲非乙型肝炎"。直到1989年，哈维·阿尔特（Harvey Alter）、迈克尔·霍顿（Michael Houghton）和查尔斯·赖斯（Charles Rice）这三位科学家才成功在患者体内发现了丙肝病毒，并破译了它的遗传序列，同年9月，丙肝病毒引起的"输血后非甲非乙型肝炎"被正式命名为丙型肝炎。2020年10月5日，诺贝尔奖委员会总秘书长宣布将2020年诺贝尔生理学或医学奖授予这三位科学家，以表彰他们在发现丙肝病毒方面做出的非凡贡献。

二、丙肝病毒的传播途径

在20世纪90年代前，因为丙肝病毒还没有被发现和了解，它通过输血的方式疯狂传播，繁衍大量"子孙后代"。但是，随着我们对丙肝病毒认识的加深，对血液制品检测方法的改善，我们终于把丙肝病毒的传播规律摸清楚了。丙肝病毒主要经破损的皮肤和黏膜传播，最常见的途径是静脉药瘾者共用注射器和不安全注射等，此外，还包括性传播和母婴传播。黄师傅恍然大悟，自己曾在40年前发生过一次车祸，当时因为出血量比较大，所以输了一些血液制品，可能就是那时感染上的丙肝病毒。

需要强调的是，我们日常生活中的拥抱、打喷嚏、咳嗽、共用餐具和水杯等行为，只要无皮肤、黏膜破损和血液暴露的接触，丙肝病毒一般都无机可乘，所以即使我们身边有人得了丙肝，也可以和他们共同生活和工作。

三、丙肝的全球流行现状

丙肝病毒作恶多端，祸害人类健康。据世界卫生组织统计，2019年全球累计有5 800万人被其感染，这个数量比乌克兰总人口还要多。每年丙肝病毒约对150万人"下手"，造成新发感染。丙肝病毒本身并不会释放毒素，但是它们长期在我们的肝细胞里面生存繁衍，导致肝细胞损伤破坏，最终会导致肝硬化甚至肝癌的发生。2019年，全球约有29万人死于由丙肝病毒感染引起的肝硬化或肝癌。

在我国，丙肝病毒已经感染了约948.7万人，感染率北方地区明显高于南方地区。丙肝病毒并不是孤单的一个个体，它还有一个很大的"家族"。根据丙肝病毒遗传物质差异的大小，丙肝病毒群体内分成了不同的"帮派"，包括8个基因型、57个亚型。每个"帮派"有各自的领地，我国常见的是1b和2a型，其中，1b型约占56.8%，其次为2型和3型。静脉药瘾人群中以3b型多见。

四、丙肝病毒的检测方法

虽然丙肝病毒总是"鬼鬼祟祟"，但只要它在我们体内繁殖，就总能留下痕迹，丙肝抗体和丙肝病毒核糖核酸（HCV-RNA）定量检测可以发现它。抗体是在外来物质进入我们身体后，机体的免疫系统发现不属于咱们自己的物质，就产生一种我们称为抗体的"武器"。在丙肝病毒进入体内后，也会产生抗体，但这种抗体并不能阻止丙肝病毒感染肝细胞，只能作为正在感染或者既往感染过的标志。所以，如果筛查发现丙肝抗体阳性，应进一步检测HCV-RNA定量，才能确定是否为现症感染。HCV-RNA代表了病毒的复制水平，它的高低与疾病的严重程度并没有绝对相关性，但可以作为评估和预测疗效的指标。

存在以下高危因素的人群，应尽快进行筛查：在20世纪90年代（主要是1993年前）有过输血或献血经历者；曾使用过非一次性注射器或针头者；在不正规场所接受过口腔治疗、美容、文身、打耳洞者；丙肝病毒感染者的性伴侣及家庭成员；有破损皮肤、黏膜被丙肝患者伤口的血液或其他用具等污染者；不明原因转氨酶升高者；有静脉药瘾史者；有不安全性行为史者。

最后还有一种情况，如果我们近期有丙肝病毒暴露的可能，查了一次丙肝抗体阴性，就万事大吉了吗？并不是这样的，因为HCV-RNA是感染后最早（感染后1~3周）能检测出的指标，丙肝病毒抗原检出稍晚于HCV-RNA，而丙肝病毒抗体直到感染3个月后才能被检出。也就是说，暴露于丙肝病毒后，8~12周的时间只能检出HCV-RNA或丙肝病毒抗原，此时丙肝病毒抗体为阴性，我们形象地称其为丙肝病毒抗体检测的"窗口期"。因此，在这种情况下首选HCV-RNA定量检测来诊断是否感染了丙肝病毒。

五、丙肝的转归和预后

在丙肝病毒进入体内后，约15%的正常成年人可以自发清除病毒，我们称为急性感染，病毒的完全清除多数发生于出现症状的12周内。急性期患者大多仅有轻微症状，如全身乏力、食欲减退、恶心和右上腹疼痛等，少数患者可出现低热、黄疸等。丙肝病毒感染时长超过6个月则转为慢性，约85%患者会发展成为慢性丙肝。丙肝病毒的感染进程分3步，即肝炎→肝硬化→肝癌。丙肝的一个重要特点是起病隐匿，因而被称为"隐匿的杀手"。在肝炎阶段无明显症状，我们能正常生活，常规体检也没有明显异常，偶尔有间歇性转氨酶或者胆红素升高，而这恰好给了丙肝病毒充足的"作案"时间，它们一边潜伏，一边破坏我们的肝脏。丙肝病毒慢性感染者在20年后有可能发展为肝硬化，一旦发生肝硬化，10年生存率约为80%；如果出现皮肤变黄、腹胀如鼓、口吐鲜血、精神错乱（或黄疸、腹水、曲张静脉破裂出血、肝性脑病等）这些失代偿的表现，10年的生存率只有25%左右。对于慢性丙肝患者来说，我们老百姓谈之色变的肝癌的年发生率为3%~4%，诊断肝癌后第1年死亡率为33%左右。其实，早期的慢性丙肝并不可怕，但不幸的是，很多患者就诊时往往已经发展到了终末期，导致生存时间及生活质量急剧下降。

六、丙肝的治疗

虽然黄师傅不幸感染了丙肝病毒，但是，现在丙肝已经成为一种可以被治愈的疾病了。长期以来，治疗丙肝主要依靠干扰素和利巴韦林联合疗法（PR疗法），但是这种治疗方式副作用大、治疗周期长（24~48周）、花费大，且治愈率低（仅40%左右）。近年来，科学家终于研制出了丙肝病毒的克星——直接抗病毒药物（DAAs）。DAAs可直接作用于病毒复制中的"非结构蛋白"，给它们"断水""断粮"，使它们彻底不能繁衍"子孙后代"。口服DAAs具有治疗周期短（3~6个月）、副作用小、依从性高（全程口服用药，无须注射）的特点，治愈率高达99%，是目前丙肝的标准治疗方案。目前泛基因治疗方案有索磷布韦/维帕他韦、来迪派韦/索磷布韦等。泛基因治疗方案因其独特优势正在逐渐成为主流治疗方案。只要HCV-RNA定量检测阳性，就应该开始治疗。

一般来说，在抗病毒治疗前，应检测HCV-RNA定量和丙肝病毒基因型，这可以帮助判断治疗的难易程度，更好地制定个体化抗病毒治疗方案。此外，还需评估肝脏疾病的严重程度、肾脏功能、是否合并乙肝、是否合并其他疾病及合并用药情况（如卡马西平、苯妥英钠等）。在治疗过程中应进行疗效监测和安全性监测。建议在治疗开始时、治疗第4周、治疗结束时、治疗结束后12周或24周进行HCV-RNA定量检测。值得注意的是，对于已经发展至肝硬化的患者，即使治愈，也应定期监测肝癌及其他肝硬化并发症的情况。

得知丙肝可以治愈,黄师傅心中的大石头终于落地了,但是立刻又有了新的顾虑:"这个药这么厉害,会不会很贵呀?医保可以报销吗?"

白医生解释道:"这些药刚上市时的确很贵,一个周期下来要数万元,但是,2019年底,国家为老百姓考虑,和药企进行了价格谈判,DAAs从此进入国家医保乙类药品目录,平均降价85%,2020年首个国产DAAs进入国家医保药品目录,2021年又有4种DAAs进入国家医保药品目录,价格进一步下降,极大地减轻了丙肝患者的经济负担。"

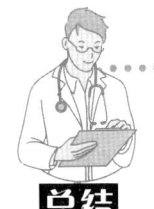

总结

丙肝是丙肝病毒感染导致的以肝脏病变为主的一种传染性疾病,感染后慢性化率高,疾病进展隐匿,可发展为肝硬化,部分患者容易发展为肝癌。丙肝病毒主要通过血液传播,常见暴露方式有输血、文身、拔牙、无保护的性行为及静脉注射吸毒等。有以上高危暴露史的人群都应该进行丙肝筛查,丙肝患者的家属也应该筛查丙肝。丙肝抗体仅作为病毒感染的标志,体内是否有丙肝病毒需要进行HCV-RNA定量检测,检测阳性者应及时启动治疗。目前没有可以预防丙肝病毒感染的疫苗,但可喜的是,大部分丙肝可以通过短疗程(通常为3~6个月)的口服抗病毒药物实现治愈,治疗费用也能报销。需注意,丙肝即使治愈,患者也需要定期复查肝功能、肿瘤标志物及肝脏超声等来监测肝脏状况,警惕肝硬化、肝癌的发生。

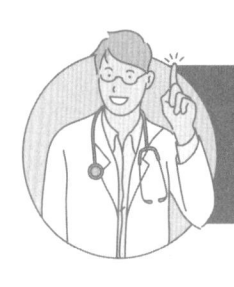

神秘的丁肝，你了解多少？

小张30岁出头，是某公司职员，他工作勤勤恳恳，为了早日还上房贷，业余时间还在酒吧做调酒师。由于平常工作很辛苦，他虽感觉身体有些疲惫但并未重视。最近两天他的老婆发现他面色灰黄，提醒他去医院做检查，可小张因为马上要出差，故想等出差回来后再去看医生。一周后，小张的体力越来越差，还出现了厌食、恶心的症状，不得不到医院做检查。当天下午检查结果出来，小张被诊断为"慢性乙肝急性活动期"，医生告知他需要马上住院治疗。小张这才意识到自己已有2年没有做乙肝相关的复查了。

住院后，经过积极的治疗，小张的病情逐渐好转，准备在第二天常规复查结果正常后就出院。就在小张收拾个人物品准备出院的时候，复查结果出来了，提示其肝功能反弹到住院前的水平。主治医师通知小张应继续住院行护肝治疗。同时医生进一步检查导致肝功能反弹的原因。小张怀着忐忑的心情过了一周，结果出来了，小张被告知在慢性乙肝的基础上感染了丁肝病毒，也就是说这次病情恶化是丁型病毒性肝炎（简称丁肝）引起的。丁肝是个什么病？小张以前从来没听说过。接下来，将带领大家详细地了解丁肝这个神秘的疾病。

一、丁肝病毒的发现史

1977年，在意大利的一个实验室里，一个叫瑞托的学者，在研究乙肝病毒的时候，发现了一个当时被命名为δ因子的病毒颗粒，当时人们认为该病毒颗粒是乙肝病毒的诊断依据，后来人们逐渐认识到，这是一个新的病毒颗粒，并非所有乙肝病毒患者都携带这个病毒颗粒。该病毒颗粒就是丁肝病毒，作为一种新的病毒颗粒，在感染乙肝病毒患者的肝细胞中被检测到，通常与严重的急性或者慢性肝炎有关。

目前证实在世界范围内普遍存在丁肝病毒感染，地中海盆地、美洲南部、中东地区、非洲西部和一些太平洋南部的小岛，都是丁肝病毒感染流行高发地区。丁肝病毒不能单独感染人类，需要与乙肝病毒混合感染或者在感染乙肝病毒的携带者中出现重叠感染，尽管其与乙肝病毒密切相关，但丁肝病毒确实是一种不同的病毒,与其他肝炎病毒不同。

二、丁肝病毒的独特之处

为什么命名为丁肝病毒呢?这就像人类生孩子一样,第一个出生的就是老大,比如甲肝病毒,第二个出生的就是老二,比如乙肝病毒……丁肝病毒恰恰是第四个被发现且证实的病毒,因此,就成为嗜肝病毒家族里的"老四"了。

前三个兄弟,我们都在之前认识了,那么丁肝病毒和其他几个兄弟有什么不同呢?丁肝病毒是一个不完整的病毒颗粒,它不能依靠自己的能力感染人体,需要依赖乙肝病毒的帮助才能感染人体,感染后会加重乙肝患者的病情,甚至增加患肝癌的概率。

丁肝病毒是一种由球形颗粒组成的小RNA病毒,病毒颗粒是裸露的,像个"穷光蛋",连件像样的"衣服"都没有,衣服都是它从"二哥"乙肝病毒那里借来的。因此,它的外壳是由乙肝病毒表面抗原和脂质组成的。我们都知道乙肝患者的乙肝病毒表面抗原是阳性的,这个乙肝病毒表面抗原是由乙肝病毒的三件大小不同的"衣服"构成的,而丁肝病毒的衣服同样是这三件。丁肝病毒穿着它"二哥"的衣服可以假扮成它"二哥"进入肝细胞内,一旦进入,就可以不断地自我复制。

在丁肝病毒家族中,有8个"兄弟",分别是"丁老大""丁老二""丁老三"……目前我们对年长的几个"兄弟"了解得比较多,其中"丁老三"威力比较大,经常导致暴发性肝炎,只在南美洲发现了它的身影;"丁老二"常年居住在亚洲地区,对人类危害不大,总是引起轻型肝炎;"丁老大",是一个多面手,在欧洲、北美、亚洲和非洲各地广泛传播,通常在慢性活动性肝炎或重型肝炎患者中发现。其他几个"小弟"是近年来发现的新的亚型,我们对它们知之甚少。

三、丁肝病毒的流行模式

是不是每个人都有机会感染丁肝病毒呢?前面介绍了,丁肝病毒需要借助乙肝病毒的"衣服"才能有机会感染人类,那是不是只有乙肝患者才会感染丁肝病毒呢?近年来有研究表明,除了借助乙肝病毒,丁肝病毒还可以借助其他病毒的"衣服"侵入肝脏,因此,以后对于那些不明原因的肝炎,即使没有乙肝病毒感染,是不是也应该检测一下丁肝病毒抗体或抗原呢?

目前丁肝有3种流行模式：地方性感染、一般人群感染和高危人群感染。20世纪90年代，丁肝病毒感染主要发生在地中海地区的人群中，多为儿童和青少年感染，主要经破损的黏膜或者皮肤传播，有明显的家庭聚集现象。在地方流行区域，丁肝病毒感染是导致暴发性肝炎的主要原因之一，特别是那些处于肝病活动期的乙肝患者。在北美和北欧的国家，高危人群中的丁肝病毒感染主要集中在乙肝病毒表面抗原阳性携带者、接触受污染的血液者、不洁性行为者和静脉药瘾者中。

四、丁肝病毒的传播途径和感染类型

（一）丁肝病毒的传播途径

丁肝病毒的传播途径和它"二哥"乙肝病毒几乎一致，因为在大多数情况下，它都需要先裹上乙肝病毒的"衣服"才能感染肝脏。也就是说，有以下几种传播途径：输注未经检疫的血液制品、母婴传播、生活中的密切接触（包括共用牙具、餐具等），还有一类特殊高危人群就是静脉药瘾者。最近有研究显示丁肝病毒可经过性传播，特别是有多个性伴侣者，更易感染。我国台湾省的一项调查表明，90%合并丁肝病毒感染的乙肝病毒感染者有嫖娼史，这为预防丁肝病毒感染提供了重要线索。因此，洁身自好有助于预防感染丁肝病毒。

（二）丁肝病毒的感染类型

（1）乙肝病毒和丁肝病毒同时感染。感染后的症状与急性乙肝相似，可以表现为良性自限性黄疸型肝炎，也就是可以自愈，仅有不到7%的患者进展为慢性肝炎。与乙肝病毒单独感染有所不同，此种感染类型通常会出现肝损伤的"双峰"表现，就是乙肝病毒感染导致的转氨酶升高在好转之后再一次出现转氨酶升高。

（2）慢性乙肝病毒感染者重叠感染丁肝病毒。这种感染类型通常可导致暴发性肝炎的发生概率增加，而重叠感染的患者约70%会成为慢性丁肝患者。

（3）不依赖辅助病毒的丁肝病毒潜伏感染。潜伏感染是指丁肝病毒的抗原可以在肝组织内找到，但是没有检测到丁肝病毒核糖核酸（HDV-RNA）。这种情况通常发生在肝移植患者中。

因此，在不同情况下感染丁肝病毒，结局是不同的。

五、丁肝的临床表现和诊断

（一）丁肝的临床表现

丁肝是不是跟慢性乙肝一样，疾病进展隐匿，症状不明显或者缺乏特异性呢？

虽然丁肝病毒需要借助乙肝病毒的"衣服"才能感染人体肝脏，然而一旦进入肝细胞，它对肝脏的危害绝不亚于乙肝，依然可以表现出多种肝损伤的表现。当丁肝导致急性肝炎时，可出现发热，周身乏力，食欲减退，恶心、呕吐，厌油，腹胀及尿黄等症状。当发生暴发性肝炎时，也就是所谓的肝衰竭，如果就诊不及时可能危及生命，最终只有肝移植才能够挽救生命。这类患者会感到明显乏力，食欲减退，恶心、呕吐等症状的程度加重，以至于部分患者无法进食，黄疸越来越重，也会表现为水肿和周身的瘀斑、瘀点，病情继续进展，患者可出现意识障碍，甚至昏迷，这就是医生们常说的"肝性脑病"，可以说患者是相当痛苦的。慢性丁肝通常没有特异性的症状，有一些人会感到乏力或者腹胀、消化不良等。

（二）丁肝的诊断

对于乙肝病毒携带者，出现急性或者慢性肝炎活动的迹象，都应该筛查丁肝病毒抗体。急性期抗体一般在感染第3~8周出现，但是早期血液里的抗体滴度较低，需要重复检查。在急性乙肝恢复过程中，出现"双峰"损害的患者，以及一些转氨酶升高原因不清者，也需要筛查丁肝病毒抗体。对于丁肝病毒抗体阳性的患者，需要做HDV-RNA检查；对于抗体阴性的患者，仍高度怀疑丁肝病毒感染，也需要做此项检查。因为HDV-RNA出现的时间较早，一般在感染后的第一周就可以检测到。这里要说明的是，丁肝病毒抗体跟乙肝病毒表面抗体不同，它不是保护性抗体，而是丁肝病毒感染的标志。

与此同时，还需要进一步评估肝炎活动的程度和炎症分期及相关并发症，如同监测慢性乙肝一样，定期复查肝功能、血常规、甲胎蛋白、肝脏超声或者CT等。对于伴随黄疸的患者，需要进一步监测凝血常规。

六、丁肝的治疗、预后和预防

（一）丁肝的治疗

急性丁肝是可以治愈的，但是慢性丁肝会持续危害健康。

目前的有效治疗药物也只有干扰素，国际公认的是聚乙二醇化干扰素，但是停药后只有20%患者不复发。慢性丁肝病毒感染治疗的理想终点是乙肝病毒表面抗原转阴，也就是达到乙肝临床治愈的目的。对于暴发性肝炎和失代偿期肝硬化的患者，也就是对于那些发生并发症，如腹水、感染、上消化道出血、肝性脑病的患者，应尽早进行肝移植。

在新药研发方面，科学家们正在努力，目前有3种新型抗丁肝病毒化合物，包括乙肝病毒表面抗原抑制剂（核酸多聚体 REP 2139）、戊烯化抑制剂（法尼醇蛋白转移酶抑制剂LNF）和进入肝细胞的抑制剂Bulevirtide，已先后进行了Ⅱ期和Ⅲ期临床试验，相信未来会有更多、更有效的药物可以控制丁肝病毒感染。

（二）丁肝的预后

慢性乙肝病毒感染后的"三部曲"（慢性肝炎→肝硬化→肝癌），大家都已熟知，那么丁肝是不是也会向肝硬化、肝癌发展呢？有研究表明，慢性丁肝病毒/乙肝病毒合并感染者与单一乙肝病毒感染者相比，发生肝硬化的风险增加2~3倍，肝癌的风险增加3~6倍。丁肝病毒感染可能增加肝病进展的速度、肝衰竭发生的风险及疾病的病死率。因此，慢性乙肝病毒感染者，一旦感染丁肝病毒，未来不容乐观。

（三）丁肝的预防

首先，大家也不要太悲观了，只要有积极的心态，遵医嘱及时复查，规范治疗，就能有效地阻止肝硬化的发生。其次，丁肝的预防目前还没有疫苗，因此预防乙肝病毒感染就等于阻止了丁肝病毒的入侵，注射乙肝疫苗非常关键。再其次，要远离毒品，洁身自好，规范自己的性行为，有单一的性伴侣。最后，输血和血液制品一定要到正规医院，不在未取得医疗机构执业许可证的美容机构做美容、牙科诊所拔牙，不给丁肝病毒可乘之机。

七、丁肝患者的自我保健和护理

最重要的是要正确认识这个疾病，以积极的心态去应对。以下几个方面需要注意。

（1）保持健康乐观的心态。不被疾病打倒，积极地生活、工作，做到劳逸结合，合理地安排自己的作息时间。

（2）均衡、合理饮食。不过度依赖保健品。

（3）摒弃不良的生活习惯。比如熬夜、饮酒、吸烟等。

（4）定期复查，监测疾病的进展。在正规的医疗机构，获取专业的指导和帮助，定期复查，科学地应对该疾病。

（5）不盲目跟风，不病急乱投医。不要轻信互联网上的非专业知识，否则可能会导致错误的认知，甚至延误诊治。

（6）制定个人随访手册。会办公软件的朋友，最好给自己做一个Excel表格，记录每次随访、复查的结果并整理、排序，以便医生结合你的历次检查结果，给出恰当的治疗建议。

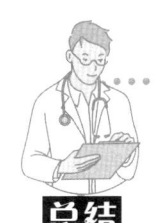

总结

丁肝病毒目前已经被世界卫生组织正式认定为五大肝炎病毒之一，是一种缺陷病毒，它依赖于乙肝病毒或者其他嗜肝病毒的"辅佐"才能感染肝脏，完成其生命周期，单独感染的病例罕见，在感染后可以引起急性肝炎、慢性肝炎和暴发性肝炎等。慢性丁肝增加了乙肝病毒感染者进展为肝硬化、肝癌、肝衰竭的风险。目前全世界报道有大约5 000万人群的健康受到丁肝病毒的威胁，其传播途径主要为血液和体液传播，母婴传播和性传播也是重要的途径，规范自身的行为和积极面对是防止感染和避免疾病进展的关键。治疗丁肝的同时需要控制乙肝病毒感染，乙肝病毒表面抗原的清除是丁肝治疗的终极目标。虽然目前国际公认的有效治疗药物只有干扰素，并且治疗应答率不高（指效果不佳），但是现在科学家们正在努力研发更多的治疗药物，争取攻克丁肝这个难题，让我们共同期待这一天早日到来吧！

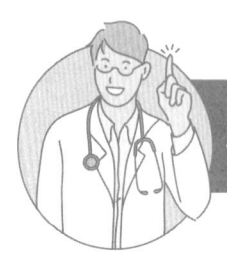

不良饮食习惯引发的脂肪肝

家住安徽省合肥市的李先生,从事程序员工作,酷爱各种美食,在加班时更喜欢吃各种零食,他的体重由3年前的65 kg增加到现在的90 kg。不久前,李先生时常觉得提不起精神,右肋下面时不时有痛感,便到医院做了全面检查,检查结果显示其受控衰减参数(CAP)值为368 dB/m,提示重度脂肪肝,再结合其他检查指标,李先生被确诊为脂肪肝肝硬化。

提到脂肪肝,大家肯定都不陌生,谁都可能有几个得了脂肪肝的朋友,但大家对该病都不太重视。脂肪肝在我国的患病率为30%以上,大腹便便的人有脂肪肝好理解,但有些身材苗条的人也有脂肪肝,甚至有些常年素食的人也会得脂肪肝,让大家匪夷所思。脂肪肝到底是怎么形成的,什么样的人容易得脂肪肝,如果已经出现脂肪肝怎么改善?接下来让我们好好聊一聊脂肪肝。

一、脂肪肝概述

脂肪肝,全称是肝细胞脂肪变性,顾名思义是肝细胞内出现了甘油三酯蓄积,它是多种致病因素导致肝脏损伤的一种病理改变。庆幸的是,肝细胞脂肪变性是一种可逆性的病理过程,在病因去除后,肝细胞的功能和结构可恢复正常;但如果病因持续作用,细胞内脂肪滴越来越多,就会导致肝细胞功能降低,甚至出现细胞坏死。

从类型上区分,脂肪肝可以分为酒精性脂肪肝和非酒精性脂肪肝2种。前者由过度饮酒导致;后者是由除外酒精和其他明确的致肝损伤因素导致的肝脏疾病,真实内涵是指营养过剩、胰岛素抵抗(如糖尿病)及其他代谢紊乱(如腹型肥胖、高血压、高脂血症等)诱导的慢性肝损伤。

二、脂肪肝的发生机制

肝脏是人体最大的消化器官,我们吃的鸡鱼肉蛋、五谷杂粮等都要经过肝脏的加工,变成我们可以使用的营养物质。在正常情况下,食物中的脂类经过肝脏加工后,会通过载脂蛋白运送到身体的其他器官及皮肤下方储存起来，当身体有需要的时候再运回肝脏变成我们需要的能量，因此，就算我们一两餐不吃饭也能维持正常的生命活动。皮下的脂肪尤其以腹部分布最多，所以肥胖人看起来多是肚大腰圆的。如果吃得多，动得少，脂肪进一步增多，实在运输不出去了，就会沉积在肝脏，导致脂肪肝的发生。

脂肪肝的脂肪是储存在肝细胞里的，而不是在肝脏表面，每100个肝细胞有5个以上存在脂滴，就可以判定为脂肪肝。当然我们很难一个一个计数肝细胞，大部分都是通过肝脏超声看到肝脏变得"油亮亮"的来诊断脂肪肝。还有一个更简单的判断方法，那就是量我们的腰围，女性腰围>85 cm，男性腰围>90 cm，就要考虑是否存在脂肪肝。腰围（cm）÷身高（cm）=腰高比，腰高比>0.5的人群较正常人患脂肪肝的风险更高。

三、脂肪肝的常见临床症状

有的脂肪肝患者什么症状都没有，也有的患者会觉得右上腹有胀痛感，却指不出具体位置。其实肝脏本身是没有痛觉神经的，肝细胞里的脂滴像把空气吹进气球一样，把肝细胞慢慢撑大，肝脏随之肿大，肝脏表面的包膜受到牵拉，出现肝脏局部的胀痛感。这个时候虽然有症状，但我们体检报告中的肝功能中转氨酶还可能是正常的；一旦肝细胞被胀破，就会出现转氨酶升高，即肝功能异常。如果这种情况持续恶化，就像城市中到处都是着火的房子，消防队员疲于奔命，堵塞了正常的交通，这时就导致肝纤维化，再进一步发展，房子烧成了一片废墟，就成了肝硬化。

四、脂肪肝的危害

当然，从肝细胞脂肪变性到肝硬化的进展非常缓慢，甚至要几十年的时间，这让很多患者认为脂肪肝不要紧。脂肪肝的形成意味着身体里的营养物质或者"垃圾"多了，超出了肝脏代谢的能力。比如脂类多了，不仅造成脂肪肝，也造成血液黏稠，患者容易出现高血压、冠状动脉粥样硬化性心脏病（简称冠心病）甚至脑出血、脑梗死和心肌梗死（简称心梗）等；血糖多了，导致高血糖甚至糖尿病；尿酸高了，导致高尿酸血症，甚至痛风、肾功能损害。所以脂肪肝的患者往往合并糖尿病、心脑血管疾病。还有一些肥胖患者睡觉打呼噜，中间憋气好长时间，这叫睡眠呼吸暂停综合征，提示身体处于长期慢性缺氧状态，会造成多个器官出问题。现在不难理解，脂肪肝的危害不仅仅在于肝，治疗对象也不仅仅是治肝，其发生提示着患者的生活方式或饮食结构出现了问题，需要进行调整。

五、关于脂肪肝的认知误区

（一）瘦子不会得脂肪肝？

有的患者看上去并不胖，但体检竟然也有脂肪肝，甚至有些患者长期素食，也会有脂肪肝。为什么身体都很苗条，单单"喂肥"了肝脏呢？到底有多少瘦子有脂肪肝呢？有研究表明，超过一半的脂肪肝患者是正常甚至偏瘦的体形，大概每5个人中就有1个非肥胖或者瘦型脂肪肝患者，大概每10个瘦子里就有1个瘦型脂肪肝患者，这个患病率还是挺高的。

瘦子为什么也会得脂肪肝呢？要搞清楚这个问题，我们需要先定义什么是胖、什么是瘦，有一种胖是你觉得胖，有一种瘦是你家人觉得瘦。医学上一般按照身体质量指数（BMI）来定义胖、瘦，也就是体重与身高的平方比值（单位为kg/m^2）。根据世界卫生组织的推荐标准，如果BMI＞24 kg/m^2称为超重，＞28 kg/m^2则是肥胖，但对于不同地区的人，这个数值可能并不一定适用，对于个人来说也只能作为参考。根据科学研究的数据，亚洲人瘦型脂肪肝和非肥胖脂肪肝标准分别是BMI＜23 kg/m^2和BMI＜25 kg/m^2；欧洲人瘦型脂肪肝和非肥胖脂肪肝标准分别是BMI＜25 kg/m^2和BMI＜30 kg/m^2。

对于个人来说，需要考虑代谢能力的差异。有些人代谢能力很强，吃得多也不长肉；有些人代谢能力弱，似乎喝白开水都会长胖，这就像喝酒一样，有的人千杯不醉，有的人一杯就倒。另外，还要考虑器官的代偿能力，有的人器官代偿能力很强，就算是肥胖，他的脏器功能依然正常，这也就是为什么有的人患重度脂肪肝，但肝功能是正常的；有的人患轻度脂肪肝，转氨酶却升高了。这就好比有的人器官功能像"钢筋混凝土的房子"，有的人器官功能像"茅草房"，当发生火灾的时候破坏程度肯定不一样。

在固有的印象中，一提到脂肪肝，大家认为一定是肉吃多了，但长期素食也可能导致脂肪肝。首先，素食不一定是清淡饮食，素食也可能存在高油、高糖，油条、糖糕、炸春卷、比萨、蛋糕等这些糖、油混合物，这些食物既是快乐源泉，也是"热量炸弹"。其次，长期素食者可能会营养不均衡，导致体内必需的蛋白质缺乏，运送脂质的蛋白质减少，造成脂质转运障碍，堆积在肝细胞里，慢慢地就变成了脂肪肝。此外，相较于食用大鱼、大肉的人，素食者往往更容易感到饥饿，这时人体就会摄入更多的碳水化合物，比如馒头、面包、米饭等来增加饱腹感，这些碳水化合物摄入过多也会转化成脂肪，堆积在肝脏中。

（二）"小胖墩"不代表健康

爷爷奶奶们眼里的"小胖墩"显得格外可爱，可是"小胖墩"并不代表健康，这样的孩子患脂肪肝概率显著增加。根据最新的流行病学调查显示，肥胖儿童一半以上存在脂肪肝。这些孩子大多数存在饮食习惯的问题，比如喜欢吃炸鸡、甜食，不爱吃蔬菜、水果，喜欢可乐等含糖量高的饮料，甚至把饮料当水喝。此外，对于有脂肪肝的儿童来说，还要考虑先天代谢性疾病导致的脂质代谢紊乱，比如先天性糖尿病、糖原贮积病、线粒体脂肪酸代谢障碍等，这些疾病需要及时去医院就诊。儿童脂肪肝的危害可不比成人小，儿童脂肪肝进展更快，更容易出现肝纤维化、肝硬化，成年后糖尿病、心脑血管疾病的患病率与危险程度也远高于同龄人。

六、脂肪肝如何治疗

（一）治疗脂肪肝没有神药

经常有脂肪肝患者到医院询问该吃什么药，甚至自己会在网上购买一些声称可以保肝的药品、保健品。先说结论，脂肪肝目前没有很好的治疗药物，就算是"护肝片"也要经肝脏代谢，也可能会加重肝脏的负担。听到这个结果，很多脂肪肝患者很失落，认为将来肯定会发生肝硬化、肝癌。实际上，脂肪肝是可逆的，最有效的治疗方法就是"管住嘴、迈开腿"。患者在调整饮食习惯、增加有氧运动减重的基础上，如果脂肪肝仍然不能改善，还合并糖尿病或者心脑血管疾病，可以咨询肝病科或者内分泌科的医生，使用辅助的药物治疗。对于重度肥胖（$BMI > 30 \text{ kg/m}^2$）的患者，可考虑通过减重手术降低体重，改善脂肪肝及并发症（如糖尿病、高血压、冠心病、睡眠呼吸暂停综合征等）来治疗脂肪肝。

（二）控制体重

体重要降低到多少才能改善脂肪肝呢？根据现有的研究，无论是单纯通过饮食调整还是运动减重，只要体重下降为原体重的5%~7%，内脏的脂肪变就会明显改善，如果体重能下降10%，并保持1年以上，可以改善脂肪肝，甚至逆转肝纤维化。有的患者可能会问，治疗脂肪肝就是减重这么简单吗？其实，减重说起来容易，做起来难，甚至有的患者会说："如果我能减肥减下来，就不会得脂肪肝了。"别沮丧！减重绝不是天天白水煮青菜，健身房里过度运动，我们更建议通过调整饮食及生活习惯，结合适度有氧运动摸索出适合自己的、可以长期坚持的健康习惯，改变一些不健康的饮食习惯，即使不去健身房也能减掉体重。

(三)保持健康的饮食结构和习惯

什么才是健康的饮食习惯，怎么吃，吃什么呢？其实不仅仅在于吃什么，饮食结构和饮食习惯更为重要，我们需要在控制总热量的基础上，调整饮食结构和习惯。建议保持低糖、低脂、营养均衡的膳食，脂类、肉类、淀粉类、蔬菜、水果都要适量摄入，因为平衡的膳食才能"养出"健康的肠道菌群，才能保证吸收、代谢正常。越来越多的研究表明，肠道菌群的紊乱可能会导致代谢性疾病。

在饮食习惯方面，减重期间推荐每天热量摄入比减重前减少500~1 000 kcal[*]，这个具体数值可能比较难换算，但我们可以简单理解为每餐吃个七八分饱。一个正常人每天主食摄入量在250~350 g，减重期间可以降为180~250 g。如果晚上没有工作，入睡较早，那么晚餐的量可以再适当减少且以蔬菜、优质蛋白为主，主食甚至可以减少到平时的一半，睡前尽量不吃东西。有些患者为了控制体重，晚上不吃正餐，但又加班、睡得晚，就会吃水果、零食来改善饥饿感，这样摄入的热量可能比正餐还高。

在饮食结构方面，多吃粗粮、蔬菜，少吃油炸、精加工的肉类、甜品等，不饮酒。如果是素食主义者，要保障充足的蛋白质摄入。这里的粗粮是指以紫米、燕麦、荞麦、藜麦为代表的杂粮，或者以黄豆、绿豆、红豆为代表的干豆类，而那些经过品种改良、软糯香甜的食物，实际糖分很高，如水果玉米、南瓜、红薯等。这些食物容易吸收，摄入过多也会变成脂肪储存起来。而粗粮升血糖慢，膳食纤维更丰富，膳食纤维吸收水分后会膨胀，饱腹感强，同时因为在胃肠道停留的时间长，可以延迟饥饿感的出现。高糖分的水果也是减重路上的"拦路虎"，比如榴梿、波罗蜜、香蕉等，如果作为代餐，进食过多会导致高血糖、高血脂。可以选择糖分较少的水果，比如苹果等。

(四)动起来，抹平大肚腩

在健康饮食的基础上，如果能够配合适量运动，对改善脂肪肝能起到事半功倍的效果。运动谁不会呢？跑步、打球、游泳甚至走路、爬楼梯都是运动，这还用说吗？但运动也不是那么简单，临床上有个专有名词，叫"运动疗法"，可见要根据不同人群、疾病状态来选择合适的运动方法，确定合适的运动量。运动不是越多越好、越强越好，也需要制定个体化的方案。

首先，我们要明确，有些脂肪肝患者动起来要格外小心。如有高血压、冠心病、糖尿病的患者，剧烈的运动可能会导致心脑血管意外，甚至

---

[*] 1 kcal ≈ 4 kJ。

导致猝死。所以这类患者在运动过程中要注意观察，如果有明显的胸闷、心悸等症状，运动量就过大了。这些患者可以选择一些较为舒缓的运动，比如打太极拳、快走等。

其次，选择合适的运动量和运动强度。合适的运动量是休息5~10分钟心率可以恢复到运动前水平，虽然有肌肉酸痛表现，但第2天可以恢复，并且睡眠良好。如果运动后10~20分钟心率仍未恢复，而且很长时间肌肉酸痛都恢复不了，这就说明运动量大了。此外，运动强度并不是越大越好，运动强度过大，超过了身体的负担，会造成运动性损伤。可以用心率来判断运动强度，达到自己的"靶心率"就是合适的运动强度。靶心率是指个人最大心率的60%~80%，是通过有氧运动提高循环系统的功能时有效而安全的运动心率。

最后，确定运动时间，避免运动不足或过度，在选择适合自己的运动后，需要根据不同的运动项目确定运动时间。有氧运动最低持续15分钟才能起到燃脂的效果，但从预防运动相关的肌肉、关节损伤看来，重复同一动作，如快走、慢跑等，最长时间限制在60分钟以内。建议有脂肪肝的患者循序渐进，先动起来，再根据耐受情况，逐渐增加运动时长。在每次运动末，需要进行整理活动5~10分钟，这样可以促进血液从四肢回流心脏，以免出现心脑血管意外。

值得一提的是，导致减重屡战屡败的原因就是痛苦地运动后体重下降却不明显，尤其是在最开始锻炼的1~2个月。这是因为肥胖者的肌肉是以快纤维居多，刚开始活动时消耗的是葡萄糖而不是脂肪。如果能够坚持锻炼，在6周后快纤维的性能会接近慢纤维，就会开始消耗脂肪，这时就会"甩掉肥肉，抹平大肚腩"。

总结

当前，非酒精性脂肪肝是我国也是全球最为常见的慢性肝病。绝大部分的非酒精性脂肪肝是"吃出来"的，但也不是"一口吃成胖子"的，多是长期饮食结构失衡和饮食过量的结果。非酒精性脂肪肝是病，更是身体在报警，提醒人们生活方式出现了问题。想要彻底解决脂肪肝的问题，唯有改变不良的生活方式和不良的饮食习惯。管住嘴，迈开腿，完全有可能逆转脂肪肝，降低脂肪肝、肝硬化甚至是肝癌的发生率。

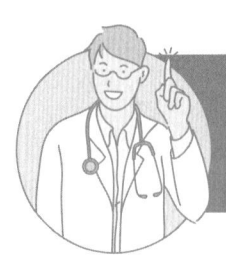

药物竟也能导致肝炎，你注意到了吗？

59岁的曾女士平时身体健康，因为"恶心、呕吐2天"来到医院急诊科就诊，抽血化验发现胆红素和转氨酶高出了正常值好几倍，接诊的医生考虑她可能得了重度肝炎，需要住院治疗。住院后，化验结果显示曾女士并没有得甲肝、乙肝、丙肝、丁肝、戊肝等病毒性肝炎。那是什么原因导致曾女士出现严重的肝功能损害呢？曾女士的主治医师反复追问她："近段时间有没有吃西药，有没有吃中药，有没有吃保健品，有没有喝泡酒或泡药水？"曾女士回忆说："我平时血压有一点儿高，但又不想过早地吃降压药，1个月前国外亲属给我寄了一些向天果干用来泡水，还特别嘱咐这是保健品，没有毒副作用。"听完这些信息，主治医师恍然大悟说："罪魁祸首可能就是这个保健品向天果。"上网就可以查到，这些年已经有不少有关向天果导致肝损伤的病例报道。主治医师让曾女士赶快把向天果水倒掉，马上给她行保肝、补液治疗，最终曾女士转危为安。

曾女士的例子向我们展示了吃保健品有导致肝损伤的可能，类似的患者数不胜数。接下来，让我们一起来认识一下药物性肝损伤（DILI）。

一、药物性肝损伤概述

问题来了，在上述案例中肝损伤明明是由保健品引发的，但为什么归属于药物性肝损伤呢？

根据国内外的医学指南，由各类处方或非处方化学药物、生物制剂、传统中药、天然药、膳食补充剂，以及它们的代谢产物乃至辅料等引起的肝损伤都归属于药物性肝损伤，所以曾女士使用的保健品向天果引起的肝损伤也属于药物性肝损伤。

随着经济的发展，人们的保健意识增强，各形各色的保健品已经走进了大家的生活。然而，有一些保健品是有肝毒性的。除了市场上售卖的保健品，特别需要警惕的还有自制的保健偏方及食用方法错误导致的肝损伤。比如，"玛卡"是民间常用的保健品，直接吃或泡水喝往往没有肝毒性,可有位患者喜欢用它来泡酒喝,结果转氨酶升到了2 000 U/L,花费了很长时间才找到原因。还要注意的是,市场上有些草药外形相似,但它们的功效却相去甚远,就如同"南山橘"与"北山橘"的差别一样。例如,三七常作为保健品补益健体,但与三七相似的土三七却经常"闹乌龙",如果把土三七误用成三七,常会导致肝损伤,严重的甚至出现肝硬化腹水和肝衰竭。为此,大家选择保健品也要格外小心,以免导致肝损伤。

二、中西药均有肝损伤风险

大家知道,肝脏有一个很重要的功能,就是转化和代谢食物中隐藏的有毒有害物质。不管是药物还是保健品,都不同于咱们日常生活必需的食物,它们很多都含有潜在毒性物质,更可能需要肝脏解除毒性。如果药物服用剂量过大导致肝脏的解毒负担过重,或者有毒物质直接对肝细胞产生毒性,就容易引起肝损伤。我们常说的"是药三分毒"就包含了这层意思。

在生活中,有不少人认为"西药副作用多,中药副作用少",生病后更倾向于使用中药调理。单从药物不良反应方面看,中药和西药都导致了很多人发生肝损伤。相对靠谱的是,通过化学合成的西药一般都配有说明书,药物的成分和副作用会罗列在上面,与肝损伤有关的内容也会展示出来。有很多中药的说明书在这方面介绍得不够清楚,一些自种自采的草药就更没有说明书了,当患者服用它们时很难知晓其具体成分及不良反应。曾经有一位患者为了治疗眼部的血管瘤,经人介绍买了一些草药粉,吃了一段时间后出现消化不良、腹胀症状,检查发现了肝硬化腹水,可当他被问及吃的什么药时,竟是一脸茫然。

三、易导致肝损伤的药物

目前用于治疗人类疾病的药物大约有3 500种,其中可能伤及肝脏的药物有将近1 100种,差不多占到了1/3。常见的导致肝损伤的药物包括非甾体抗炎药、抗感染药物、抗肿瘤药、中枢神经系统用药、心血管系统用药、代谢性疾病用药、激素类药物、生物制剂、中药和膳食补充剂等。慢性病患者在服药方面,要特别注意抗生素类药物、他汀类降脂药、降尿酸和抗痛风药物等,它们导致的肝损伤病例比较多见。在中药方面,国内报道较多的与肝损伤相关的中药有何首乌、土三七,以及治疗骨质疏松、关节炎、白癜风、银屑病、湿疹、痤疮等疾病的某些复方制剂。如果想了解所用药物相关肝损伤方面的科学信息,可通过Hepatox网站和LiverTox网站进行搜索。

其实，我们所用的药物在被批准进入医院或药店之前，都需要通过严格的临床试验评价，如果在临床试验阶段备选药物被发现会引起严重肝损伤，那么它们可能会被剔除。总体上看，当前应用的药物引起肝损伤风险的比例并不太高，大概在万分之一的水平。然而，一些患者在临床用药时具备了某些危险因素，使得他们更容易发生药物性肝损伤，后面会做详细介绍。

为了治疗疾病，在权衡利弊后，临床上也会保留一些有临床效果但尚存肝毒性的药物，特别是暂时没有可替代的药物，比如抗结核用的异烟肼、利福平和吡嗪酰胺，抗肿瘤的环磷酰胺、长春地辛等。由于疾病谱和用药习惯的差别，不同国家、不同地区和不同种族间引起肝损伤的药物种类也有所不同。经调查，我国由抗结核药、传统中药和抗生素引起的肝损伤占到了药物性肝损伤的1/2以上，而在欧洲国家更多见的药物性肝损伤则是由抗生素和保健品引起的。

四、容易发生药物性肝损伤的人群

一般而言，有些特殊人群服药后更容易发生肝损伤，比如老年人群、女性人群、饮酒人群、有基础肝病的人群等。

（一）老年人群

老年人容易发生肝损伤与其肝和肾的生理功能下降有关。药物进入体内不容易被代谢掉，就会使药物的毒性代谢物在体内积累。还有老年人常伴发多种慢性疾病，需要同时服用药物，不仅服药种类多而且时间长，所以相比较年轻人，老年人更容易出现药物性肝损伤。

（二）女性人群

目前尚无充分证据表明女性对所有药物都更易发生肝损伤，但对某些特定药物，女性药物性肝损伤的发生率高于男性，如米诺环素和呋喃妥因等。

（三）饮酒人群

酒精对肝脏是有毒性的，它本身就能损伤肝脏。另外，酒精还可以影响肝毒性药物的代谢，助推药物性肝损伤的发生，比如前面提到的"玛卡"泡酒伤肝的例子。

（四）有基础肝病的人群

有基础肝病的人群，无论有肝炎、肝硬化还是有肝癌，无论是有脂肪肝还是有自身免疫性肝病，在用药过程中都更容易诱发肝损伤。有基础肝病的人群，在使用药物之前要特别小心，不要让肝脏"雪上加霜"。

（五）酶异常的人群

有些人群肝内的药物代谢酶不同于常人，不能正常地代谢进入体内的药物，比其他人更容易发生肝损伤。如患者有N-乙酰转移酶2（NAT2）的慢乙酰化基因，在服用异烟肼时容易发生异烟肼相关的肝损伤。这类人群在服药期间应留意与肝损伤相关的消化道症状（如恶心、呕吐、厌油等），建议定期到医院监测肝功能指标（如转氨酶、胆红素）、凝血功能等。

五、药物性肝损伤的表现不具特异性

仅从症状体征的角度，药物性肝损伤难以与其他病因所致的肝损伤相区别。

药物性肝损伤分为急性和慢性。急性药物性肝损伤比较常见，表现为急性肝炎和/或急性胆汁淤积性肝炎，既可出现肤黄、眼黄、尿黄，又能出现恶心、呕吐、厌油等消化道症状，还会出现发热、皮疹、淋巴结肿大等过敏样症状。前面介绍的曾女士就有急性肝炎的表现，但这些症状也可见于病毒性肝炎，所以医生会考虑她会不会有传染性肝炎。也有患者的药物性肝损伤伤到了肝脏内的血管，可引起门静脉高压和肝硬化腹水，症状类似于肝纤维化、肝硬化，其中比较常见的是服用土三七和抗肿瘤药的患者。有的药物会影响脂肪代谢，影像学表现类似于脂肪肝。有的药物能诱发肝脏形成结节和包块，影像学特征像肝脏肿瘤。还有一些特殊的药物性肝损伤，患者没有明显肝病症状，只是在检查肝功能时发现转氨酶或胆红素升高，这种情况可不能大意，要及时排查原因，给肝炎"踩上刹车"。还有些药物性肝损伤的临床表现类似于自身免疫性肝病，一时不能区别药物性肝损伤和自身免疫性肝病到底谁是"罪魁祸首"，这种情况一定要及时到医院就诊。

一部分药物引起的肝损伤在停用药物后长期不能好转，有的迁延半年以上，有的甚至超过1年，这类急性肝损伤后的慢性化就要考虑发生了慢性药物性肝损伤。慢性药物性肝损伤在老年人群中多见，如果不能及时控制这种肝脏炎症损伤，它将会发展成为肝纤维化、肝硬化甚至肝癌。

六、药物性肝损伤缺乏特异性诊断指标

如前所述，目前可能引起肝损伤的药物有上千种，每种药物引起肝损伤的机制又各不相同。在诊断某种药物引起肝损伤时，如果能有这个药物的特征性标志物就好了，类似于抗原、抗体、代谢物成分等。但是这么多药物的鉴定，就需要研究出很多种化验才能满足临床使用需求。目前，仅有几种药

物的特异性标志物可以辅助药物性肝损伤的诊断，如吡咯蛋白加合物是诊断土三七引起肝窦阻塞综合征（HSOS）及肝小静脉闭塞病（HVOD）的重要生物标志物，解热镇痛药对乙酰氨基酚（APAP）的有毒代谢产物N-乙酰对苯醌亚胺和APAP蛋白加合物是诊断APAP相关肝损伤的特异性标志物。

七、诊断药物性肝损伤相对复杂

除了药物性肝损伤的临床表现不具特异性之外，目前临床上常用于诊断肝病的肝功能、血常规、甲胎蛋白、凝血功能等化验项目及肝脏超声、CT、磁共振成像（MRI）等影像学检查，它们也仅是确定肝损伤的指标，但不具特异性。就像车辆发生故障不能正常行驶，肯定是出问题了，但是零件、电路还是油路故障，需要进一步检查才知道。

当前诊断药物性肝损伤属于排他性诊断，即第一步是先排除其他病因所致的肝脏疾病。如我国有基础肝病的人很多，患有乙肝、丙肝、脂肪肝的人群加起来数以亿计，要诊断药物性肝损伤，就要先排除这些因素导致的肝损伤。乙肝可以检测病毒抗原，丙肝可以检测病毒核酸，自身免疫性肝病可以检测特异性抗体，脂肪肝可以做超声、CT、MRI等检查。除了无创伤检查，医生有时还要借助一些有创伤的操作，如肝脏穿刺活检等来全面收集证据，找到真正的肝损伤原因。

在排除其他肝病，怀疑药物性肝损伤时，第二步就是仔细评估药物与肝损伤之间是否存在"用药在前，肝损伤在后"的因果关系。理想的因果论证逻辑是用药出现肝损伤，停药肝损伤好转，再用药又出现肝损伤，这样就能更为准确地找出背后的"真凶"。实际情况是，有些药物引起的肝损伤是发生在停药一段时间之后或者同时使用了多种可能导致肝损伤的药物，这使得溯源难度加大。而且，大多数患者的用药目的不是保健，而是治疗某种疾病，医生还需要综合考虑基础疾病与肝损伤之间的矛盾，不允许反复地测试药物，避免延误治疗。有时即使做了较多肝病相关的检查，反复去考量药物与肝损伤之间的因果关系，仍难以确诊，这时医生们就会坐在一起进行讨论，有可能揪出"罪魁祸首"，帮助患者制定更合理的诊疗方案。

八、怀疑药物性肝损伤时的正确做法

如果怀疑有药物性肝损伤，最重要的措施就是停用可疑药物。大家可能会问，对于保健用的可疑药物可以说停就停，但对于治疗原发疾病的药物又该怎么办？这个问题非常重要！正确的做法是一旦怀疑自己使用的药物可能引起肝损伤，请大家一定及时联系开具处方的专业医生，请他们指导继续用药或是调整治疗方案。

在大多数情况下，治疗药物是可以进行调整或是减量使用的。但像肿瘤、结核病等特殊疾病的用药调整起来难度较大，一定要咨询相关专业的医生。也有的患者即使在肝功能异常后不调整所用药物，身体也能逐渐适应药物毒性，并且肝功能会恢复正常，但还是需要原发疾病专业医生和肝病专业医生共同指导，否则会有很大的安全隐患。

九、药物性肝损伤患者未必要用保肝药

大多数轻度药物性肝损伤患者，在停用可疑药物后动态监测肝功能就可以恢复。对于转氨酶和胆红素显著升高或凝血功能出现障碍或伴发了过敏和免疫症状的药物性肝损伤患者，医生通常会针对肝损伤的特点使用保肝药。保肝、护肝药不是多多益善，前面讲的"是药三分毒"一定要谨记。对于出现眼黄、肤黄、尿黄症状的患者一定要到医院肝病专科就诊，这种患者肝损伤程度往往比较严重，不要盲目自行用药治疗。有的重度药物性肝损伤患者还需要行人工肝、介入手术甚至肝移植治疗，千万不能大意。

此外，药物性肝损伤也有慢性化的情况，特别是对于老年肝损伤患者和胆汁淤积性的药物性肝损伤患者，除了停用可疑药物，接受保肝治疗，还要动态监测肝功能变化，如果半年以上肝功能还没有恢复正常，一定要提高警惕，及时就医。

十、预防药物性肝损伤的措施

药物性肝损伤的发生由很多因素造成，所以预防药物性肝损伤也有很多注意事项，其中非常重要的一项是一定要看所用药物的说明书，了解所用药物会不会伤到肝脏，了解药物性肝损伤的常见症状，了解药物性肝损伤后的主要处理方式。如果对说明书内容理解困难或者缺少说明书，可以向开处方的医生咨询。

对于老年人、孕妇和有基础肝病的患者要特别关注药物治疗前和治疗中的肝功能。爱喝酒的患者在用药期间一定要戒酒。对于长期应用药物治疗的慢性疾病患者，要跟医生沟通好定期复查肝功能，尤其是服用抗结核药和抗肿瘤药的患者，更要经常监测肝功能。对于喜欢使用中药保健和治疗的患者，要到正规的中医院或西医院中医科就诊，避免自行采集、购买、服用中药，尤其是非药食同源的中药。

十一、使用保肝药预防药物性肝损伤具有不确定性

不同药物的肝损伤机制不同，每个肝损伤患者表现的肝损伤类型不同，对应的治疗方式也不同。在出现肝损伤后，有的患者用降酶药物，有的患者用利胆药物，有的患者用解毒药物，有的患者用糖皮质激素和免疫抑制剂，还有的患者用抗凝药物，所以不可能使用同一种保肝药来预防各类药物引起的肝损伤。

药物性肝损伤发生的概率也有差别，一概使用保肝药预防肝损伤会增加患者的药物花费。绝大多数临床药物是安全的，只要掌握药物性肝损伤的常识，定期监测肝损伤指标，一旦发现疑似药物性肝损伤的迹象就及时停药和咨询医生，这才是最好的预防措施。对于前面提到的一些肝损伤高风险患者，在专业医生指导和建议下可预防性使用保肝药，但不能代替用药期间对肝功能指标的监测。

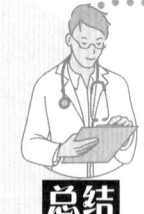

总结

药物性肝损伤已是当下一类较常见的肝病，也是较常见的药物不良反应，可急性起病也可慢性发作。其临床表现多样，症状可轻可重，轻者可仅有轻度肝脏炎症和不典型的胃肠道症状，重者可导致肝衰竭甚至死亡，故所有用药者均应高度重视。由于药物性肝损伤的临床表现不具特异性，也缺少特异性的诊断标志物，这注定了药物性肝损伤的诊断复杂，患者和医生相互配合有助于锁定正确的病因。无论何时，在用药过程中或停药一段时间后出现类似胃肠道疾病的症状，都要想到药物性肝损伤的可能，尤其是服用过明确可致药物性肝损伤的药物。如果怀疑自己发生了药物性肝损伤，应及时复查肝功能并咨询医生，获取正确的处理方式。在发生药物性肝损伤后，合理使用保肝、护肝药可以减轻药物性肝损伤，但是预防性使用保肝药并不能确保完全规避药物性肝损伤的发生。科学预防药物性肝损伤的措施包括：避免非必要用药；必要用药者切记查看说明书，如果没有药品说明书，要多咨询医生或是查阅一下药物性肝损伤的专业网站；用药时遵照医嘱安全用药，重视定期监测肝损伤症状和肝功能指标。最后，无论使用西药还是中药，大家都要时刻牢记"是药三分毒"，不盲目用药，保健品也不例外，科学用药才能让药物成为护卫健康的"好助手"，而不是致病的"罪魁祸首"。

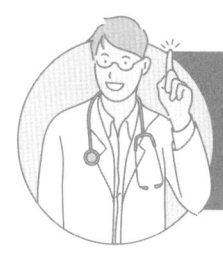

被"降伏"的肝吸虫病，背后有啥故事？

一个依山傍水的小村庄，住着一位名叫李明的男子。他是一位勤劳的渔夫，虽然辛苦，但他仍然坚持每天早出晚归在河里捕鱼，中午饿了就生吃一些捕来的鱼、虾。日子一天天过去，他的生活有所改善，但他体形消瘦，经常腹泻，常感困乏，感觉身体状况不如从前。

一天，李明在捕鱼时，突然感到剧烈腹痛，遂赶往医院。经过检查，他被诊断出肝吸虫病，这是一种寄生虫病，通常是由食用生的或未煮熟的鱼、虾引起的。听到这个消息后，他十分无助和恐惧，后悔自己不该经常生吃鱼、虾。在医生的帮助下，李明开始接受治疗，并改变了原有的饮食习惯，不再生吃鱼、虾。经过一段时间的药物治疗，李明的健康状况逐渐恢复，精神状态也好起来了，他很快又重新投入捕鱼工作中。

案例中的李明所患的肝吸虫病是什么疾病，他是如何被感染上的，我们如何预防？如果不幸患病，又该如何治疗呢？

一、肝吸虫病概述

肝吸虫病，又名华支睾吸虫病，是华支睾吸虫（又名肝吸虫）寄生在人体的肝胆管内引起的疾病。华支睾吸虫外形似葵花子，虫体狭长，扁平状，前端较窄，后端钝圆，大小为（10~25）mm×（3~5）mm，半透明，雌雄同体，两个睾丸呈分支状，前后排列于虫体后1/3。

肝吸虫病的临床特征为精神不振、上腹隐痛、腹泻、肝大等，也可发生胆管炎、胆石症及肝硬化等，感染严重的儿童常有营养不良和发育障碍。2009年国际癌症研究机构将肝吸虫列为Ⅰ类致癌物（致胆管细胞癌）。1874年，McConnel在加尔各答一位华侨的胆管内首次发现肝吸虫。1878年证实我国有肝吸虫病存在。1975年，在我国湖北省江陵县西汉古尸粪便中发现肝吸虫虫卵，后来又在湖北省江陵县战国楚墓古尸中发现肝吸虫虫卵，说明肝吸虫病在我国流行至少已有2 300年历史。

二、肝吸虫病的流行现状

肝吸虫病在全球主要分布于东亚和东南亚，全球约有2亿人生活在肝吸虫病流行区，感染人数超过1 500万，其中150万~200万人有症状或有并发症。2010年世界卫生组织将其列为被忽视的热带病之一。肝吸虫病在我国分布广泛，超过27个省、自治区、直辖市都有本病流行，波及200多个县，各地人群感染率高低不一。其中，广东省、广西壮族自治区、黑龙江省、海南省是重要流行区。肝吸虫病的流行呈点状分布，不同地区、不同县乡甚至同一乡内的不同村庄感染率差别也很大。

饮食习惯这个因素在肝吸虫病的流行中起着重要作用。有研究发现，肝吸虫感染率随经济水平上升及居民食用鱼生（生鱼片）频次增加而上升。在广东省、广西壮族自治区，鱼生是招待贵宾的菜肴，尤其受到这些地区经济水平较高人群的喜爱。地理位置和各地水体分布等因素也起着重要作用。广西壮族自治区、广东省和黑龙江省均处于平原江河流域，水网附近居民食用鱼生频次更高，导致这些地区肝吸虫病的疾病负担更重。

我国在防治肝吸虫病方面作出了巨大的努力，取得了显著的成效。经过环境改善和全民卫生知识的普及，绝大部分人改变了吃生的或半生不熟的鱼、虾的饮食习惯，减少了感染肝吸虫的风险。近年采取的多种防治措施，如高感染地区人群综合防治、综合防治示范区模式、社区防治门诊模式等，使得肝吸虫病的疾病负担进一步下降，发病率显著下降。在我国肝吸虫病可以说是一种被"降伏"的寄生虫病。

三、肝吸虫病的感染过程

肝吸虫寄生在人或者哺乳动物的中、小胆管里，有时会去到更大的胆管或者胆总管里。它们会在胆管内生产虫卵，这些虫卵随着胆汁进入肠道，然后随着大便被排到体外。

水中存在的第一、第二中间宿主是传播的重要环节。粪便中的虫卵进入水中后被第一中间宿主淡水螺吞食，虫卵在螺体内孵化出毛蚴，毛蚴穿过淡水螺的肠壁向肝脏移动，经过胞蚴、雷蚴的无性增殖阶段产生大量的尾蚴。尾蚴成熟后从螺体逸出，侵入第二中间宿主（淡水鱼、虾）体内发育为囊蚴。

终宿主（人或哺乳动物）如果吃了生的或未煮熟的淡水鱼、虾，就会感染囊蚴。囊蚴在人体内经过胃肠道的消化液作用后，幼虫在十二指肠内脱囊逸出，然后从胆总管或穿过肠壁经腹腔进入肝脏，在肝内中、小胆管内发育为成虫。从感染囊蚴到成虫成熟产卵需要约1个月时间，成虫在人体内的寿命可为20~30年。猫、狗和猪是最主要的肝吸虫宿主，也有报道称，老鼠、貂、狐狸、獾和水獭也可能是肝吸虫的宿主。

四、肝吸虫病造成的人体损害

肝吸虫主要寄生在肝内的中、小胆管里。如果患者感染肝吸虫的数量较少，比如只有几十条，那么肝脏和胆管通常症状不明显。如果感染的虫数达数百条甚至几千条，那么就易导致胆道梗阻，引发胆管炎、肝脓肿、胰腺炎等问题。

国内外一些资料提示华支睾吸虫感染与胆管癌、肝癌的发生有一定的关系。成虫阻塞胰管可引起胰腺炎。肝吸虫寄生的胆管还可发生腺瘤样或息肉状增生，导致胆管狭窄梗阻和胆管癌。虫体的机械性阻塞和代谢产物的毒性作用，会导致胆汁淤积，胆管会呈现出囊状或圆柱状扩张，以肝左叶边缘部分最为明显。胆汁引流不畅容易导致细菌感染，发生胆管炎症。胆管的上皮细胞脱落和增生，炎症细胞浸润，附近的肝细胞会有脂肪变性、萎缩和坏死，导致肝硬化、肝癌的发生。死亡的肝吸虫虫体、虫卵和脱落的胆管上皮可以成为结石的核心或诱发肝胆管结石。肝吸虫引起的结石多为肝内胆管多发性色素结石。在广东珠江三角洲流行区内因胆道疾病住院治疗者合并肝吸虫感染率高达75%，临床表现为腹痛、胆囊肿大、寒战、发热及大量虫体引起的梗阻性黄疸。

五、肝吸虫病的临床表现

肝吸虫病发病可急可慢，但多起病缓慢，发病前常有1~2个月的潜伏期。发病与虫体的机械性阻塞及宿主的年龄、营养、抵抗力，以及其他疾病的并存等有关。

（一）急性肝吸虫病

急性肝吸虫病由吞食大量囊蚴引起。其潜伏期短，仅15~26天。患者表现为突发寒战、高热（39℃以上）、食欲下降、恶心、呕吐、厌油，腹痛常阵发性加剧，出现向右肩放射性疼痛，巩膜黄染等。白细胞和嗜酸性粒细胞出现明显增高，华支睾吸虫免疫学检查强阳性。若患者体质差，未及时救治，可致死亡。

（二）慢性肝吸虫病

若感染程度轻或每次吃进囊蚴数不多，日积月累，感染虫数慢慢增加，表现为缓慢发病，往往在患病后数年甚至更长时间后患者才去就诊。依据症状轻重一般可分为以下4型。

（1）无症状型或轻型。大部分患者无明显的自觉症状，或在进食后上腹部有重压感、饱胀感、食欲缺乏或有轻度腹痛，容易疲劳或精神欠佳。

（2）普通感染型。常有不同程度的乏力、食欲缺乏、腹部不适、肝区疼痛、腹痛、腹泻。多数病例有肝脏增大，肝区压痛和叩击痛表现。部分患者伴有贫血、营养不良和水肿等全身症状。

（3）中等症型。除上述消化道症状更为明显外，较重感染者还可伴有头晕、失眠、疲乏、精神不振、心悸、记忆力减退等神经衰弱症状。个别患者因大量成虫堵塞胆总管而出现梗阻性黄疸。

（4）重症型。胃肠道症状显著，腹泻较突出，并有倦怠、消瘦、心动过速、眩晕、抽搐、精神抑郁等。由于肝脏损伤较严重可能出现毒血症，少数病例可有黄疸、肝硬化。严重晚期患者可出现门静脉高压、脾肿大、腹水和水肿等综合征，若得不到及时治疗，最后可并发其他感染，出现肝性昏迷、胃肠出血等症，或长期腹泻导致严重脱水和水电解质平衡紊乱而死亡。重度感染患儿会出现生长与智力发育障碍，甚至出现侏儒症。

六、诊断肝吸虫病的辅助检查

肝吸虫病仅凭症状是不能确诊的，应前往正规医院消化科进行诊治。医生除了询问流行学病史，如患者有无肝吸虫病流行区的生活、工作、旅游史，长期或近期有无生食淡水鱼、虾的行为外，还会根据患者的临床表现，包括消化不良、食欲下降、腹痛、腹泻、肝区隐痛、精神萎靡等症状，结合血常规、虫卵检查、肝功能试验等结果进行综合诊断。

（一）虫卵检查

一种方法是在患者粪便里找肝吸虫的虫卵，如果找到，那么就可以确诊为肝吸虫病，但检出率仅为50%。另一种方法是从十二指肠引流液中检测虫卵，该方法检出率接近100%，但操作较麻烦且患者有一定痛苦，因此使用较少。

（二）免疫学检查

若感染肝吸虫，可诱导机体产生免疫应答，生成特异性的抗体，通过抗原与抗体反应的原理来帮助判断是否感染肝吸虫。一种是用肝吸虫成虫抗原做皮内试验，通常作为流行病学调查时过筛的方法。另一种是检测患者血清中的抗体，该方法有较好的敏感性和特异性，但因有假阳性存在，也不能排除既往感染，所以不应仅根据抗体阳性进行疾病诊断。

（三）血常规和肝功能试验

做血常规主要是为了看白细胞总数和嗜酸性粒细胞计数有无异常，一般在感染肝吸虫后，上述二者的数值会上升，严重感染时可能会出现贫血现象。

肝功能试验能够帮助了解肝功能受损的程度。轻度感染者的肝功能试验结果变化不大，而重度感染者主要表现为血清总蛋白和白蛋白减少，白蛋白/球蛋白比例倒置，碱性磷酸酶水平升高，血清谷丙转氨酶水平正常或轻度升高。

（四）其他检查

超声检查、CT和MRI可显示肝内中、小胆管多处扩张，胆管内有虫体及其他改变如胆管炎症表现。但影像学改变多数是非特异性改变，不能作为明确诊断的依据。

七、肝吸虫病的预后

轻症患者经过治疗，预后较好，但当合并病毒性肝炎时，可加重病毒性肝炎的症状、延长病程，肝功能不易恢复正常。重度感染和病程较长的重症患者，当出现肝硬化、腹水或伴有病毒性肝炎等并发症时，治疗比较困难，但经驱虫治疗后，一般情况和肝脏病变也可好转。

八、肝吸虫病的治疗方法

肝吸虫病是由肝吸虫寄生于肝胆管引起，难以自行愈合，需要到正规医院消化科进行系统治疗。本病以药物治疗为主，在规律服药后，多数患者能够被治愈。

（一）驱虫治疗

1. 吡喹酮

吡喹酮是治疗肝吸虫病的首选药物，是一种广谱抗蠕虫药，疗效好，毒性低，吸收、代谢、排泄快。治疗剂量为每次20 mg/kg，每天3次，连服2~3天，对肝吸虫病有很好的疗效，虫卵转阴率几乎达100%，不良反应轻微且短暂，但心功能不全等特殊人群需减少剂量。有些患者在服药后出现腹痛，可能是死亡虫体从胆管排出，刺激胆管引起痉挛或暂时性梗阻致胆绞痛，多见于治疗后1~2天，也可在治疗后10天出现，又称迟发性反应，一般不经处理可自行缓解。当疼痛剧烈时可到医院就诊，使用阿托品缓解疼痛。

2. 阿苯达唑

阿苯达唑是肠虫清的主要成分，为广谱抗线虫药，对华支睾吸虫也有较好效果。剂量为每天8 mg/kg，分1~2次口服，连服7天，治疗后1个月复查虫卵转阴率为95.5%。其不良反应轻，仅有少数患者出现口干、乏力、嗜睡、头晕、头痛、食欲下降、呕吐、腹痛等症状，一般不影响治疗。

（二）对症和支持治疗

对重度感染合并较重营养不良者，应加强营养，给予高蛋白、高热量饮食，少食多餐。如患者消化功能不好，不能接受过多饮食则考虑静脉滴注葡萄糖液、复方氨基酸、水解蛋白等以供应热量及补充蛋白质。肝功能明显损害者，使用保肝降酶药物保护肝，待情况好转后方予驱虫。合并胆道细菌感染者，加用抗菌药物。

（三）外科治疗

当肝吸虫病合并胆总管狭窄、梗阻，胆石症等时，需要先手术治疗，术后再予以驱虫。

（四）合并病毒性肝炎的治疗

当肝吸虫病合并病毒性肝炎时肝损伤的症状一般较重，转氨酶升高和黄疸并不是驱虫治疗的禁忌证。在保肝降酶治疗的同时可应用吡喹酮驱虫，宜采用少量多次给药的方式，在驱虫治疗后肝功能有一定程度的恢复。有效地驱虫可减少两种疾病相互干扰给治疗带来的困难。

九、肝吸虫病的预防

（一）改变吃鱼生和半生半熟鱼、虾的习惯

肝吸虫病主要是进食含囊蚴的鱼生和半生半熟的鱼、虾所致，若能把住"病从口入"这一关，即可免受感染。不吃生的或半生半熟的鱼、虾是预防本病最有效的措施。患者要做到以下几点：①不用同一块砧板处理生、熟食物，菜刀切完生鱼必须洗净后再切熟肉。②在处理鱼的过程中，不要用手拿熟食，洗鱼、抓鱼后要洗净手后再吃食物，盛过生鱼的各种用具要洗刷干净。③不用洗鱼的水喂猪，不用生的鱼、虾喂狗，以防这些动物感染。

（二）做好粪便管理

（1）不应将厕所建在鱼塘上或鱼塘边，取消露天厕所，防止雨水冲刷粪便污染水源、鱼塘。

（2）经常清理粪坑，防止粪水溢出。

（3）猪圈也不应直接通入鱼塘，防止污水污染水塘。提倡圈养猪，并加强猪粪的管理。

（4）不用新鲜粪便施肥。在北方提倡堆肥，让粪便发酵杀死虫卵后再施用；在南方，应提倡和推广建立化粪池或沼气池，这样既可杀死虫卵，

又能增加肥效，提供新能源，减少污染。

（5）不要用新鲜人粪或猪粪作为鱼的饲料。

（6）教育儿童不要随地大便。

（三）杀灭中间宿主螺类

对流行区域内的鱼塘和河流，可采取一些灭螺的措施，可以在淡水螺春季繁殖前，投放药物灭螺，也可以采用捕捉后掩埋的方法灭螺。

（四）治疗感染的人和动物

减少传染源、积极治疗患者和带虫者是重要的防治措施。在流行区域，积极治疗患者，治疗患病动物和带虫者。对流行区的易感动物，首先要防止它们感染、定期驱虫，减少虫卵排出。但肝吸虫病这样的食源性寄生虫病，属于人兽共患病，切断其传播途径有一定难度。

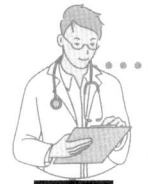

总结

肝吸虫病，也称华支睾吸虫病，是当前我国最严重的食源性寄生虫病。

感染肝吸虫的哺乳动物（猫、犬、猪等）和人为本病主要传染源。任何人都有可能感染本病，经常生食或半生食淡水鱼、虾，喝生水的人患病风险高。人感染肝吸虫后起病多缓慢，一般有1~2个月的潜伏期，在粪便或十二指肠引流液中查到虫卵可确诊本病。此病难以自愈，但经规律药物驱虫治疗，多数患者能够被治愈。首选驱虫药物是吡喹酮，阿苯达唑对肝吸虫病也有较好效果。

预防肝吸虫病的最佳方法是保持良好的卫生习惯和饮食习惯。把住"病从口入"这一关，不吃生鱼、生虾，不吃未煮熟的鱼、虾，可最大限度降低感染风险。此外，通过管理好粪便、杀灭中间宿主螺类、治疗感染的人和动物来切断肝吸虫病传播途径，有助于降低新发感染率。

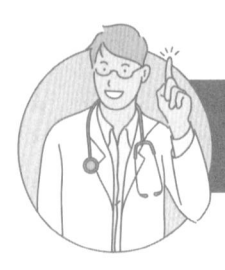

小心身边潜伏的肝包虫病

小陈今年30岁出头，是一家公司的销售骨干。他家住在偏远山村，2年前公司体检时小陈被查出肝脏长了一个4 cm大小的包块，被诊断为肝包虫。他当时不接受手术治疗，以为吃点药就能好，也没有重视。因为工作原因，小陈经常喝酒应酬、熬夜，但身体一直未有不适。他参加单位组织的体检，被查出肝功能异常，也只是吃些保肝药。直到2个月前，小陈因为腹痛，到医院就诊，又被诊断为肝包虫病。医生告知小陈，由于体内大、小包虫很多，粘连广泛，难以彻底清除，需要多次手术摘除。躺在医院里的小陈，回想起自己过往对肝包虫病这种疾病的无知和不重视，心中悔恨不已，原本可通过一次手术治愈的肝包虫病，却因未得到及时有效的救治，而增加了治疗难度。下面，我们将科普肝包虫病知识，希望小陈的悲剧别再上演。

一、肝包虫病概述

包虫病，又名棘球蚴病，是棘球绦虫的蚴虫感染人体所致的一种古老的人兽共患寄生虫病。其分布于全球广大牧区，好发于肝脏，其次为肺、脑、骨、肾及全身。顾名思义，肝包虫病又叫作肝棘球蚴病，是棘球绦虫的蚴虫寄生于人体或动物的肝脏内所引起的寄生虫病。我国流行的肝包虫病主要有2种类型，一种是由细粒棘球绦虫的虫卵感染所致的囊型包虫病，另一种是由多房棘球绦虫的虫卵感染所致的泡型包虫病。未治疗或治疗不当的肝泡型包虫病患者诊断后10～15年病死率高达90%；肝囊型包虫病病死率为2%~4%。

二、包虫病的分布情况

包虫病流行范围非常广泛，流行于世界上许多牧区，包括亚洲、南美洲、非洲、欧洲中部、美国北部等的牧区。我国属于包虫病的高发地区，发病率高的地区主要集中在西北部的牧区、半农半牧区，包括新疆、青海、宁夏、内蒙古、西藏等地。

目前全球约有400万人感染，另外有6 000万人处于感染风险中，该病严重危害世界公共卫生安全和经济发展。我国西北部是全球范围内的高发地区之一，人群患病率为0.5%~5.0%。在过去的20年里，我国新增肝包虫病5 000余例，肝包虫病不但对人的生命健康构成了严重的威胁，而且对畜牧业的发展造成了巨大的损害，严重阻碍了经济的发展。

目前认为，职业因素与肝包虫病发病有着密切的联系。农牧民的肝包虫病发病率明显高于其他各职业人群，他们在日常工作时多接触牛、羊、犬等动物，增加了感染的机会。从事皮毛加工、屠宰家畜等工作的人群，以及与家犬、家畜有密切接触史的人群均为高危人群。

三、肝包虫的结构特点与生长发育

细粒棘球绦虫（囊型包虫病的成虫）虫体长3~6 mm，有头节、颈节及幼节、成节、孕节各1节。成虫孕节的子宫内充满虫卵，成熟孕节自宿主肠道排出前后，其子宫破裂排出虫卵。多房棘球绦虫（泡型包虫病成虫）外形和结构都与细粒棘球绦虫相似，但虫体和各种细微结构都更小，长仅为1.2~3.7 mm，孕节子宫为简单的囊状，虫卵形态和大小均与细粒棘球绦虫虫卵难以区别。两种绦虫的虫卵呈圆形，直径为30~40 μm，呈棕黄色，最外层为卵壳，厚度约5 μm，对虫卵起着保护作用，壳内的幼虫被称为六钩蚴。细粒棘球绦虫的虫卵对外界抵抗力很强，可适应大范围的温差变化，在室温水中可存活7~16天，在干燥环境中可存活11~12天，在水果、蔬菜中不易被化学消毒剂杀死。

与人的生长发育相似，肝包虫需要经历多个发育阶段与变化的环境。如从母亲腹中的胎儿，到独立自主的青壮年，肝包虫的生长发育是在终宿主和中间宿主两种哺乳动物体内接替完成，经历了虫卵、六钩蚴、棘球蚴和成虫4个标志性发育阶段。成虫即绦虫期寄生于终末宿主犬科动物的小肠内，包囊幼虫则寄生在人、草食家畜或啮齿类动物的以肝脏为主的实质性器官内。细粒棘球绦虫的终宿主主要是犬，中间宿主主要是羊、牛及骆驼。多房棘球绦虫的终宿主一般为狐狸、犬、狼和猫，中间宿主为田鼠类小型哺乳动物。人可因食入虫卵而成为中间宿主，为后期的患病埋下隐患。

寄生在肝脏的细粒棘球蚴呈囊状，多房棘球蚴呈球形，都由许多小囊泡构成，囊壁分为外囊和内囊，囊内有无色透明的囊液、育囊、原头节、生发囊和子囊。两种棘球蚴虫的外囊有所不同，但内囊均为富含细胞的生发层，通过无性繁殖产生大量的原头蚴，是犬感染的唯一病原体。当细胞结构中富含多糖的角质层形成后，棘球蚴的包囊便开始了持续生长，一般包囊的直径每年增加0.5~1.0 cm。在不同的宿主中，其生长的速度和大小有所不同。比如在人体内的包囊较大，直径为16~30 cm；在5岁的绵羊中，较大的包囊直径为5~7 cm；在其他一些长寿的动物如马、牛等中，包囊要大些。这些不断长大的包囊会压迫、损害肝脏，或者囊壁破裂后囊内容物外溢，引起疾病。

四、肝包虫病的感染过程

人群对肝包虫普遍易感，多与环境状况和不良卫生习惯有关。人感染上述2种类型肝包虫病的方式相似，主要是通过粪-口途径感染。成虫寄生在终宿主（如犬、狼）的小肠内，产生的虫卵随粪便排出。若人与流行区的犬密切接触，虫卵污染手后经口感染，或犬粪中的虫卵污染水源、食物后，人经口食入虫卵也可被感染。食入的虫卵随后在胃液和肠液的作用下，虫卵的外壳被脱去，内部的六钩蚴被释放出来，并在胆汁和胰蛋白酶的作用下被激活。六钩蚴能穿入肠壁末梢静脉，随血流进入肝脏，发育成囊状的细粒棘球蚴或球形的多房棘球蚴。至此是人感染肝包虫病的全过程。

当犬进食受感染动物（如羊、田鼠）的新鲜内脏（如肝、肺）后，两种棘球蚴便在犬的小肠内发育为成虫，成虫又可以产卵，虫卵经粪便排出后被中间宿主食入……由此完成了它们的生活循环。

五、肝包虫病的表现

因棘球蚴在宿主体内生长缓慢，故肝包虫病无症状期往往很长。部分人群在体检时意外发现，大多数患者是因腹部肿块或肿块压迫腹腔里的其他脏器引起不适而被诊断。

（一）肝囊型包虫病

肝囊型包虫病可以在感染后的10~20年或更长时间里无明显症状，随着肝包虫囊肿的膨胀性生长而出现相应的症状和体征，主要有如下表现。

（1）肝脏占位性表现。当包块较大时，可以在右肋下摸到包块，患者感到肝区隐痛、腹胀、纳差。部分患者可出食欲减退、消瘦、贫血、发育障碍、荨麻疹、血管神经性水肿等非特异性表现。

（2）压迫周围脏器。肝包虫囊肿压迫到门静脉会引起胃肠道淤血、顽固性腹水、脾脏淤血性长大和功能亢进；压迫胆道使胆汁排泄受阻而继发黄疸或感染；向上挤压肺会导致呼吸不畅，不能扩张的肺组织容易藏污纳垢继发感染。

（3）原因不明的过敏。在肝包虫囊肿发育过程中，虫体的组成成分会诱发机体过敏，轻者会出现瘙痒及荨麻疹，严重者甚至会出现过敏性休克。

（4）儿童感染。儿童感染肝包虫通常病灶较大，会引起营养不良和严重贫血。

（5）肝包虫囊肿破裂引起相关并发症。各种外力震动、撞击均可能造成肝包虫囊肿破裂。肝包虫囊肿破裂可引起肝炎、胆管炎。靠近肝脏表面的肝包虫囊肿破裂，囊液及囊内容物可进入腹腔、胸腔，甚至肺，导致严重过敏反应、弥漫性腹膜炎、胸膜炎，以及腹腔和胸腔的继发性包虫病。

（二）肝泡型包虫病

肝泡型包虫病可在较长时间内保持无症状，无症状期比肝囊型包虫病更长。随着病灶逐渐增大，临床症状则会逐渐显现。

（1）肝脏受累。患者会相继出现疲乏、腹痛、食欲减退、消瘦及肝大表现，且进行性加重；若病灶液化形成空洞继发感染可形成脓肿。

（2）局部侵袭。若病灶侵蚀或压迫胆管、门静脉、肝动脉、肝静脉，则可出现皮肤黄染、腹水、消化道出血等，最终会导致肝衰竭。

（3）远处转移。如果棘球蚴经淋巴和血行转移到远隔器官，形成继发性包虫病，如转移到肺，可在肺上形成多发结节，可有咳嗽、胸痛、咯血、气急等，少数可并发胸腔积液；转移到脑则在颅内形成占位性病变，引起颅内高压、癫痫或偏瘫等，是患者死亡的常见原因。

六、肝包虫病的诊断

肝包虫病因起病隐匿，临床症状和体征无特异性，诊断需要结合患者流行病学史、症状、体征及影像学检查综合考虑。目前影像学检查（超声、CT、MRI、胆道造影等检查）对肝包虫病的诊断较其他方法更可靠且直观（见表1）。

（一）影像学检查

（1）超声检查。超声检查具有便捷、无创的优势，诊断准确率高，还可帮助确定包虫的发育阶段和分型，是肝包虫病的首选诊断方法。

（2）CT和MRI检查。CT和MRI检查清晰度高，可以对病灶进行定位、定性。对于肝泡型包虫病，CT血管成像和MRI可以了解病灶累及血管和胆管的情况，它们提供的三维可视化图像能为手术医生提供更为直观、立体的病灶造影。除了用于诊断肝包虫病外，这2项检查的更大临床价值在于帮助选择治疗方案、进行手术方式设计和预测手术风险。

（3）正电子发射计算机断层显像（PET-CT）。PET-CT是一项费用昂贵的检查，用于诊断肝包虫病，实则大材小用。临床医生更愿意用它来评估肝泡型包虫病是否存在肝脏以外其他脏器的转移，根治性手术的可行性，是否出现术后复发，以及预测停药的时机等。

（二）免疫学检查

免疫学检查是利用抗原抗体特异性结合的原理，检测人血清中是否存在针对包虫特有成分所产生的特异性抗体，如果检测阳性，提示可能感染了肝包虫。

免疫学检查结果存在一定假阳性和假阴性的可能。在实际临床中，免疫学检查被用作人群中肝包虫病的早期筛查手段。对于影像学检查考虑肝包虫病，免疫学检查阳性者可以加强诊断的准确性；对于影像学特征不典型或没有明显症状的患者，免疫学检查可以帮助医生进行鉴别诊断。另外，如果确诊为肝包虫病，免疫学检查还能帮助鉴别是肝囊型包虫病还是肝泡型包虫病，对于后期的治疗有指导意义。

表1　肝两型包虫病的诊断

	肝囊型包虫病	肝泡型包虫病
超声检查	准确有效的首选诊断方法	便捷、无创和低耗，是术前诊断、术后随访和疗效评估的首选
CT和MRI检查	多角度、多参数、高清晰度；定位、筛查并发症；对选择手术方案极为重要	CT血管成像和MRI，定位定性，显示血管和胆道的关系
其他影像学检查	术中胆道造影	PET-CT评估是否转移、复发，选择手术方案
免疫学检查	佐证影像学诊断和临床诊断；用于影像学没有典型特征或无症状患者的鉴别诊断；鉴别肝两型包虫病	辅助诊断，鉴别肝两型包虫病，用于人群筛查

七、肝包虫病的治疗与随访

（一）肝囊型包虫病

肝囊型包虫病的治疗是以手术为主，药物为辅。目的是将包虫虫体彻底清除和杀灭，最终达到完全根治的效果。对于囊肿实变型和钙化型者，以及进行了根治性肝切除术（包括外囊完整剥除和肝部分切除）的患者，无须再用药物治疗。

1.手术治疗

可以通过外囊完整剥除或肝部分切除根治肝囊型包虫病，上述2种方案是首选的手术方式，且术后无须常规口服药物治疗。对于不能耐受开腹手术者，可行的手术方式有腹腔镜下肝包虫摘除术和经皮细针穿刺引囊液术。当肝包虫病灶压迫导致严重肝脏淤血时，传统的治疗方法无法有效改善患者的肝功能异常、脾功能亢进、门静脉高压等继发病变，此时残余健康肝功能不足，难以实现自体肝移植，异体肝移植为挽救生命保留了一线希望。

2.药物治疗

阿苯达唑是治疗肝包虫病的首选药物。因该药物有致畸作用，孕妇不能服用，有妊娠计划的夫妻应在医生指导下使用。另外，服用此药期间需要定期监测肝、肾功能。长期药物治疗适用于包虫囊直径<5 cm、有手术禁忌证或术后复发且无法再行手术治疗者。为预防复发，部分内囊摘除后的患者经医生评估后，可能需要口服用药3~12个月。

（二）肝泡型包虫病

肝泡型包虫病的治疗原则是通过手术、药物联合治疗，以达到根治、延长患者寿命及提高生活质量的目的。常用手术方式包括肝泡型包虫病的根治性切除术、姑息性手术、局部消融治疗、肝移植、离体肝切除和自体肝移植。

1.手术治疗

肝泡型包虫病的肝脏是浸润性生长，所以肝切除术是首选的根治性治疗手段。这种手术治疗方式适用于包虫病灶局限、残余肝脏储备功能良好且没有远处转移的患者。而对于伴有脑转移的肝泡型包虫病患者，经药物治疗脑部病灶稳定或病灶切除后，仍可进行根治性手术，但大部分患者由于脑部病变预后差而失去肝内病灶完整切除的机会。

对于不能行根治性手术或不能耐受手术者，姑息性手术可以通过减少或预防黄疸、坏死液化腔合并感染等严重并发症对机体造成的严重损害，达到延长生命或为肝移植争取时间和机会的目的。

肝移植可作为晚期肝泡型包虫病治疗的最后选择，尤其是自体肝移植。离体肝切除+自体肝移植是针对外科常规技术难以切除的肝泡型包虫病患者。这种自体肝移植不受肝源限制，也无须免疫抑制剂治疗，还能达到根治的目的，但该治疗方式的最终疗效还有待长期研究的评价。

2. 药物治疗

阿苯达唑是国内外学者公认的有效治疗肝泡型包虫病的首选药物。药物治疗是全身状况无法耐受手术或已失去根治性切除及肝移植机会的晚期多脏器泡型包虫病患者的主要治疗手段，也适用于等待肝移植的患者，以及作为手术前后的辅助治疗手段。

（三）肝两型包虫病的治疗后随访

随访也是疾病尤其是慢性疾病治疗的重要组成部分。肝包虫病的随访主要是为了及时了解治疗效果，有无药物不良反应，疾病是否复发等。由于肝包虫病的复发率较高，故肝囊型包虫病治疗后影像学检查随访＞3年，肝泡型包虫病治疗后影像学检查随访＞10年，可判断是否治愈，目前可用于评估是否能终止抗包虫药物治疗。预测复发的辅助检查还处于临床探索阶段。

八、肝包虫病的预防

肝包虫病是可以预防和控制的。为了减轻包虫病的危害，我们需要做到以下几点。

（1）控制感染源。在包虫流行区，野犬、病犬应及时隔离治疗，必要时予以宰杀。对必用的牧羊犬、猎犬或警犬等必须挂牌登记，积极开展各类犬的驱虫治疗。

（2）加强屠宰的管理。肉联厂或屠宰场要认真执行肉食的卫生检疫措施，应将有病的牲畜内脏做深埋、焚烧处理，防止被犬吞食。

（3）改善饮水卫生。目前许多农牧区群众饮用涝坝水、渠水、河水、雪水现象普遍，且人、畜混用，这些水源极易被污染。建议打井取水或饮用自来水。

（4）广大群众应避免与病犬接触，尤其是高危地区的人群，同时要注意饮食和个人卫生，不可随意投喂家畜内脏。

小心身边潜伏的肝包虫病

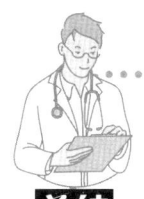

总结

包虫病是一种古老的人兽共患寄生虫病，患者遍及世界各地牧区，我国西北部发病率高。该病好发在肝脏，人群普遍易感，通过粪-口途径（误食虫卵）而被感染。人体肝包虫病主要有2种类型，即由细粒棘球绦虫的虫卵感染所致的肝囊型包虫病和由多房棘球绦虫的虫卵感染所致的肝泡型包虫病。未治疗或治疗不当的肝囊型包虫病患者在诊断后10~15年病死率为2%~4%，而肝泡型包虫病患者的病死率高达90%。肝包虫病起病隐匿，因病灶大小和所在部位不同出现相应的临床症状，症状无特异性，影像学检查尤其是超声是诊断肝包虫病的首选检查方法。部分患者可以通过手术治疗进行根治，对于不能耐受手术或失去根治性手术机会的患者，长期药物治疗是主要的治疗手段，治疗后要重视定期复诊和随访。肝包虫病具有较大的危害，预防胜于感染后治疗，如对流行区的犬进行普查普治，深埋病畜内脏，避免犬粪污染水源，与犬接触要注意个人防护和饮食卫生等，是预防肝包虫病的有效手段。

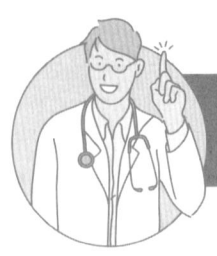

那些容易被忽视的伤肝病毒

武汉某医院肝病科的吴教授，最近在门诊部碰到一位拿着肝功能化验单向他咨询的女性患者李阿姨。李阿姨问道："医生，我没有乙肝，也没有丙肝，为什么肝功能指标会有异常？还有，我想查查肝功能不好的原因，为什么之前的孙医生要让我做这么多检查？"吴教授接过李阿姨的化验单，通过简单的交流大概清楚了她的情况，于是耐心地向李阿姨解释："引起肝功能指标异常的原因有很多，虽然乙肝病毒和丙肝病毒感染确实是我国导致肝功能指标异常的常见病因，但还有很多其他的原因也可以引起肝功能指标中的谷丙转氨酶和总胆红素水平增高，比如EB病毒和巨细胞病毒等非嗜肝病毒感染、自身免疫紊乱、遗传代谢异常、酒精、药物、肿瘤、血管病变等。作为医生，我们只有找到导致肝功能异常的确切病因，才好在对症护肝治疗的基础上针对病因进行精准用药。之前孙医生给你开的这个EB病毒脱氧核糖核酸（EBV-DNA）定量检测结果显示明显异常，数值达到$1×10^4$ IU/mL，非常高。这个EB病毒感染很可能就是导致你的肝功能指标异常的病因。"在听完吴教授的解释和分析后，李阿姨不仅解除了疑惑，紧张的心情也逐渐放松下来。

接下来，让我们一起了解那些被忽视的伤肝病毒，以及它们造成的疾病。

一、肝炎病毒的种类

导致肝炎的病毒一般可以分为2类。一类是嗜肝病毒，这类病毒对肝细胞情有独钟，喜欢寄生于肝细胞内并引起肝细胞损害，使肝脏发生炎症、坏死和纤维化，包括甲型、乙型、丙型、丁型和戊型肝炎病毒。另一类是非嗜肝病毒，这类病毒的寄生细胞不是肝细胞，但它们往往导致被感染者多脏器损伤，肝脏就是"受害者"之一，以人巨细胞病毒（HCMV）、EB病毒（EBV）、单纯疱疹病毒（HSV）较为常见，其他如麻疹病毒、腺病毒、柯萨奇病毒等也可引起一过性肝功能损伤。接下来，我们就来看看这3种主要的非嗜肝病毒是如何造成肝功能损伤，又有哪些肝外表现，患者能不能预防非嗜肝病毒的感染，以及该如何配合医生的诊疗计划。

二、人巨细胞病毒

巨细胞病毒是一类自然界中普遍存在的病毒,之所以被称为巨细胞病毒并不是因为体积比其他病毒大,而是因为被它感染的细胞会膨胀、变圆变大,故而得名。巨细胞病毒具有严格的种属特异性,可感染人、马、牛等宿主,其中只感染人的巨细胞病毒被称为人巨细胞病毒。人巨细胞病毒是人类疱疹病毒中最大的一种,直径约200 nm,但也只是1 mm的1/5000。

(一)人巨细胞病毒的传播途径

人巨细胞病毒存在于有症状患者及无症状携带者的各种体液中,包括血液、唾液、尿液、阴道分泌物、精液、乳汁等,可以通过母婴传播、性传播、接触体液传播,以及输血和器官移植等途径传播。由于其传播途径多样,而且人群普遍易感,尚缺乏有效疫苗,所以难以预防,成年人的感染率为40%~100%。

(二)人巨细胞病毒感染后的疾病状态

人巨细胞病毒感染人体后有2种存在形式:第一,在宿主细胞内完成复制并扩散,进一步导致靶器官损害,称为活动性感染;第二,不产生子代病毒,也不引起宿主细胞病变,安静地待在宿主细胞内,等到机体免疫力减退时,细胞内的病毒就可以大量复制引发病变,称为潜伏感染。所以,人巨细胞病毒是一种机会性感染病毒,它"欺软怕硬",虽然成年人的感染率极高,但主要影响免疫功能低下或有免疫缺陷的人群,免疫功能正常的人群感染后的发病率低。人感染后是否发病及疾病的严重程度与年龄、免疫状态相关。通常有以下3种感染状态。

(1)宫内感染。病毒可以通过胎盘直接感染胎儿,感染的胎儿轻者可不发生损害或仅有轻微损害,严重者可发生多种胚胎畸形、死胎、流产和新生儿死亡,所以在妊娠早期发现人巨细胞病毒急性感染时,应尽快终止妊娠;在妊娠中晚期发现时,则应进一步检查胎儿有无畸形并采取相应的措施。

(2)免疫力正常的年长儿童和青壮年,以无症状感染和潜伏感染多见,也可出现发热,肝、脾和淋巴结肿大及肝炎症状,但多为自限性,经过一段时间的症状期后,不需治疗也可自愈。

(3)免疫功能低下的患者。对于免疫功能低下的患者如器官移植受者和艾滋病患者,感染人巨细胞病毒可导致其并发严重的肝炎、肺炎、胃肠道溃疡、视网膜炎、脑炎等。除了肝炎症状外,咳嗽、咳痰、气喘、反酸、胃痛、视物模糊、头昏等也可增加移植排斥反应的发生率。

（三）人巨细胞病毒性肝炎的临床表现

人巨细胞病毒导致的肝炎常见于儿童、免疫功能低下或有免疫缺陷者。在有症状的原发性人巨细胞病毒感染者中，无论其免疫功能是否正常，有30%~80%的患者可见肝功能指标异常；而免疫功能正常的人巨细胞病毒感染者的肝损伤发生率仅为0.5%~15%；在有免疫缺陷的肝移植患者中，人巨细胞病毒性肝炎发生率最低为2.5%，最高可达34%。

人巨细胞病毒感染导致的肝炎，多为急性起病，常有发热表现，轻症者还表现为恶心、呕吐、食欲减退、上腹部不适、乏力等；患者肝功能检查异常，可见谷草转氨酶、谷丙转氨酶、总胆红素、碱性磷酸酶、γ-谷氨酰转移酶水平不同程度地升高。偶有重症肝衰竭的病例出现，表现为食欲缺乏，皮肤、巩膜黄染和尿黄进行性加深，腹胀，便溏，精神症状（如极度乏力、嗜睡、性格改变、烦躁不安、昏迷等），明显出血等。

（四）人巨细胞病毒性肝炎的诊断

人巨细胞病毒性肝炎是在活动性巨细胞病毒感染（即病毒在细胞内复制）的基础上出现肝脏的病理改变。通过检测患者的血液、尿液、唾液等体液中的病毒核酸（DNA或RNA）有助于快速早期诊断是否感染人巨细胞病毒。血清中的抗体HCMV-IgM阳性和/或HCMV-IgG滴度增高≥4倍不仅有助于判断有无人巨细胞病毒感染，还能判断病毒感染是否为活动性感染。在前面检测的基础上，结合肝功能指标（如转氨酶、总胆红素等指标）的异常升高，排除引起肝损伤的其他常见因素，如乙肝、丙肝、酒精、药物等，可以帮助诊断人巨细胞病毒性肝炎。

在肝组织标本中检测到病毒抗原或核酸阳性，是诊断人巨细胞病毒导致肝损伤的金标准，属于有创检查。一般在临床用于高度怀疑人巨细胞病毒性肝炎，但常规实验室检查又不支持人巨细胞病毒感染的情况下。

（五）人巨细胞病毒性肝炎的治疗方法

人巨细胞病毒性肝炎是否需要治疗，与机体的免疫状态及病情严重程度有关。免疫功能正常的人巨细胞病毒性肝炎患者常表现为短暂的症状，为良性临床病程，且人巨细胞病毒感染是自限的，通常无须抗病毒治疗。但若出现并发症，如凝血功能障碍、肺炎、神经病变等，则需要治疗；若进展为急性暴发性肝衰竭则需要肝移植。治疗方法分为抗病毒治疗和对症支持治疗。

更昔洛韦是抗人巨细胞病毒感染的一线治疗用药，主要不良反应是造血系统功能障碍和肾毒性，所以在治疗过程中要监测患者的血常规和肝、肾功能，肾功能不全的患者应在医生指导下调整治疗剂量或选择更合适的药物。对于更昔洛韦不耐受或治疗失败的患者，可选用膦甲酸钠治疗。其他非首选药物还有西多福韦、乐特莫韦、马立巴韦等。有免疫缺陷者可在常规治疗时长上适当延长疗程。对于有生命危险、病毒耐药、低丙种球蛋白血症的患者，可以考虑在抗病毒治疗的基础上应用人丙种免疫球蛋白。

当肝功能异常时，可采用降酶（还原型谷胱甘肽、复方甘草酸苷、联苯双酯）、退黄（熊去氧胆酸、S-腺苷蛋氨酸）及促肝细胞生长等保肝治疗。

三、EB病毒

EB病毒是另外一种可导致肝损伤的疱疹病毒，以2位发现者Epstein和Barr的名字命名。EB病毒的结构与人巨细胞病毒类似，但体积略小，直径为150~180 nm。

（一）EB病毒的传播途径

EB病毒感染非常普遍，成年人感染率高达95%。EB病毒主要存在于患者和携带者的唾液和阴道分泌物中，故口-口密切接触（如亲吻）传播和性传播可能是主要的传播途径。EB病毒也可通过输血传播，但其作为传播途径的重要性相对有限。

（二）EB病毒感染后的疾病状态

初次EB病毒感染可导致传染性单核细胞增多症，EB病毒还可引起慢性活动性EB病毒感染和EB病毒相关噬血细胞性淋巴组织细胞增生症等非肿瘤性重症EB病毒感染相关疾病。此外，EB病毒还与淋巴瘤、鼻咽癌、胃癌等肿瘤的发生相关。

（三）急性和慢性EB病毒感染的临床表现

传染性单核细胞增多症多见于儿童和青少年，大多数无明显症状，部分表现为头痛、发热、咽痛、扁桃体和颈部淋巴结肿大，扁桃体可见脓性分泌物、脾肿大，其他少见表现包括皮疹、头晕等。白细胞总数增多和淋巴细胞比例明显升高，血涂片可见异型淋巴细胞。

慢性活动性EB病毒感染主要表现为反复发作的急性感染症状，如发热，乏力，淋巴结和肝、脾肿大等。

EB病毒相关噬血细胞性淋巴组织细胞增生症通常由自然杀伤细胞（NK）和细胞毒性T细胞（CTL）功能障碍，释放过量细胞因子导致脏器损害所致。表现为持续性高热，伴肝、脾、淋巴结肿大，肝功能异常，血细胞减少，凝血功能异常，部分患者出现惊厥、昏迷和神经系统定位体征，严重者可出现多器官功能衰竭。

（四）EB病毒性肝炎的发生机制和临床表现

90%的EB病毒急性感染患者有肝脏损伤表现。与人巨细胞病毒感染导致的肝损伤机制类似，往往是由病毒特异性$CD8^+$ T细胞和自身抗体介导的间接损伤。此外，病毒促使机体产生的促炎性细胞因子能干扰肝内胆汁的运输系统，导致胆管炎症和肿胀，产生胆汁淤积。

EB病毒性肝炎患者可有食欲减退、上腹部不适、乏力等症状，大多表现为轻、中度短暂的转氨酶升高，个别病例会出现重度黄疸。肝功能指标如谷草转氨酶、谷丙转氨酶、总胆红素、γ-谷氨酰转移酶和碱性磷酸酶水平升高。10%的患者可在肋骨下触及肿大的肝脏，但脾脏增大较为明显。EB病毒性肝炎多呈现急性自限性过程，少数可发展为重型肝炎甚至肝衰竭而危及患者生命，极少数患者可出现慢性肝脏损害。

（五）EB病毒性肝炎的诊断

EB病毒属泛嗜性病毒，可广泛侵犯淋巴细胞及上皮来源细胞，因而感染EB病毒后出现单纯肝功能损害的情况极为少见。感染者通常会伴有上述血液、淋巴及呼吸系统的典型症状。典型的临床表现如发热、咽痛、扁桃体肥大等上呼吸道感染样表现；血常规改变，如正常淋巴细胞、异型淋巴细胞、单核细胞异常增多，中性粒细胞正常或减少，$CD8^+T$细胞异常增多；肝功能检查提示谷草转氨酶、谷丙转氨酶水平升高，以及与一般病毒性肝炎明显不同的脾脏肿大，再结合病原学检查结果进行EB病毒性肝炎的诊断。

病原学检查包括：①血清或组织病理学检查发现病毒抗原或EBV-DNA阳性。②在肝组织或外周血中发现EB病毒编码的小RNA（EBER）阳性细胞。③在血清中发现EB病毒诱导机体产生的抗体有助于诊断。EB病毒产生的4种蛋白抗原可以刺激机体产生特异性IgM、IgG抗体，其中针对衣壳抗原的IgM抗体阳性和/或针对早期抗原的IgM抗体阳性，提示急性感染；而针对膜抗原和核抗原的IgG抗体阳性，则提示继往感染。

（六）EB病毒性肝炎的治疗方法

EB病毒性肝炎的治疗方法可分为抗病毒治疗和对症支持治疗。由于在多数情况下EB病毒性肝炎为良性自愈性过程，常规保肝治疗即可获得较好的临床效果，如使用降酶、退黄等保肝治疗。临床表现较重的患者可以使用抗病毒治疗，更昔洛韦、阿昔洛韦和干扰素可抑制病毒复制，短期缓解病毒血症，但长期疗效不佳，不能清除潜伏感染，未能显示真正的临床获益。

此外，在EB病毒感染后可能出现呼吸道继发性细菌感染，当咽部和扁桃体继发细菌感染时，患者需要接受青霉素类抗菌药物治疗。如并发咽喉水肿、暴发性肝衰竭、心肌炎、神经系统并发症时，可短疗程应用肾上腺皮质激素。重症患者可联合使用人免疫球蛋白。

四、单纯疱疹病毒

单纯疱疹病毒分为2型：单纯疱疹病毒1型（HSV-1）和单纯疱疹病毒2型（HSV-2），前者主要引起口唇、眼等生殖器之外的皮肤、黏膜和神经系统病变，后者主要引起生殖器感染。

（一）单纯疱疹病毒的传播途径

单纯疱疹病毒在人群中的感染率在10%~20%，主要存在于患者的疱液、唾液、血液、生殖器分泌物中，可以通过直接、间接接触传播和母婴传播。单纯疱疹病毒进入人体后主要潜伏在正常黏膜、血液、唾液、神经细胞内，当机体免疫力下降时，处于潜伏状态的病毒可被激活而发病。

（二）单纯疱疹病毒感染的阶段和非肝炎表现

与人巨细胞病毒感染类似，人感染单纯疱疹病毒后是否发病，以及疾病的严重程度也与患者的年龄、免疫状态相关。通常有以下4种感染状态。

（1）妊娠早期（妊娠3个月内）宫内感染，可导致胎儿畸形。

（2）新生儿期感染多症状重，可导致重症肝炎和脑炎，甚至死亡，皮肤损伤反而不严重。

（3）免疫力正常的年长儿童和青壮年，以无症状的潜伏感染多见。

（4）当免疫功能低下时，如在劳累、合并其他感染、发热、妊娠、情绪改变时，可有反复发作的皮肤损伤，多见于面部和外生殖器。

典型的皮肤病变是在口腔、咽部、颈部、生殖器等处可见成簇的小水疱，水疱破裂后形成中央凹陷的溃疡，覆盖脓性分泌物，7~10天可结痂脱落，有短暂的皮肤色素沉着残留。其他症状包括发热、牙龈炎、结膜炎、脑炎等。

（三）单纯疱疹病毒性肝炎的发生机制和临床表现

单纯疱疹病毒感染导致的肝炎是单纯疱疹病毒感染的一种罕见的表现，主要发生于免疫功能低下的人群，如接受免疫抑制剂治疗的患者、器官移植受者、孕妇等。原发或复发单纯疱疹病毒感染均可引起单纯疱疹病毒性肝炎，HSV-2感染引起的严重或暴发性急性肝衰竭比HSV-1引起的更为常见。

关于单纯疱疹病毒性肝炎的发病机制，有学者认为，与巨噬细胞、细胞毒性T细胞和迟发型超敏反应受损有关。急性单纯疱疹病毒感染叠加潜伏的单纯疱疹病毒再激活，可能是导致暴发性肝炎的罪魁祸首。某些特定毒株可能具有肝毒性，会导致暴发性肝衰竭。

单纯疱疹病毒性肝炎的临床表现无特异性，可表现为腹痛，腹胀，乏力，厌油，恶心，呕吐，皮肤、巩膜黄染等症状、体征，几乎所有患者都有发热表现，但只有不到50%的患者会伴有皮肤、黏膜损害。临床症状较轻的患者可没有发热和肝炎的临床表现。重症病例可出现暴发性肝衰竭，表现为不同程度的出血、弥散性血管内凝血等。肝功能指标如谷丙转氨酶、谷草转氨酶可上升至正常值的数千、数万倍，碱性磷酸酶和乳酸脱氢酶（LDH）也可明显升高，总胆红素和凝血酶原时间（PT）水平显著增加，超声检查发现肝大。该病进展十分迅速，绝大多数患者在入院后数小时内死亡，预后非常差。

（四）单纯疱疹病毒性肝炎的诊断

肝脏穿刺活检病毒抗原和/或核酸阳性，仍是诊断单纯疱疹病毒性肝炎的金标准。在肝细胞核内可见考德里A型包涵体，为本病最具特征性的病理改变。然而，严重病例存在凝血功能障碍的情况，肝脏穿刺活检是禁忌。如果患者凝血功能允许，肝脏穿刺活检对于判断病情及预后是十分必要的。

此外，典型的皮肤损伤症状、肝功能指标异常、IgM抗体阳性或IgG抗体效价呈4倍以上增高、血清病毒核酸检测阳性都支持单纯疱疹病毒感染的诊断。

（五）单纯疱疹病毒性肝炎的治疗方法

单纯疱疹病毒性肝炎治疗的主要目的是缩短病程，防止继发细菌感染，防止复发。

1.对因治疗

单纯疱疹病毒引起的暴发性肝衰竭有很高的致死率，早期阿昔洛韦治疗有助于挽救高危患者的生命。对免疫抑制人群，需要静脉给予阿昔洛韦治疗，在病情缓解后通常需要继续使用，直到免疫功能重建。对阿昔洛韦耐药的患者，膦甲酸钠是治疗耐药单纯疱疹病毒引起严重感染的最有效的可选药物。对于重症感染或免疫力低下的患者，可加用丙种球蛋白和干扰素。

2.对症治疗

在针对病因治疗的基础上,需要积极对症支持治疗,如转氨酶明显升高,可给予保肝降酶治疗;如黄疸较深,可给予熊去氧胆酸、S-腺苷蛋氨酸等退黄治疗;如肝损伤重、凝血功能障碍,可给予输入血浆、凝血酶原复合物、补充维生素K_1等,防止出血。

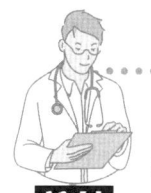

总结

除嗜肝病毒(如乙肝病毒、丙肝病毒等)外,有一些非嗜肝病毒导致的肝损伤容易被忽视。本文提到的3种非嗜肝病毒(人巨细胞病毒、EB病毒、单纯疱疹病毒)存在一些共性,包括:均可通过亲密接触传播,在人群中普遍易感,但属于机会性感染病毒,对免疫力正常的健康个体无明显毒力,而在免疫力低下人群中,病毒感染后复制活跃,易引发病变,感染后仅损伤肝脏的概率较小,往往伴随肝外病毒感染的症状。这些非嗜肝病毒引发的肝损伤,常急性起病,可出现肝区不适、恶心、呕吐、腹胀、食欲减退、黄疸等表现,但轻症者可以无明显症状,重者也可以发生暴发性肝炎。实验室检查可发现肝功能异常,如转氨酶、总胆红素的异常升高;血清学检查可发现相应病毒的特异性抗体的升高,有助于判断是否有病毒感染及是否为活动性感染;病毒核酸检测有助于早期感染的诊断,肝组织活检找到病毒核酸或病毒抗原是诊断这些非嗜肝病毒引发肝损伤的金标准。患者是否接受治疗与其免疫状况、病情的严重程度有关。免疫功能正常者多为自限性感染,病情轻者不治疗或常规保肝治疗可获得较好的疗效;对于病情重、免疫功能低下人群,须在抗病毒治疗的基础上,积极对症支持治疗和治疗并发症;对于暴发性肝衰竭的患者,肝移植是可选的治疗手段。针对这3种非嗜肝病毒,至今尚无可接种的疫苗,有效的预防措施是根据传播途径减少病毒暴露的危险行为,增强免疫力,对于免疫功能低下的部分人群,如接受免疫抑制剂治疗的患者进行药物预防。

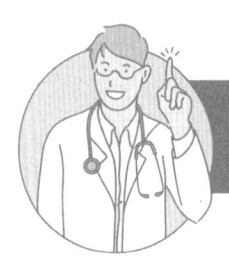

肝脏上怎么会长"脓包"？

有一位老太太，除了糖尿病外无其他疾病，平时身体一向硬朗，某天晚上却突然发起了高烧。家人以为是感冒了，便给老太太服用了退烧药。2小时后，老太太的体温确实也明显下降了，谁知第2天再次出现发热，这引起了家人的重视，赶忙把老太太送往当地医院。根据患者和家属提供的病史，医生完善胸部X线及血常规检查，血白细胞总数升高提示存在感染可能，但胸部X线片无肺炎征象，于是医生考虑是上呼吸道感染，便给予口服抗生素治疗。服用抗生素后，老太太的体温有所下降，但持续低热，还出现了乏力、食欲减退、恶心、呕吐等症状，3天后又出现了右上腹疼痛不适，再次被送往当地医院就诊。完善检查后，医生发现老太太的肝功能异常，血中性粒细胞比例升高明显；超声检查发现老太太的肝脏有个肿物，考虑肝脓肿，肝癌待排；进一步的肝脏增强CT检查提示肿物的征象符合肝脓肿的表现。于是医生诊断老太太得了肝脓肿，抽取血培养后，立即开始对老太太行经验性抗感染治疗。

说起肝脓肿，大部分人都比较陌生，通俗来讲就是肝脏上长了一个"脓包"或者几个"脓包"。很多人就会好奇了，肝脏为什么会长"脓包"，什么人容易肝上长"脓包"，做什么检查才能发现它，发现了以后怎么治？为了更全面地了解肝脓肿，请大家接着往下看。

一、肝脓肿的定义及分类

肝脓肿是指多种病原体侵入肝脏导致的肝脏化脓性病变的一种感染性疾病，主要表现为寒战、高热和肝区疼痛。肝脓肿体积可大可小，可单发，体积很大，也可多发，体积很小，数个脓肿也可融合成一个大脓肿。

根据病原体的不同，肝脓肿通常分为细菌性肝脓肿、阿米巴性肝脓肿及真菌性肝脓肿。还有一些肝脓肿的病因难以确定，称为隐源性肝脓肿。细菌性肝脓肿在实际临床中最常见，约占80%，主要病原菌为肺炎克雷伯菌、大肠埃希菌、金黄色葡萄球菌和肠杆菌。其次是阿米巴性肝脓肿，约占10%，是溶组织内阿米巴通过门静脉到达肝脏，引起细胞溶化坏死，形成脓肿，又称为肝阿米巴病。而真菌性肝脓肿相对少见，占比不足10%，易发生于免疫功能低下的患者，尤其是那些伴有血液系统恶性肿瘤的患者，念珠菌是常见的真菌性肝脓肿的致病菌。前2种类型的肝脓肿是本次科普的重要对象。

二、肝脓肿的感染途径

肝脏是人体最大的消化器官，位于腹腔的最右上方，前外侧紧贴右肋，向上紧挨膈肌，向下、向左紧邻胃肠道。它有双重血供系统，血流丰富，汇集了腹腔多脏器的血流。同时肝内各级小胆管逐级汇聚为左、右肝管，最后与胆囊管合并为胆总管，开口于十二指肠大乳头，胆汁由此通往肠道。从某种意义上说，肝脏属于一个与外界相通的脏器。所以，病原体可以从多渠道到达肝脏引发肝脓肿。总结一下，感染途径有以下5条。

（1）胆道途径。"流水不腐，户枢不蠹。"但当存在胆管结石、胆管肿瘤、胆道相关手术、胆道蛔虫病或先天性胆道异常等引发胆道阻塞、胆管炎时，胆管不通，胆汁淤滞，带有细菌的胆汁便可逆流入肝，诱发肝脓肿。胆道疾病是引起细菌性肝脓肿的主要病因。

（2）门静脉途径。肝脏门静脉系统汇集了胃肠道和腹腔其他脏器的血液，所以胃肠道、腹腔内感染性病变，例如阑尾炎、憩室炎及炎症性肠病等的致病菌可经门静脉系统入肝。阿米巴性肝脓肿常继发于肠道阿米巴病之后，因寄生在患者结肠的溶组织内阿米巴自肠道经门静脉至肝脏，继而形成肝脓肿。

（3）体循环-肝动脉途径。引起皮肤软组织感染、口腔感染、肺炎、感染性心内膜炎等的病原体可进入体循环，然后经肝动脉入肝引起肝脓肿。

（4）肝毗邻器官或组织感染病灶的蔓延。细菌可循淋巴管侵入或直接扩散感染至肝，如膈下脓肿、胆囊炎和肾周脓肿等可直接蔓延至肝脏造成肝脓肿。

（5）开放性肝损伤途径。开放性肝损伤时细菌可直接经伤口侵入肝脏引起感染，形成脓肿。

三、肝脓肿的高风险人群及预防办法

引起肝脓肿发生的高危因素有先天性胆道解剖异常、胆内外胆管结石、既往肝胆或胰腺疾病及腹腔手术史、糖尿病和免疫功能低下等。目前认为肝胆或胰腺疾病、胰十二指肠手术、肝移植手术等是细菌性肝脓肿潜在的危险因素。近年来，越来越多的肝脓肿患者被发现合并糖尿病。有研究显示，肝脓肿在糖尿病患者中的发病率为健康人群的3倍以上，且病原菌以肺炎克雷伯菌较为常见，究其原因可能是因为较高的血糖水平导致中性粒细胞的趋化功能减弱，这为肺炎克雷伯菌等菌株通过血行播散至肝、肺等脏器提供了便利的环境条件。阿米巴性肝脓肿的高风险人群为中老年人，生活环境差、免疫力低下及既往患有阿米巴肠炎者等。

减少高危因素和及早治疗胆道感染或原发感染灶有助于降低肝脓肿的发生风险。比如糖尿病患者，应在医生的指导下控制好血糖，当出现发热、右上腹疼痛等情况时不要大意，及时就医。针对有肝胆、胰腺疾病及腹腔手术史的患者，就更简单了，不要掉以轻心，出现症状及时就医，一次简单的复查就可能发现上述情况。

减少与病原体的接触可降低肝脓肿的发生概率。对于免疫功能较差的人群，预防阿米巴性肝脓肿需要保持一个好的卫生环境，注意饮食卫生，不吃生冷蔬菜，不饮用生水，养成饭前便后洗手的好习惯。

四、肝脓肿的症状

（一）发热

病原体侵入肝脏造成肝实质坏死，病原体和病灶会释放出一些致热原入血，使患者出现发热。细菌性肝脓肿的早期症状是患者先出现寒战，随后出现发热，一般体温都比较高，多波动在38~40 ℃，而后大量出汗，发热可反复发作。阿米巴性肝脓肿起病大多缓慢，体温逐渐升高，体温常在39 ℃以上，波动幅度大，清晨体温较低，黄昏时体温最高，常夜间热退而盗汗，可持续数月。

（二）消化道和其他全身症状

因肝脏是重要的消化器官，肝脏长"脓包"后一般会出现消化道的症状，食欲减退、恶心、呕吐等症状较为常见。少数患者偶见腹泻、腹胀或较顽固的呃逆症状。感染状态下，患者精神状态差，全身乏力。慢性肝脓肿还会引起贫血和低蛋白血症，出现疲乏无力、眩晕、水肿等继发性全身症状。

（三）肝区疼痛

肝脏发炎了，一般会引起肝大，肝脏的痛觉神经多数都在肝脏表面的包膜上，肿大的肝脏使得肝包膜受到持续牵拉，肝区便出现持续性钝痛。疼痛剧烈者常提示单发性脓肿（1个巨大的"脓包"），脓肿早期常为持续性钝痛，后期常为锐性剧痛。肝脏顶部向上与肺之间有一个隔层，我们称之为膈肌，肝区疼痛随呼吸加重者常常提示脓肿位于肝脏顶部靠近膈肌的部位。

除了肝脏包膜受牵拉后引起的内脏性疼痛，在发生肝脓肿时还会出现身体体表部位的疼痛，这种疼痛特点是从肢体近心端（靠近心脏侧）向远心端放射，位置明确，疼痛剧烈，犹如触电感，痛感部位有压痛、感觉过敏等，医学上称之为牵涉痛。当表浅的肝脓肿刺激到右侧膈神经时，机体可以出现右肩牵涉痛，左肝脓肿则可向左肩部牵涉。

（四）其他

最危险的情况就是脓肿破裂。肝脏右上表面的脓肿破裂可形成膈下脓肿；若向上穿破膈肌，可出现脓胸；若穿破肺泡，患者可以经呼吸道咯出肝脏坏死组织的脓液。左侧的脓肿相对更加危险，因为脓肿可穿破膈肌进入心包，导致心脏舒张受限和功能障碍。若脓液向下进入腹腔，引起急性腹膜炎，患者会感到剧烈的腹痛。在少数情况，肝脓肿穿破血管和胆管壁时，可引起大量出血，血液从胆道排出进入肠道，血液上涌表现为呕血，向下则表现为便血。

五、肝脓肿的诊断

肝脓肿不能仅凭症状确诊，对于突然出现发热、寒战并伴有右上腹疼痛症状的患者，需尽快前往医院进一步就诊。除了根据患者的病史、临床表现，医生会借助客观的实验室和影像学检查来辅助诊断肝脓肿。

医生会做什么检查来明确诊断呢？医生会根据血常规中白细胞及中性粒细胞，炎症指标如C反应蛋白（CRP）、白细胞介素-6（IL-6）等水平高低来判断患者是否存在急性感染可能。通过检测降钙素原（PCT）、G试验、GM实验、血清阿米巴抗原或抗体、粪便中有阿米巴滋养体和包囊来判断可能感染的病原体类型。通过分析肝脏生化指标如转氨酶、胆红素及碱性磷酸酶升高情况，以及血清白蛋白和凝血功能等指标变化情况来评估肝脓肿对肝功能的影响程度。

此外，影像学检查必不可少。肝脏超声具有方便、快捷、无辐射等优点，是肝脓肿首选的检查方法，超声下可直观了解肝脏是否有脓肿，脓肿的具体部位、大小及是否完全液化。CT更易显示多发的小脓肿，进一步明确诊断及评估患者病情严重程度，必要时还需完善增强CT或增强MRI等。

必要时可在超声引导下施行诊断性穿刺以诊断和鉴别可能感染的病原

体类型。如阿米巴性肝脓肿的脓液呈巧克力酱样，细菌性肝脓肿的脓液呈黄白色（犹如奶茶色）。取脓液进行细菌培养或在脓腔中找到阿米巴滋养体有助于肝脓肿的诊断和治疗。

六、肝脓肿的治疗

因肝脓肿属于感染性疾病，如不能尽快治疗，可能导致感染进一步加重，甚至导致病原体侵入血液并引发严重的全身反应。但肝脓肿患者也不必过于惶恐，因为肝脓肿属于可完全治愈的疾病，目前有多种治疗方法，抗生素联合脓肿引流是目前肝脓肿最基本的治疗方法。大多数患者预后良好，但是肝脓肿会复发，尤其是持续存在感染高危因素的人群。

（一）抗生素治疗

对于细菌性肝脓肿，早期积极应用广谱抗生素治疗对肝脓肿尚未液化的患者来说可以延缓病情进展，并改善患者的预后。后期再根据药敏试验结果及患者病情变化进行抗生素方案的调整。对于直径<3 cm的肝脓肿可行药物治疗。需要注意的是，当合并糖尿病的肝脓肿患者细菌培养结果为肺炎克雷伯菌时，早期使用抗生素可降低其他器官受累或发生脓毒血症的风险。

对于阿米巴性肝脓肿，首选药物治疗，因为药物的治愈率非常高。在治疗时需主要选用组织内杀阿米巴药，辅以肠内杀阿米巴药以达到根治目的，国内外首选的治疗药物为甲硝唑，无效者可换用氯喹。

（二）介入治疗

1.穿刺抽脓或置管引流

如果脓肿部位位置较为表浅，且坏死肝组织完全液化成脓液，那么在抗生素治疗的基础上联合穿刺抽脓治疗，能极大缩短患者的病程。肝脓肿的液化程度常使用超声来评估。对于直径≤5 cm的脓肿，采用直接穿刺抽脓或置管引流都能达到满意疗效。如果脓肿直径>5 cm，就抽不干净了，此时置管引流的治疗成功率优于穿刺抽脓。对于脓腔内有分隔的，也更适合置管引流治疗。巨大脓肿（脓肿直径>10 cm）也可以通过置管引流治疗，对于无法耐受手术者，可留置多根引流管，以达到满意效果，但此类患者治疗失败和发生其他并发症的风险较大。

2.适合使用穿刺抽脓或置管引流治疗的患者

首先是脓肿位置靠近体表的患者。若脓肿位置太深，穿刺可能伤及胆管和血管，出现严重并发症。当然病灶处的坏死肝组织需完全液化，因为只有液体才有可能被抽吸出来。其次，那些抗生素治疗效果不明显、持续高热的肝脓肿患者需考虑穿刺抽脓或置管引流治疗，否则脓肿可能越来越大，还可能发生全身性血流感染。当然，那些身体素质比较差，不能做手术的患者，也可以尝试做穿刺抽脓或置管引流。对于阿米巴性肝脓肿，超声引导下穿刺并向脓肿内注射抗阿米巴病药比单独内科或外科治疗更有效。

3.拔出引流管的时机

连续数天引流管内流出来的脓液少于10 mL，患者一般情况好转，脓肿直径＜2 cm的时候就可以拔出引流管，建议继续药物治疗。

（三）手术治疗

什么时候需要做手术呢？第一种情况就是使用了抗生素，也进行了脓肿穿刺及引流，但病情仍不见好转，就需要手术治疗。第二种情况就是脓肿破裂，细菌出来了，导致腹腔内其他部位也被细菌感染了，就需要外科医生做手术把腹腔内的脓液清洗干净。第三种情况就是脓肿的"皮太厚"，抗生素不能消灭脓腔内的病原体，穿刺针又无法进入脓肿，就必须做手术。还有一些情况，如合并胆管的梗阻，脓肿位置长得不太好，脓肿太多或者脓肿内部形成了较多分隔，介入治疗派不上用场或治疗效果有限，或者怀疑肝脓肿性质是肿瘤，或者是在肿瘤基础上合并了肝脏脓肿，也要考虑手术治疗。

有时，还需要将脓肿所在的肝组织进行部分切除才有可能治愈，如反复发作已形成窦道（类似一个长期不愈合的通道，通道内部可出现脓性分泌物）的肝脓肿，由肝内胆管结石引起伴有肝组织萎缩的肝脓肿，以及位于肝脏边缘、随时有破溃危险的肝脓肿。

（四）肝脓肿的院外抗生素治疗

治疗肝脓肿，抗生素需要足疗程应用才能控制感染，所以患者往往在出院后还需要继续采用抗生素治疗。治疗的持续时间和抗生素的种类由医生根据患者的个体化情况来决定。出院后，患者需要按照医嘱完成整个抗生素治疗疗程，即使症状缓解也不能提前停药。居家服用抗生素期间若取得病原学培养和药敏试验结果应及时到院就诊，由专科医生评估是否需要调整抗生素类药物。

七、肝脓肿患者的自我管理

肝脓肿的治疗和康复是一个渐进的过程，需要患者积极合作，并遵循医生的建议，以确保最佳的预后。出院后的自我管理至关重要，可以预防疾病复发和维持良好的健康状态。以下几点建议可供肝脓肿患者参考。

（1）遵循医生的处方和建议，按时服用药物，不要中途停药。

（2）定期复诊，以确保感染已经得到控制，并监测康复过程。

（3）遵守饮食建议，特别是在饮食中限制酒精和高脂食物。

（4）避免接触潜在感染源，包括不洁食物和水源。

（5）维护良好的个人卫生，包括经常洗手。

（6）注意任何新的症状，如发热、腹痛和黄疸等，及时就医。

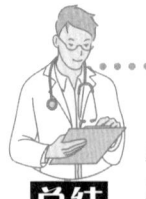

总结

　　肝脓肿是一种由细菌、真菌、阿米巴等微生物引起的肝脏化脓性疾病。以细菌性肝脓肿最为多见，其次是阿米巴性肝脓肿。肝脓肿的高危因素有先天性胆道解剖异常、胆内外胆管结石、有肝胆或胰腺疾病及腹腔手术史、糖尿病和免疫功能低下等。患者常有发热、肝区疼痛、食欲减退、恶心、呕吐等不典型症状。肝脏超声是肝脓肿诊断的首选检测手段。出现症状后及时就医，在医生的指导下进行抗感染联合穿刺抽脓或置管引流治疗能够完全治愈肝脓肿，患者很少出现后遗症。虽然肝脓肿可防、可治，但是若患者没有得到及时、正确的治疗，病情也可能加重，甚至危及生命。对于持续存在肝脓肿高危因素的人群，也会出现治愈后复发的情况。因此，减少高危因素和及早治疗胆道感染或其他原发感染灶可减少肝脓肿的发生，保持环境和饮食卫生、减少与病原体的接触也能降低肝脓肿的发生概率。

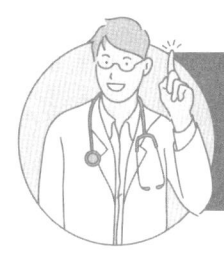

肝纤维化：可进可退的健康危机

今年35岁的小张是公司的骨干，近期总感觉全身乏力，食欲也下降不少，忐忑的他赶忙来到医院的感染科就诊。小张的母亲是乙肝病毒感染者，小张在上大学时也曾查出乙肝病毒表面抗原阳性，因为一直没有症状就没当回事，加上工作忙碌也就很少到医院检查，这次的身体不适让他想起了自己的这个老毛病。

接诊医生给他开具了相关检查，发现小张的很多指标都不正常，他的"乙肝五项"提示"小三阳"，HBV-DNA为3.7×10^4 IU/mL，尽管谷丙转氨酶水平正常，但超声提示肝脏形态欠规则、门静脉略宽和脾大，且肝脏瞬时弹性成像（TE）显示肝脏硬度值达到12.4 kPa。接诊医生告诉小张："您现在患有慢性乙肝，病毒复制活跃，肝纤维化程度为2~3级，如果放任不管有可能会进展为肝硬化，不过您也不必担心，只要坚持治疗，肝纤维化是有可能逆转的。"随后医生为小张开具了抗病毒和抗肝纤维化的药物。在医生的指导下，小张按时用药、规律作息，不喝酒、不熬夜，定期复诊，经过半年左右的治疗，他的HBV-DNA水平得到了有效的控制，一年后他的肝脏硬度值也回到了正常水平。

肝纤维化是怎么回事，常见的致病因素有哪些，如何才能逆转呢？这些想必是大家非常关心的问题，接下来便逐一介绍。

一、肝纤维化概述

肝纤维化并非独立的疾病，而是一种病理生理过程，是肝脏对慢性损伤的病理性修复反应。以皮肤表面的创伤修复为例，如果皮肤表面遭受较小的损伤，如因皮肤瘙痒留下的抓痕或轻微的擦伤，最后皮损能修复成损伤之前的状态，看不到损伤的痕迹；但如果创面较深、较大，或者同一部位反复损伤，如切割伤、烧伤等，伤口愈合之后往往能看到明显的瘢痕，其颜色偏白、质地偏硬，主要成分是胶原纤维。类似的，当肝脏受到损伤时也会进行自我修复。轻微的损伤对肝脏来说毫无压力，它轻松就能修复到损伤之前的模样，但是当肝脏持续或反复受损时，就会有纤维组织在肝脏内大量形成，它们排列紊乱，穿插在损伤部位之间，形成了所谓的肝纤维化。

犹如一件有了破洞的衣服，在修补之后虽然可以继续用来防寒保暖，但补丁的存在使衣服缺少了美感。皮肤表面创伤的及时修复，虽然可以保护皮肤的完整性和抵御环境中细菌的侵袭，但是瘢痕组织里胶原纤维的抗拉能力和弹性远不如正常的皮肤。关节处的瘢痕还会影响关节的正常活动，而且显得不美观。同样地，胶原纤维的形成虽然帮助肝脏完成了修复，保持了肝脏的完整性，但它们使增生的肝细胞没法整齐排列，肝脏因此变形、变硬。血管和胆管的正常解剖结构也被破坏和重建，进而引起肝功能障碍。

二、肝纤维化与肝硬化的联系与区别

从疾病发展阶段来看，肝硬化是各种慢性肝病的终末阶段。此时肝脏质硬、呈黄褐色或黄绿色（正常肝脏表面光滑、柔软、呈红褐色），内部是弥漫的纤维组织，肝小叶结构紊乱，肝细胞结节性再生和假小叶形成。肝硬化越严重，有功能的肝细胞就越少，肝脏整体的功能越差，可用"破败不堪"来形容。

从发生机制来看，肝纤维化是正常肝脏迈入肝硬化的开端和关键步骤；从出现的先后顺序来看，肝纤维化在前，肝硬化在后；从严重程度来看，肝硬化是严重的肝纤维化；从量变的角度来看，肝硬化是肝纤维化持续累加的结果；从能否逆转的角度来看，肝纤维化在组织学上是可逆的，肝硬化逆转较为困难。

三、肝纤维化的形成机制

从形成机制上来解释肝纤维化，它是指肝细胞外基质（即胶原、糖蛋白和蛋白多糖等）的弥漫性过度沉积与异常分布。转换为更为通俗的语言，就是有大量的胶原纤维组织在肝细胞之间堆积。

当发生急性或轻度的肝损伤时，如偶发的药物性肝炎，损伤周围的肝细胞会增生替代坏死的肝细胞；肝细胞的损伤同时会激活肝内的肝星状细胞，它会转变为肌成纤维细胞，进而合成和分泌纤维组织。巧妙之处在于，机体会同时产生降解胶原纤维的酶，使得纤维组织的形成和降解处于动态平衡。因此，随着损伤修复的完毕，形成的胶原纤维也会被降解，使肝脏损伤处看起来完好如初。然而，倘若各种致病因子（如病毒、酒精或自身异常免疫等）持续存在并损伤肝细胞，肝脏内纤维组织生成和降解的平衡就会被打破，导致合成增多而降解减少，增多的胶原纤维成分在肝细胞外滞留，胡乱堆砌，纤维化由此拉开帷幕。可想而知，只要上述病因持续引起肝细胞损伤，纤维化便不会停止，随着量变的积累，肝硬化"如约而至"，各种并发症也"蓄势待发"，留下患者手持"肝硬化"的诊断书在医院门口捶胸顿足。

四、肝纤维化可以逆转

过去，肝纤维化被认为是一种不可逆转的病理生理过程。近年来，随着研究的深入，一些学者对这一点提出了质疑。有研究表明，慢性乙肝患者经过抗病毒治疗后，其肝组织病理学检查发现治疗后的肝纤维化评分较治疗前有所改善。肝硬化患者接受降低门静脉压力的治疗后，肝纤维化超声和血清肝纤维化指标均表明肝纤维化在一定程度上得到改善。基于大鼠的动物试验也发现，在去除损伤病因后，肝纤维化可以逆转到接近未损伤时的水平。

这些研究结果都揭示了肝纤维化是一个可逆的过程。医生所提到的肝纤维化的"逆转"，最好的状态是已形成的肝纤维化从有变无，其次的状态是肝纤维化的程度明显改善，而实际临床中以后者更为多见。不要小看肝纤维化程度的改善，因为肝纤维化的降级能改善患者的病情，延长寿命，提高生活质量。

五、肝纤维化逆转的机制

从微观角度来看，肝纤维化的逆转是符合逻辑的。肝纤维化的本质是纤维组织的生成大于降解，通过减少或中断纤维组织的来源，促进其分解，完全有可能实现肝纤维化的逆转。我们可以通过针对病因治疗，及时终止肝损伤，减少肝星状细胞的激活，从根源上终结肝纤维化的产生。同时损伤的中止，使肝细胞得以修复，能够分泌降解胶原纤维的酶（如基质金属蛋白酶等），促进肝纤维化的逆转。肝脏的胶原代谢由多种细胞共同参与，除了肝细胞外，还有巨噬细胞和中性粒细胞，它们也能分泌促进肝纤维化组织分解的物质，在肝纤维化逆转过程中起着积极作用。当损伤刺激去除时，也有利于这些细胞发挥它们的去纤维化功能。

并非所有的肝纤维化均可逆转。当肝纤维化发展到晚期阶段并引起肝硬化时，肝内纤维严重沉积，肝脏正常结构被毁损，仅存的肝细胞犹如"残兵败将"，巨噬细胞、中性粒细胞想"救援"却发现肝内道路都不通，没有降解纤维化的酶，逆转肝纤维化难于登天。当面对肝纤维化能否逆转的重要话题时，一些医生会给出回答，处于量变过程的肝纤维化阶段和肝硬化早期阶段往往是可逆的，而一旦从肝纤维化进入肝硬化中晚期阶段，逆转就会变得十分困难。

六、影响肝纤维化进展和逆转的因素

（一）影响肝纤维化进展的因素

肝纤维化通常需要数月到数年的持续炎症反应方可形成，其进展速度与炎症、坏死和损伤的严重程度有关。此外，如果患者同时患有两种或两种以上的肝病，肝纤维化进展会加快，比如病毒性肝炎的患者同时合并酒精性、脂肪性或药物性肝损伤等情况时。因此，除了对肝脏疾病进行治疗外，还应该注意休息、避免劳累、控制血脂、不饮酒和避免使用损伤肝脏的药物。

（二）影响肝纤维化逆转的因素

（1）肝纤维化的程度。处于量变过程的肝纤维化阶段和早期肝硬化阶段往往是可逆的。一旦进入肝硬化中晚期阶段，逆转就会变得困难。因为这个时候肝细胞周围包裹着大量的纤维组织，肝小叶结构、肝内微小胆管、血管的走行及汇合方式都被打乱，使肝脏的功能不能正常发挥，此时肝硬化不可逆转，还会伴发多种并发症。基于抗纤维化药物治疗的临床研究发现，肝纤维化程度越高，逆转越困难。

（2）年龄。患者的年龄越小，肝纤维化逆转的可能性越大。年轻患者的肝细胞增殖分裂能力优于老年患者，增生的肝细胞可以分泌促进纤维降解的物质，这是年龄与肝纤维化逆转存在相关性的部分原因所在。还可能是年龄小者，如儿童，肝损伤时间更短、接触到的肝损伤因素更为单一，而成年人可能长期且同时暴露于多种肝病危险因素之中。

（3）合并多种损肝因素。如慢性乙肝患者不戒酒，或者合并脂肪肝等，使肝脏受到多重损伤，自然逆转困难。

（4）病因治疗不彻底。部分慢性乙肝患者在抗病毒治疗后仍有明显肝纤维化，其原因与病毒低水平复制、肝脏炎症损伤持续累积有关。

七、肝纤维化的临床表现

肝纤维化本身不会引起相关症状，症状一般由肝纤维化的原发疾病所引起。造成肝纤维化的具体病因不同，患者的症状和体征也可能各不相同。在肝纤维化的早期阶段，患者的症状往往不特异、不典型，甚至部分患者可能没有任何临床症状，这常常导致患者忽视病情。临床上肝纤维化的常见表现有以下几种。

（1）疲乏无力和肝区不适。早期肝纤维化的患者往往最先表现出疲倦乏力、无精打采，但许多疾病也有这样的症状，因此往往被患者忽视。如慢性乙肝、脂肪肝患者，即使他们没有肝纤维化，偶尔也会感到肝区不适、隐痛。

（2）消化道症状。患者可有食欲下降、消化不良、反酸、嗳气甚至恶心、呕吐等症状，这时极其容易被诊断为胃病，而忽略了肝病。少数患者在做胃镜时发现有食管胃底静脉曲张的表现而意外发现患有严重肝纤维化或肝硬化。

（3）部分患者可有黄疸的表现（如尿黄、眼白及全身皮肤发黄）。

一旦肝纤维化进展为肝硬化，上述症状可加重，还会表现出明显的肝功能减退和门静脉高压的表现（包括黄疸、营养不良、贫血、腹水、脾大等），并易出现各种并发症，如消化道出血、感染、肝性脑病、肾功能不全等。

八、肝纤维化的治疗与管理

肝纤维化是慢性肝炎向肝硬化发展的一个中间阶段，医学领域对肝纤维化机制的不断研究，使得逆转肝纤维化成为可能。许多药物正在被不断研制并走向临床，但并不是使用一种药物就可以实现肝纤维化的逆转，而是需从不同环节作用以便产生协同效应。基于当前的研究报道和肝纤维化发生的相关机制，肝纤维化的逆转是有迹可循的，医生一般会从以下几个方面进行干预。

（1）从根本上治疗原发病，终止进一步的肝损伤。

（2）抗炎、抗氧化，减少肝脏炎症对肝星状细胞的刺激。

（3）下调肝星状细胞的活性，减少基质蛋白的生成。

（4）抑制肝星状细胞的增殖，中和炎症反应。

（5）促进肝星状细胞的凋亡。

（6）促进细胞外基质的降解。

（一）病因治疗是根本

虽然科学家们找到了逆转肝纤维化的研究方向，但目前仍缺乏针对肝纤维化的特异性治疗，这也是临床医生牢牢抓住病因治疗这根"救命稻草"的原因所在。应积极寻找肝纤维化的病因进行针对性治疗。例如，肥胖引起的肝纤维化，患者需要减重降脂，改善代谢紊乱；对于酒精引起的肝纤维化，则要戒酒；对于药物引起的肝纤维化，要停止使用损伤肝脏的药物；对于乙肝和丙肝患者，需要进行抗病毒治疗，抑制病毒的复制或清除病毒；对于自身免疫性肝病患者，应使用激素和免疫抑制剂治疗等。只有针对因治疗才能减轻肝脏的持续损伤，促进纤维化肝组织的修复。

（二）对症治疗是辅助

对症治疗是肝纤维化另一个重要的治疗方法。患者应听从医生的指导和建议，选择最适合自己的对症治疗药物。对于早期肝纤维化，以病因治疗及抗炎保肝治疗为主；对于进展期肝纤维化及部分早期肝硬化，则需要进行抗肝纤维化治疗。目前国内已有一些中成药显示有一定的抗肝纤维化作用，并广泛应用于临床，包括复方鳖甲软肝片、扶正化瘀片和安络化纤丸等。

（三）日常生活注意事项

肝纤维化患者在生活中也有一些注意事项。①服用药物要遵循医嘱，不能擅自更改药物种类或调整药物剂量，不能随意停药，同时需要定期复查。②饮食方面要营养均衡，做到荤素、粗细搭配，注重饮食的多元化，多吃富含维生素C的食物，如鲜枣、柑橘类水果和猕猴桃等。③非必需情况避免服用损伤肝脏的药物，比如某些感冒药、保健品、中药等。④要养成良好的生活习惯，戒烟、戒酒、保持情绪稳定、保持适量运动等。

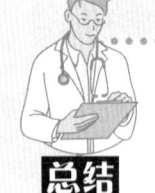

总结

肝纤维化并非独立的疾病，而是一种病理生理过程，是肝脏对各种慢性损伤做出的病理性修复反应，是肝细胞外胶原纤维合成过度、降解减少、异常沉积的结果。其发生机制很复杂，持续的肝损伤刺激是肝纤维化的始动环节，只要肝损伤因素持续存在，肝纤维化就会持续累加，最终可进展为肝硬化。肝纤维化是可逆的，但严重的肝纤维化或者肝硬化逆转十分困难。目前缺乏针对肝纤维化的特效治疗方案，病因治疗是逆转肝纤维化的关键和最有效的治疗措施。对于存在慢性肝损伤的患者，一定要积极就医，通过控制或去除肝脏损伤因素，有效防止肝纤维化的发生；已经患有肝纤维化或早期肝硬化者，不要过分担忧，及时去正规医院接受治疗也是有机会逆转的。

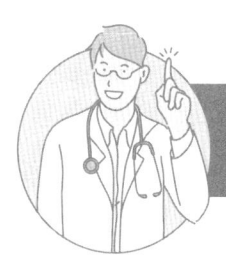

肝脏变硬了，该如何应对？

一个周四的上午，肝病专家李教授的诊室接待了一位面色晦暗的年轻人，他叫安宁，33岁，看上去似乎连站立的力气都没有。安宁向李教授诉说自己以前身体挺好的，可是最近一周总觉得乏困明显，食欲也不如以往，晚上下班回家倒头就睡。李教授问道："除了乏力和不想吃饭，还有其他不舒服吗？"安宁回答："肚子胀、恶心，昨天看到同事买的油条更觉得恶心，都吐了。同事还说我的眼睛看起来有点黄，我才注意到小便也挺黄的。"李教授追问："发热吗，有没有觉得皮肤痒？以前有没有肝病，家人或其他亲戚有没有听说谁有肝病？是做什么工作的，经常喝酒吗，这次发病前有没有吃什么药？"安宁回答道："不发热，没有觉得皮肤痒。我没有肝病，以前体检肝功能也都正常。我妈妈有乙肝，不过她现在挺好的。我是跑业务的，平时工作确实累，有时工作应酬得喝酒。这不是到年底了，我拼命加班，还喝醉了几场。昨天我去附近的诊所看病，医生说我可能有肝病，我就赶紧来挂专家号了。没有吃药。"

李教授听完安宁的叙述，心里大致有了考虑，安排了相关的检查。检查结果提示"乙肝五项"为"小三阳"，肝功能检查报告显示胆红素和转氨酶指标都明显升高，腹部超声提示肝脏形态失常、脾大、门静脉增宽、中量腹水。李教授告知安宁初步考虑诊断为失代偿期肝硬化，建议进一步住院检查和治疗。安宁听完直接蒙了，连忙追问："啥叫肝硬化，我一直好好的咋就突然肝硬化了，乙肝是我平时在外面吃饭被传染上的吗，我还能治好吗？"带着一个个的疑问，安宁住进了医院。接下来李教授将为安宁和大家一一解答上述疑问。

一、肝硬化的概念

肝硬化是一种由不同病因引起的肝脏慢性、进行性、弥漫性病变。临床上可出现肝功能损害和门静脉高压的相应表现，晚期可出现多种并发症。因病情进展缓慢，多数肝硬化患者在出现相关并发症后才来就医并被确诊。肝硬化的主要病理变化是在肝细胞广泛变性坏死的基础上产生肝纤维组织大量增生，并形成再生结节和假小叶，导致正常肝小叶结构和血管解剖的破坏。它是一个不可逆的过程，虽然无法完全治愈，但可以通过控制病因、改善生活方式和治疗并发症来减缓病情进展。

二、肝硬化的病因

肝硬化病因多样，几乎所有慢性肝脏疾病都可导致肝纤维化和肝硬化。肝硬化常见的病因主要是病毒性肝炎（乙肝和丙肝等）、酒精性肝病和非酒精性脂肪性肝病（NAFLD）。其次是自身免疫性肝病。此外还有血色病、肝豆状核变性、遗传性高胆红素血症、α_1-抗胰蛋白酶缺乏症、急性肝卟啉病等遗传代谢性疾病；对乙酰氨基酚、抗结核药、抗肿瘤药、部分中药（雷公藤、何首乌、土三七）或化学毒物导致的肝损伤；寄生虫病（血吸虫病）、布-加综合征和右心衰竭引起的循环障碍等。但仍有部分肝硬化病因不明，医生统一取名为隐源性肝硬化。

不同种族、民族和地理位置的肝硬化患者，肝硬化的原因也不同：西欧主要是酒精性肝病所致；非洲的南部和北美地区主要是丙肝所致；乙肝是我国肝硬化最为常见的原因。我国高达50%的慢性乙肝感染由母婴传播造成，即母亲传染给孩子，案例中安宁的感染可能来自于此。乙肝完全是可防、可控的疾病，我国制定了标准的规范来阻断母婴传播，有效率达90%。对于有乙肝家族史者，有意识地主动接受筛查是非常必要的，尤其是有生育计划的女性应常规检测乙肝标志物。此外，近年来我国由酒精摄入过多所致的肝硬化比例也在持续增长。

三、肝硬化的发生机制

肝脏具有很强的再生功能，对于损伤很敏感，受到损伤时会进行修复。当各种病因导致肝细胞的持续损伤和修复，弥漫性的纤维条索过度沉积，穿插在原本排列整齐的肝细胞之间，如同人体伤口愈合后的瘢痕，称为肝纤维化。

如果能及时发现，通过治疗去除或控制病因，早期肝纤维化是可以改善甚至逆转的，但如果损伤继续，肝脏的功能和结构将遭到严重破坏。在弥漫性肝细胞损伤后，原本起到塑形作用的网状支架塌陷，与广泛增生的胶原纤维一起包绕、分割肝小叶，形成假小叶。内部胆管、血管的正常结构被破坏，走行紊乱。肝小叶是肝脏结构和功能的基本单位，呈多面棱柱状，若把肝脏比喻为蜂房，那么肝小叶就好比一个个紧密排列的六柱体蜂室。在肝细胞坏死后，肝细胞再生启动，但由于肝小叶内网状支架的塌陷，再生的肝细胞无法整齐排列，从而形成不规则的再生肝细胞结节。原本柔软的肝脏逐渐变硬、变小，肝脏表面和内部形成大小均一或不均一的结节，这就是所谓的肝硬化，此时患者会出现肝功能减退的一系列表现。对于晚期肝硬化的患者，肝纤维化往往难以逆转。

四、肝硬化的临床诊断

肝硬化是一个病理诊断名称，诊断的"金标准"是肝组织中弥漫性肝纤维化伴假小叶形成。该诊断往往需要行肝脏穿刺活检，属于有创检查，部分患者难以接受。所以实际临床上普遍采用的是综合考虑病史、临床表现、血液检查及影像学检查做出临床诊断。无创肝纤维化检测有助于早期发现肝硬化。

五、肝硬化的疾病分期与相关并发症

案例中的安宁听从李教授的建议办理住院手续，于肝病科接受治疗。入院后查体：精神差，神志清楚。面色晦暗，可见肝掌、蜘蛛痣，皮肤、黏膜及巩膜中度黄染。腹部膨隆，脾脏肋下可触及，肝区叩击痛阳性，移动性浊音阳性，肠鸣音3次/分，双下肢无水肿。入院后完善了血常规、肝功能、肾功能、凝血功能、HBV-DNA定量及CT检查，后面还做了胃镜检查。李教授说："必要时可能还需要做MRI甚至肝脏穿刺活检。"安宁心里很疑惑：都诊断清楚了，为什么还要做这么多检查？带着疑问，他跟医生进行了探讨，李教授也耐心地进行了解释。

肝硬化的诊断和病情评估非常重要，诊断和评估清楚才能制定最适宜的个体化治疗及监测方案。对于肝硬化患者，医生会进行全面的评估，包括病因、肝硬化程度、并发症发生情况及病情进展风险。

（一）肝硬化的疾病分期

肝硬化是一个动态发展的过程，不同阶段的肝硬化预后和风险完全不同。临床上对肝硬化的诊断除了按病因分类外，还根据病情进展程度分为代偿期和失代偿期。在代偿期阶段，肝脏的基本功能，如代谢、生物转化、分泌和排泄等尚能满足机体的需要。此期大部分患者无症状或症状较轻，可有间断性的腹部不适、乏力、食欲减退、消化不良和腹泻等症状，常在劳累、精神紧张或伴随其他疾病时出现，休息及使用助消化的药物可缓解，故容易被忽略。影像学检查有助于代偿期肝硬化的早期发现，部分患者就是在体检或手术时偶然发现。有研究报道代偿期肝硬化患者的死亡风险是普通人群的4.7倍，因而患者一定要重视定期复查、及时治疗，尤其是明确有慢性肝病的患者。

如果肝硬化持续加重，残存有功能的肝细胞无力再保证人体基本生命活动的正常运转，此时就进入了肝硬化失代偿期，此期患者一般情况差，症状较为明显，主要表现为肝功能明显减退和门静脉高压。前者表现为消化吸收不良、黄疸、出血、贫血和内分泌失调等，如本案例中，安宁入院后查体所见的面色晦暗、肝掌、蜘蛛痣等，这些都是提示肝硬化可能已经发展到失代偿期的典型体征。门静脉压力增高可表现为腹水、食管胃底静脉曲张（易导致消化道出血）、脾大、脾功能亢进（可导致血白细胞、血小板及红细胞减少）等。研究表明，进入肝硬化失代偿期，患者的死亡风险比普通人群高出9.7倍以上，肝癌的发生风险也明显增加。但经过针对病因等的综合治疗，仍有一定可能恢复到代偿期，提高患者的生活质量及延长生存期，同时最大限度地降低肝癌发生的风险。

（二）肝硬化的相关并发症

肝癌是肝硬化的常见肝脏并发症。另外，由于肝脏在人体内承担着非常重要的功能，一旦肝硬化失代偿发生，会影响到全身的其他系统及器官，出现相应的症状及并发症，如胸腹水、上消化道出血（呕血及便血）、肝性脑病（意识障碍）、脾功能亢进、肝肾综合征、继发感染、肝肺综合征、肝性脊髓病等，严重时可危及生命。

（三）评估肝硬化病情的相关检查

在上述案例中，医生为安宁做了一系列的血液检查，包括肝功能、肾功能、血常规、HBV-DNA定量及凝血功能等，这些检查有助于寻找肝硬化的病因，明确肝功能损伤情况和并发症发生情况及严重程度等。

除肝脏超声以外的影像学检查，如腹部超声、上腹部CT或MRI等，能更加直观地看到整个肝脏的大小、形态和密度，肝内有无异常占位和门静脉血栓、侧支循环的开放情况，以及脾脏有无增大、有无腹水等。当在肝内看到性质不明的可疑结节时，还需要进一步做增强CT或MRI来明确有无癌变，必要时还需要完善肝脏穿刺活检。

在上述案例中，医生建议安宁做胃镜检查，目的是明确他有无食管胃底静脉曲张。该检查既能协助诊断及明确肝硬化分期，又能评估发生上消化道出血的风险，必要的时候还可以采取相应措施来降低出血的风险，如内镜下用橡皮圈结扎曲张的食管静脉。

安宁对自身病情有了初步了解,也配合医生进行了相关检查,很快就拿到了所有的报告结果:HBV-DNA定量明显升高(正常为3.2×10^3 IU/mL),肝功能异常(总胆红素、直接胆红素、谷丙转氨酶、谷草转氨酶明显升高,白蛋白水平减低),肾功能正常,血常规提示白细胞及血小板水平稍降低,凝血功能差。上腹部CT提示肝脏体积缩小,肝脏表面呈波浪状改变,腹水,门静脉高压,脾大,肝内未见异常密度影。胃镜检查提示食管静脉轻度曲张,门静脉高压性胃病。

六、肝硬化的治疗

在肝硬化诊断明确后,应尽早开始系统规范的治疗。对于代偿期肝硬化患者,治疗目标为延缓肝功能失代偿,预防肝癌,争取逆转病变;对于失代偿期肝硬化患者,治疗目标为改善肝功能,防治并发症,延缓或减少对肝移植的需求。肝硬化的具体治疗措施包括调整生活和饮食习惯,针对病因进行治疗改善肝功能,抗炎、抗纤维化治疗以延缓疾病进展,同时进行并发症的防治,联合对症、支持治疗等。

(一)调整饮食和生活习惯

肝硬化特别是失代偿期肝硬化患者,因热量和蛋白质摄入不足,糖、脂肪和蛋白质的三大物质代谢异常,体力活动减少等,常常存在营养不良、肌少症及虚弱等表现,影响生活质量的同时,还会增加肝硬化并发症的发生风险。通过少食多餐、睡前少量加餐等方式提供足够的热量和蛋白质,鼓励适当的体力活动和低强度的体育锻炼,戒烟、戒酒,改善口腔卫生等,都是有效改善营养不良的措施。

(二)针对病因的治疗

病因治疗是肝硬化综合治疗中最关键的手段。通过病因控制(如对慢性乙肝及丙肝患者启动抗病毒治疗,对酒精性肝硬化患者启动戒酒治疗等),可以阻止肝功能的继续损害,有利于阻止肝硬化的进展及逆转肝纤维化,甚至可以逆转失代偿期肝硬化,从而提高患者的生活质量、降低病死率及肝癌的发生风险。

(三)抗炎、抗肝纤维化治疗

肝硬化的病理过程主要包括肝细胞损伤、肝纤维化和结节形成这3个相互关联的环节。持续的肝脏炎症、坏死是肝纤维化发生和发展的基础,因此控制肝脏炎症是控制疾病进行性发展的关键。在多数情况下,如存在慢性乙肝、非酒精性脂肪肝，针对病因治疗就可以显著改善肝脏炎症和纤维化，不需要额外使用保肝及抗纤维化药物；对于有某种疾病无法进行病因治疗或充分病因治疗后肝脏炎症和/或肝纤维化仍然存在或进展的患者，可以考虑抗炎、抗纤维化治疗。

常用的抗炎保肝药有甘草酸制剂、双环醇、多烯磷脂酰胆碱、水飞蓟素、S-腺苷蛋氨酸和还原型谷胱甘肽等。在肝纤维化治疗方面，目前还缺少特效的西药，国内临床上常用的抗纤维化药物主要是中成药，包括安络化纤丸、扶正化瘀片、复方鳖甲软肝片等。一项小样本的临床研究表明，在病因治疗的基础上联用抗纤维化治疗可以进一步减轻肝纤维化，但中成药的确切疗效和治疗机制还需要进一步研究。

（四）肝移植

目前肝移植仍然是终末期肝病最有效的治疗手段，在经验丰富的移植中心已成为一项成熟技术。当失代偿期肝硬化患者发生食管胃底静脉曲张破裂出血、顽固性腹水、肝肾综合征、肝肺综合征、肝性脑病反复发作、慢加急性肝衰竭或出现原发性肝癌时，医生便会对患者进行肝移植评估。

在全球范围内，供肝短缺问题仍然严重，医生有一套科学的肝移植受者选择标准，旨在提高疗效的同时利用好宝贵的肝资源。除公民逝世后器官捐献以外，活体供者也是肝移植供肝来源的有力补充，可以缩短移植等待的时间。亲属捐献部分肝脏的活体肝移植不占用社会供肝资源，在充分考虑受者获益及供者风险的基础上，受者选择标准可被适当放宽。做了肝移植后并不是万事大吉，患者还要进行长期规范的免疫抑制治疗，正因如此，术后患者面临着感染、肝癌复发等风险。总体而言，肝移植有利有弊，需要严格把握手术指征，以确保手术的安全性和有效性。

七、肝硬化并发症的防治

（一）食管胃底静脉曲张破裂出血

食管胃底静脉曲张破裂是肝硬化患者出现上消化道出血的主要原因，也是肝硬化最为凶险的并发症。其诱因多见于粗糙食物、胃酸侵蚀和腹内压增高（如用力解大便、搬重物及剧烈咳嗽等）。因此，肝硬化患者应避免吃过硬过烫的食物，保持大便通畅，避免用力咳嗽及弯腰抬重物等可能引起腹内压增高的动作，降低上消化道出血的风险。如果肝硬化患者出现呕血、便血及黑便等情况，要警惕消化道出血，此时应立即就近就诊。

食管胃底静脉曲张破裂出血时的主要治疗措施为通过药物收缩内脏血

管，降低门静脉压力从而止血，同时联合抑酸及抗感染治疗。若出血量大，药物疗效不佳，医生则会根据病情的变化及需要建议紧急内镜下止血或经颈静脉肝内门体分流术（TIPS）止血。在急性出血期，医生会密切监测患者的生命体征，并要求患者禁饮、禁食、严格卧床。在急性出血停止后，应尽早进行二级预防。

（二）肝硬化腹水

腹水是肝硬化患者最常见，也是最早出现的并发症，患者可能会有腹胀的症状及双下肢水肿的表现。患者可以日常监测体重和腹围，若两者均增加，有利于尽早发现腹水。腹部超声是发现腹水的便捷、快速手段，并能评估腹水量。

在治疗方面，日常生活要限制盐的摄入（食盐4~6 g/d）。根据腹水的程度不同，通过使用不同的利尿剂如呋塞米、托拉塞米、螺内酯，也可使用托伐普坦等，将腹腔内的液体以尿液的形式排到体外，住院期间医生还会酌情为患者静脉输注白蛋白和腹腔穿刺放腹水，以提高利尿的效果，改善患者的腹胀症状。对于居家使用利尿剂的患者，应每日监测尿量，每1~2周监测血清电解质水平等，以避免电解质紊乱诱发肝性脑病，过度利尿导致肝肾综合征等的发生。

（三）肝性脑病

肝性脑病的主要临床表现是意识障碍、行为异常，严重者可出现昏迷。肝性脑病的发生通常都有渐进的过程及诱因的存在，如消化道出血、大量利尿导致电解质紊乱、服用镇静催眠药、便秘等。预防肝性脑病，一方面应注意避免可能的诱因，如短期进食大量蛋白质、感染、过度利尿，非必要情况不使用镇静催眠药，可口服乳果糖保持大便通畅。另一方面，肝性脑病起病隐匿，不易被发现。若家属发现患者出现性格异常（如焦虑、易激动、淡漠、健忘等）、行为异常（如衣冠不整、随地大小便、言语不清、书写障碍），或对自身或环境的认识能力丧失或认识错误，或出现睡眠倒错、嗜睡甚至昏迷的情况，须立即就诊。

（四）感染

肝硬化患者易发生感染，感染也是促使肝硬化患者发生并发症或死亡的高危因素。患者可出现多个部位、多种病原体的感染，其中最常见的部位是腹腔，多见于有腹水征的肝硬化患者，因为腹水是细菌生长的良好培养基。腹腔感染主要表现为发热、腹痛、出现腹水或原有的腹水大量增加。此时，医生会建议患者进行腹腔穿刺，以明确是否存在腹腔感染及寻找病原体。除腹腔之外的常见感染部位有泌尿系统、胆道、胃肠道、呼吸道及皮肤软组织等。感染的症状会因部位而有所差异，但绝大多数患者会有发热、感染部位的疼痛或功能障碍表现，此时应该尽早就诊，若感染诊断明确，应由医生选择适合的抗生素进行治疗。

八、肝硬化患者出院后的注意事项

经过2周的住院治疗，案例中安宁的情况明显好转，他自己觉得精神又回来了，小便也变得清亮，吃饭也香，复查肝功能明显好转、腹水完全消退。经评估后可以出院。安宁感到非常高兴，仔细听取医生告知的出院后注意事项。

（1）规律作息，适度体力活动，避免重体力活动及高强度体育锻炼，保持乐观、理智。

（2）合理的饮食有助于肝功能的调理和修复。进食时细嚼慢咽，食物不宜辛辣及粗糙。保持大便通畅，解软便1~2次/日为宜，避免用力排便诱发上消化道出血。

（3）严格戒酒。

（4）避免使用可能对肝脏产生损害的药物，因其他疾病就诊时一定告知医生自己的肝病情况，在医生的指导下选用从简、肝损伤风险小的药物，不宜服用不必要且成分、疗效不明确的药物，以免加重肝脏的负担，甚至引起药物性肝损伤。

（5）尽量避免感染。肝脏内含大量的免疫细胞，肝硬化患者通常比正常人免疫功能弱，更容易出现感染。故居室应常通风，养成良好的个人习惯，避免着凉及不洁饮食。

（6）坚持抗病毒治疗，不随意停药，并定期门诊随访，切忌讳疾忌医。

（7）当出现乏力、纳差、腹胀等明显不适及双下肢肿胀、黄疸等体征时需及时就诊；当出现呕血、便血、意识障碍等严重并发症表现时需立即就诊。

•••• 肝脏变硬了，该如何应对？

总结

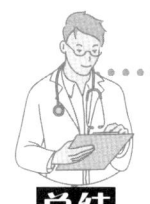

肝硬化是多种慢性肝病的终末阶段。在我国，肝硬化最常见的病因是乙肝，非病毒性肝硬化也在逐年增加，其病因包括酒精性肝病、非酒精性脂肪性肝病、胆汁淤积、自身免疫性肝病、药物或毒物导致的肝损伤等。在肝硬化代偿期，患者可没有明显症状。失代偿期主要表现为门静脉高压和肝功能减退的特征，患者常因并发食管胃底静脉曲张破裂出血、肝性脑病、感染、肝肾综合征和癌变等导致多器官功能衰竭而死。因此，慢性肝病患者需要重视肝脏健康管理，及时去除病因，定期复查和门诊随诊，防止肝硬化发生。病情一旦进展为肝硬化，则需要进行精准的评估，包括病因及病情阶段，制定以病因治疗为主的综合诊疗方案，最大限度地延缓疾病进展，阻止甚至减轻肝硬化，让失代偿期者逆转回再代偿的疾病状态，降低并发症发生风险，避免不良结局发生。日常应注意保持良好的心态和生活方式，包括均衡饮食、适度运动及休息、严格戒酒等；避免接触肝毒性物质，包括药物、其他化学物质及有毒物质等；不轻信偏方，在正规医院进行科学治疗和规范复查。

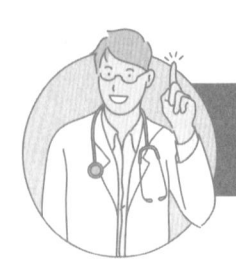

令人闻风丧胆的肝癌

老肖是某药厂的一名老员工，临近年关，厂里为员工免费安排了体检。老肖对同事说："以前每次我都懒得去，再干两年我就不准备干了，刚好最近老是吃不下东西，我也去体检一下。"让老肖意想不到的是，今年这次检查给他带来了意外的打击。老肖40来岁，之前一直以为自己还很年轻，身体应该没什么大问题，但这次体检居然查出了肝脏肿块，可能是肝癌！怀着忐忑的心情，老肖急匆匆地跑到了刘医生的门诊想要仔细询问自己的病情。刚一进门，老肖就着急地询问道："医生，我到底是怎么得上这个病的？我平常都没干什么，怎么好端端得了这个肝癌，还能不能治好了？我才40来岁，我家里可都指望着我呢！"刘医生安慰道："你先别着急，我这就详细地给你解答。"

肝癌是一种发生在肝脏部位的恶性肿瘤，具有发病率高、致死率高两大特征。在全球范围内，肝癌多发于东南亚、西太平洋地区和中非国家，我国是肝癌高发国家。肝癌通常可分为原发性肝癌和继发性肝癌两大类。原发性肝癌是指来源于肝脏的癌症，其癌细胞是由肝脏内的肝细胞或者肝内胆管上皮细胞发生癌变而形成，主要包括肝细胞癌、肝内胆管癌和混合型肝细胞癌–胆管癌3种不同病理学类型，三者在发病机制、生物学行为、组织病理学、治疗方法及预后等方面差异较大，其中肝细胞癌占75%～85%。继发性肝癌是肝脏以外器官的癌症转移至肝脏而形成的，常见发生肝脏转移的癌症有肺癌、乳腺癌、胰腺癌、胃癌、大肠癌等。之所以在此强调原发性与继发性肝癌，是因为两种肝癌在治疗方式和预后上不同。我们在临床工作中所说的肝癌，一般都是指原发性肝癌中的肝细胞癌，以下科普也是针对原发性肝细胞癌展开的。

一、为什么说肝癌是"沉默的杀手"

肝癌之所以可怕，主要有以下几个原因。首先，肝癌早期难以发现。肝癌发病隐匿，早期阶段患者一般不会有任何的临床症状，这些患者也不会主动前往医院检查。当患者出现了某些症状后再前往医院就诊，病情往往已经进入到中晚期。在这样的情况下，即使患者接受了积极的治疗，肝癌也有相当大的概率复发，因此患者生存期很短。另外，早期肝癌缺乏特异性临床症状，有些患者即便出现了腹部疼痛、恶心、厌食等不适，也会误认为是其他不严重的疾病，错过最佳的诊断和治疗时间。其次，肝癌非常容易转移。肝脏是人体重要的解毒代谢场所，肝脏内有很多血管，每时每刻都有大量血液流经肝脏，当肝功能可以正常发挥时，这些血流会带着人体的代谢废物进入肝脏，通过肝脏的解毒代谢后又回输到心脏，再输送到全身各个器官中。如果发生肝癌，丰富的血流容易带着脱落的肿瘤细胞随着血液循环进入患者的其他器官，比如大脑、肺部等，形成我们常说的"转移性肿瘤"。

二、引起肝癌的常见病因和危险因素

正所谓知其然更要知其所以然。我们要科学预防和早期诊断肝癌必须要了解导致其发生的病因和危险因素。肝癌发病是多因素、多步骤的复杂过程，受到环境和遗传因素的相互作用。我国肝癌的发生主要与乙肝和丙肝病毒感染、摄入黄曲霉毒素、饮水污染等有关，农药、肝吸虫、遗传等也可能与肝癌的发病有关。

有研究表明，我国乙肝病毒感染导致的肝癌患者比例高达90%。慢性乙肝病毒感染会损害人体正常的肝细胞，使得在肝脏增生修复过程中转变为癌细胞的概率增加。另外，肝硬化患者及有肝癌家族史的人群也是肝癌发生高危人群。每年有3%~6%的乙肝肝硬化患者发生肝癌。

通过临床调查发现，许多肝癌患者都有酗酒的习惯，患肝癌的风险与酒精摄入量成正比。与不饮酒者相比，饮酒者每天摄入50 g酒精会增加46%的肝癌发生风险，每天摄入100 g酒精会增加66%的肝癌风险。此外，黄曲霉毒素和遗传易感因素也是肝癌发生的重要病因。东南沿海温湿地带肝癌发生率明显更高，主要原因在于这些地区气候潮湿，粮食容易受到黄曲霉毒素的污染。目前随着卫生条件的改善，食物来源的黄曲霉毒素暴露已明显减少。另外，长期食用腌制、煎炸、熏烤的食物也可诱发肝癌。

三、肝癌患者的常见症状

罗马并非一日建成，肝癌也是如此，通常会有肝炎→肝硬化→肝癌"三部曲"。这个"三部曲"向我们传递了如下信息：肝癌并不是一步发展来的，肝脏炎症损伤是肝癌的始动因素，当肝炎进展到肝硬化时，离最后一步肝癌也就越来越近了。这里的肝炎往往是指反复持续的肝脏损伤，只有反复损伤才会有反复的肝细胞自我修复，从而为肝癌细胞的诞生提供足够的时机。从肝炎到肝硬化的演变，往往都需要10~20年，因病因差异而更长或更短。所以，在这个过程中尽早采取阻断措施，往往能避免肝癌悲剧的发生。但可恨的是，肝癌早期通常没有症状或者症状不明显，当患者感受到明显不适时，就像案例中的老肖这样明显吃不下东西，已经到了临床症状非常明显的时候了，这个时候病情大多已经进入中晚期。

因为肝癌没有特异性的症状，所以我们就不可能早期察觉到肝癌发生吗？其实，从肝脏开始病变到肝癌慢慢发展到晚期，还是有迹可循的。你可能不知道，如果身体上出现了以下这些小变化，很可能就是肝癌已经悄然来袭了。

（一）肝区疼痛

肝区疼痛是大部分肝癌晚期患者会出现的疼痛症状，尤其是病毒性肝炎和肝硬化患者。肝癌患者的肝区疼痛发生率为50%以上，且疼痛区域多为右肋骨区域，所引发的疼痛多为间断或持续性的隐痛，疼痛程度不定，但在休息后会有所缓解。

（二）消化道不适

肝癌患者在早期通常会出现食欲减退等现象，主要表现为饱胀感，严重者则会出现恶心、呕吐、腹泻等情况，腹泻症状更为常见。

（三）发热

肝癌患者患病后会出现免疫功能及抵抗力下降，进而可能出现继发性感染，还有少数患者会出现不规律发热现象，以午后发热情况最为常见。患者出现发热的情况多与其肿瘤组织坏死，释放致热原进入血液循环有关，一般是反复无明显原因的低热，合并细菌感染者可出现畏寒、寒战、高热等症状。

（四）全身乏力、疲惫

肝癌患者较其他肿瘤患者更容易感到乏力、疲惫。在肝癌早期，患者常感觉身体疲乏无力，与其他原因的疲劳相比，肝癌患者即使躺下来休息疲劳也无法消除，有时睡觉都觉得累，起床也会产生劳累感，还会伴有四肢酸痛。

（五）不明原因的消瘦

肿瘤是一种消耗性疾病，癌细胞的生长发育需要大量的能量和原料，这使得机体变得消瘦，同时，肝脏属于人体内的消化器官和三大营养素的代谢场所，当其病变，机体的营养吸收和能量利用发生障碍会加重患者体重下降、精神不振的表现。随着癌细胞破坏肝脏的储存功能，患者的体重下降会更快、更严重。

因此，如果出现肝区疼痛、腹部饱胀感、食欲减退、发热、全身乏力、体重下降等表现，可能是患有肝癌，需要引起警惕。

四、哪些检查可用于肝癌的早期筛查和诊断

我国只有不足30%的肝癌患者能够实现早期发现、早期诊断，从而早期治疗。对肝癌高危人群的筛查与监测有助于肝癌的早期发现、早期诊断和早期治疗，这是提高肝癌疗效的关键，也是降低死亡率最经济有效的方法。因此，有必要识别高风险人群，并采取简单可靠的检测手段来帮助早期发现和诊断肝癌。

（一）肝脏超声联合血清甲胎蛋白

肝脏超声联合血清甲胎蛋白是临床上肝癌筛查的首选检查组合。这里的"超声"被影像学医生称为"灰阶超声"，就是老百姓常说的B超，其检查图像呈现为不同深度的灰色。典型的肝癌B超表现为肝内实性占位，呈圆形或椭圆形，周围可见低回声的声晕。有一类专门看血流的超声，即人们常说的"彩超"，图像由红、蓝、黄等多种颜色构成。在肝癌的筛查与诊断中，彩超可以观察病灶的血供情况，辅助判断病灶良恶属性，显示病灶与肝内重要血管的毗邻关系及有无肝内血管侵犯。

肝脏超声检查不仅方便易行、准确无创、无辐射，而且价格低，最适合用于早期筛查。去医院开一张"肝胆胰脾肾"的超声检查单，10~20分钟就能完成一次简单的腹部体检，不仅能检查肝脏情况还能看出肝内胆管或胆囊有没有结石，实在是一举多得的检查手段。而且多种超声显像技术的联合应用，在肝癌精准的术前诊断、术中定位和术后评估中起到了重要作用。

在正常情况下，做"肝胆胰脾肾"超声需要空腹，避免胃肠道气体对图像质量的影响。超声的原理和蝙蝠捕食原理相似，都是先发出再接收、处理超声波。对于含气脏器，如胃肠道等难以检测；当病变较小或声阻抗不大时，很难在声像图上显示，使得检测有一定局限性。过于肥胖的患者也不适合该检查。此外，对体位也有特殊要求，一般需要屏气，对于屏气不配合的患者是不适用的。老肖此次体检就是做了超声检查发现肝脏上长

了肿块，提示可能是肝癌，于是老肖才慌慌张张跑来医院询问医生。

血清甲胎蛋白诊断肝癌具有一定的特异性。临床中测定的血清甲胎蛋白值持续高于400 μg/L，且排除活动性肝病及妊娠等情况，需要高度警惕肝癌。另有文献报道，约有30%肝癌患者的血清甲胎蛋白检测为阴性，如果能同时测定血清甲胎蛋白的异质体（AFP-L3），则可以增加肝癌阳性检出率。需要注意的是，医生会根据每一个人的肝癌发生风险，制定个体化的肝癌筛查策略，差异主要反映在肝脏超声和血清甲胎蛋白检测的频率两方面。如对于肝癌极高危人群，推荐每3个月进行一次肝脏超声联合血清甲胎蛋白检测。

（二）异常凝血酶原

异常凝血酶原是一种新的肝癌肿瘤标志物，又称PIVKA-Ⅱ，其作为血清甲胎蛋白的补充，对于血清甲胎蛋白阴性的肝癌具有一定的诊断价值，已作为肝癌肿瘤标志物广泛应用于临床。有文献报道称，在极早期和早期肝癌中，PIVKA-Ⅱ检出肝癌的比例要明显高于血清甲胎蛋白；对于中晚期肝癌的检出比例，尽管PIVKA-Ⅱ也高于血清甲胎蛋白，但差距变小。血清甲胎蛋白与PIVKA-Ⅱ联合检测，可降低肝癌检测漏诊率。《原发性肝癌诊疗规范（2019年版）》推荐对血清甲胎蛋白阴性人群，借助AFP-L3和PIVKA-Ⅱ联合检测以提高早期肝癌的诊断率。因此推荐血清甲胎蛋白和PIVKA-Ⅱ联合检测作为医院门诊或体检机构肝癌筛查依据，以提高早期肝癌检出率。

（三）CT和MRI检查

如果说肝脏超声检查和/或血清甲胎蛋白检测有助于筛查异常的话，那么肝脏动态增强CT、MRI检查就是明确诊断的首选影像学检查方法。动态增强CT和MRI相比超声有更高的分辨率，也就是说它们看得更清楚，能清楚显示病灶的范围、数目、大小、边界、血供，以及邻近脏器和重要血管的关系。借助CT的后处理技术还可以进行三维血管重建、肝脏体积和肝肿瘤体积测量，辅助医生制定最优的手术方案。基于肝癌动态增强CT和/或MRI信息建立的模型有助于临床决策，如患者治疗方案的选择、疗效评价及预测等。

肝脏动态增强MRI具有无辐射、组织分辨率高的特点，对直径≤2 cm肝癌的检查和诊断能力优于动态增强CT，在评估肝癌是否侵犯门静脉、肝静脉及腹腔、腹膜后淋巴结转移等方面也更有优势。这也是为什么刘医生建议老肖再做一个动态增强MRI检查，而没有急于治疗的原因所在。此处，不得不提到一种肝胆特异性MRI对比剂——钆塞酸二钠（Gd-EOB-DTPA），也就是我们常说的"普美显",它兴起于近几年,通过静脉注入人体后可以被正常肝细胞特异性摄取,使正常肝组织呈现高信号,变异的癌细胞则因不摄取造影剂而表现为低信号,这种成像特点提高了肝脏良恶性病灶诊断和鉴别的准确性,还能提高微小肝癌(直径<1 cm)的检出率和诊断率。它对肝癌的显示率极佳,无论是在肝癌的筛查还是确诊方面都具有很好的临床应用价值。

肝脏动态增强CT和MRI也有其局限性。CT成像依赖于X线,故具有辐射。虽然现代CT检查设备都在努力降低辐射剂量,但仍然存在一定的辐射风险,孕妇、儿童等对辐射较为敏感的人群应在医生建议下权衡利弊进行决策。MRI系统周围的磁场非常强大,可能会对人体内的金属物体产生吸引力,导致金属物体移位、变形或功能损坏,因此体内安装有心脏起搏器、金属支架的患者可能会受限,检查前患者应将这些信息提供给接诊医生。无论是CT还是MRI,在扫描过程中,患者都需要保持身体静止,避免图像模糊,对于无法长时间保持静止的儿童或老年人,可能需要使用镇静剂。对于某些特定的疾病,如甲状腺功能亢进症、肾功能不全等的患者,使用造影剂可能会带来风险。

(四)肝脏超声造影

肝脏超声造影类似于上面提到的肝脏动态增强CT或肝脏动态增强MRI检查,也是需要经外周静脉注射造影剂,然后利用超声波来追踪造影剂在瘤内、瘤周成像的动态变化。因为肝癌是肝动脉供血,所以典型肝癌多表现为病灶在动脉期快速高增强,且增强时间早于病灶周围肝实质,而在门静脉期及延迟期快速减退而呈现低回声或低密度,即造影剂呈现"快进快出"的特点。

超声造影的优点在于可以多角度连续地对病灶进行动态观察,并且全程没有X线辐射、可重复性好,但劣势在于容易受体形、气体等多因素干扰,对于肿瘤直径<2 cm者超声造影表现趋于不典型。

(五)其他筛查方法

上述筛查诊断方法尽管可用,但其早期诊断肝癌的能力仍无法令人满意,尤其是在发现小肝癌(直径≤2 cm)的敏感度方面有较大的改善空间。在这样的背景下,液体活检逐渐兴起。液体活检是一项通过无创手段检测人体体液来获取相关疾病信息的新兴技术,主要检测物包括循环游离DNA(cfDNA)、循环肿瘤细胞(CTC)和外泌体(exosome)等。近年来,液体活检在肝癌领域内的相关研究也逐渐增多,其在肝癌的早期诊断、治疗选择和预后预测方面也显现出一定的价值。有研究显示，循环游离DNA和外泌体检测在肝癌的早期诊断方面具有较高的灵敏度和特异度，而外泌体和循环肿瘤细胞在预测肝癌患者预后方面有独特的应用价值，循环肿瘤细胞在评估肝癌切除术后的复发风险方面具有极高的价值。这些生物标志物的动态评估提供了关于肝癌进展、治疗反应、肿瘤复发的有价值的信息。尽管液体活检存在一些不足之处（如技术和标准化问题等），目前尚未得到大规模推广应用，但其作为一种具有巨大潜力的新型肝癌诊断方法，尤其在无法使用影像学检查时具有重要意义，它将有助于提高肝癌的早期诊断率，并有可能为患者的治疗选择和预后预测提供更准确的依据。

五、如何规范化地治疗肝癌

肝癌常见的治疗方法包括肝切除术、肝移植、消融治疗、经动脉化疗栓塞术（TACE）、放射治疗、抗肿瘤治疗等。肝癌的治疗方法选择主要取决于肝脏中肿瘤数目，癌细胞是否已扩散，肝功能状况，患者的年龄和整体健康状况。同时考虑患者自身对治疗方法的感受也相当重要。案例中，刘医生对老肖说道："其实治疗方法有很多，医生可以给出专业的建议，最终选择何种治疗方案还是要患者决定。我把常见的这几种治疗方法都跟你介绍一下。"

（一）肝切除术

肝切除术是肝癌患者获得长期生存的重要治疗手段，如果癌细胞没有扩散，患者身体状况良好，则可以进行肝切除术。肝切除术要求完整切除肿瘤，切缘无残留肿瘤，同时也要保留足够体积且有功能的肝组织，以保证术后肝脏足以承担起机体代谢的需求，减少手术并发症、降低死亡率。肝脏的再生能力非常强大，在切除一小部分肝组织后，它很快就能再生修复至接近原样。

对于肝脏储备功能良好、肿瘤数量不超过3个，也没有肝外转移者，如果符合手术切除治疗的条件，那该方案一定是首选治疗方案，尤其是对中青年患者。多数患者术后能顺利恢复，少数患者术后可能会出现出血、胆汁漏、腹水、术后感染等情况。预防肝癌术后并发症，术前准备和术后调理都非常关键，患者要充分与医生沟通，遵循医生建议，调理好身体，调整好心态。如果患者本身肝功能就非常差，医生不会建议患者选择肝切除术。

（二）肝移植

肝移植也是肝癌根治性手段之一。对于直径≥2 cm的小肝癌，如果患者肝功能很差（如失代偿期肝硬化等），又失去了手术切除及消融治疗的机会，那么可考虑选择肝移植。供肝是否匹配是决定手术能否进行的关键因素，供体的肝脏与患者身体状况相匹配（包括血型、免疫学特征等）能提高术后供肝的生存率。较为遗憾的是，目前世界范围内供肝短缺，多数医疗机构无法立即提供与患者相匹配的肝脏，所以只能将其先列入等候名单中。在等待供肝期间，患者可以接受局部治疗来控制肿瘤进展，如经动脉化疗栓塞术、消融治疗等，以防止患者失去肝移植的机会。对于部分肿瘤体积很大不能进行肝移植的患者，也可以先通过降期治疗将肿瘤负荷缩小，再进行肝移植。

相较于非肝癌病变进行肝移植的病例，肿瘤复发是肝癌肝移植术后面临的主要问题。复发与否除了与肿瘤本身的生物学特性相关外，术后的免疫抑制治疗也是导致肿瘤复发的重要原因。术后使用免疫抑制剂导致机体的免疫功能下降，对肿瘤细胞的监视和杀灭作用减弱，易导致肿瘤复发。虽然肝脏是一个"免疫特惠器官"，肝移植术后急性排斥反应发生率及严重程度明显低于其他器官移植，但术后急性排斥反应仍较为常见，即患者的免疫系统会对移植肝脏产生排斥，导致移植肝功能下降和身体不适。规范的免疫抑制治疗是保证移植效果的关键，而如何降低免疫抑制剂用量或调整免疫抑制剂的种类，在预防急性排斥反应的同时，减少肿瘤的免疫逃逸，提高患者的远期预后，是临床医生们一直在努力解决的问题。如果肝癌患者出现术后复发，往往病情进展迅速，患者中位生存时间大约为1年，此时能手术切除者首选以手术切除为主的综合治疗，对于不能手术切除者，联合化疗、消融治疗、介入治疗及免疫治疗等综合措施有助于延长患者生存时间和改善生活质量。

（二）消融治疗

大家对消融治疗可能感觉比较陌生。肝癌消融治疗属于非血管性介入治疗，是在医学影像技术的引导下对肿瘤病灶定位后，直接将化学物质或能量作用于肿瘤病灶以根除或实质性毁损肿瘤的局部疗法，主要包括射频消融、微波消融、无水乙醇注射治疗、冷冻消融、高强度超声聚焦消融等。该治疗方法具有操作简便、微创、精准、疗效确切等优点，也可在腔镜下或开放术中完成，临床应用日益广泛。

尽管外科手术被认为是肝癌根治性治疗的首选治疗方式，但由于大多数患者有不同程度的肝硬化，仍有部分患者不能耐受手术治疗，此时选择消融治疗更有优势，且消融治疗对肝功能影响小、创伤小、疗效更确切，在一些早期肝癌患者中，如单个肿瘤、直径≤5 cm，或2~3个肿瘤，最大直径≤3 cm者，可以获得与手术切除相类似的根治性疗效；对于中晚期肿瘤，可达到减瘤、减症目的，部分也可实现完全消融。不少有重度肝炎肝硬化病史的患者也更倾向于选择消融治疗。由于担心并发症的发生，消融治疗往往不彻底，尤其是肝癌位于肝脏表面、肝内血管或胆管旁、紧邻膈肌顶部等特殊部位。消融治疗的缺点是治疗后复发率更高，重复的消融治疗会加重患者的经济负担。

（四）经动脉化疗栓塞术

经动脉化疗栓塞术与前面提到的局部消融治疗不同，它是一种经动脉血管发挥作用的局部介入治疗手段，是肝癌最常用的经动脉介入治疗方法，已经在临床广泛应用，主要适用于不能切除的中晚期肝癌，特别是以右叶为主的多发病灶、术后复发不能手术切除者。该疗法是将带有化疗药物的碘化油乳剂或载药微球连同颗粒型栓塞剂直接注入肿瘤的供血血管里，可栓塞肿瘤供血动脉使肿瘤坏死，就像掐断了给果子供给养分的树枝，那么这颗果子就不可能会长大一样，同时化疗药物在肿瘤局部可进一步杀伤肿瘤细胞，持续发挥治疗作用。总体而言，经动脉化疗栓塞术可延长肝癌患者的生存期。

该治疗方案的最常见不良反应是栓塞后综合征，主要表现为发热、疼痛、恶心和呕吐等。发热、疼痛的发生原因是肝动脉被栓塞后引起局部组织缺血、坏死，而恶心、呕吐主要与化疗药物有关。此外，还有一过性肝功能异常、肾功能损害及骨髓抑制等其他不良反应。经动脉化疗栓塞术治疗后的不良反应可持续5~7日，经对症治疗后大多数患者能完全恢复。

（五）放射治疗

至于放射治疗，想必大家已经很熟悉了，就是我们平时所说的放疗，包括外放射治疗和内放射治疗，临床目前以前者为主。外放射治疗是利用放疗设备产生的射线从体外进入体内对肿瘤照射；内放射治疗是利用放射性核素，经机体管道或通过针道植入肿瘤内。简单地说就是用射线照射肿瘤，以抑制和杀灭癌细胞的一种治疗方法。

肝癌对放射敏感，中等剂量的放疗就可以获得较好的肿瘤缓解率。在二维放疗年代，全肝照射诱发的放射性肝病大大限制了放疗在肝癌治疗中的应用。近年来，随着放疗新技术，如三维适形放疗（3DCRT）、调强放疗（IMRT）、立体定向放疗（SRT）及图像引导放疗（IGRT）等技术的不断应用，临床上实现了真正的精准放疗，即在高剂量照射区精准覆盖肿瘤区域同时正常组织、器官得到充分保护，这大大推动了肝癌放疗的发展。随着放疗技术的进步和肝癌放疗实践经验的不断积累，放疗在肝癌治疗中的价值得到广泛认可，只要病变无法手术切除，或者患者有严重并发症无法耐受手术，不论病变在什么部位，放疗都可以考虑作为潜在根治性、综合治疗的一部分或姑息性治疗手段应用于不同分期的肝癌患者。放疗常见的急性不良反应主要包括乏力、恶心、呕吐、骨髓抑制、肝功能损伤，严重者有上消化道出血等，治疗上以对症治疗为主，多数急性不良反应在治疗后可以减轻。

（六）系统治疗

系统治疗又称全身性治疗，主要指抗肿瘤治疗，包括化疗、分子靶向治疗、免疫治疗和中药治疗等，以及针对肝癌基础疾病的治疗，如抗病毒治疗、保肝、利胆和支持、对症治疗等。由于肝癌起病隐匿，首次诊断时只有不到30%的肝癌患者适合接受根治性治疗，所以系统抗肿瘤治疗在中晚期肝癌的治疗过程中发挥着重要的作用。

先说化疗，是抗肿瘤治疗中非常重要的一类药物治疗方法，但是肝癌细胞本身对化疗药物不太敏感，因此在实际临床中全身化疗应用比较少见。

分子靶向治疗是近20年肿瘤治疗的热点，各种靶向药物的问世为晚期肝癌患者带来了新的希望。分子靶向治疗在细胞分子水平上，针对已经明确的致癌位点来设计相应的治疗药物，药物进入体内会特异地与致癌位点相结合进而发挥药理作用，使肿瘤细胞特异性死亡，不会波及肿瘤细胞周围的正常组织细胞，所以分子靶向治疗又被称为"生物导弹"。目前已在我国上市的分子靶向治疗药物有索拉非尼、瑞戈非尼、甲磺酸仑伐替尼、甲苯磺酸多纳非尼及雷莫西尤单抗等。

免疫治疗是治疗肝细胞癌的一种新兴疗法，其作用机制与分子靶向治疗完全不同，此类疗法是通过激活体内免疫效应细胞去杀死肿瘤细胞，或抑制肿瘤细胞的发生发展，而不是用药物直接杀死或者干扰肿瘤细胞。目前我国已批准上市的有贝伐珠单抗、阿替利珠单抗、替雷利珠单抗和帕博利珠单抗等。不论是分子靶向治疗还是免疫治疗，其单药治疗的效果有限。近年来，免疫治疗联合分子靶向治疗是一个突破性的结合并已初步展现可喜结果，其效果优于单药治疗，已成为肝癌治疗的研究热点。

除此之外，我国传统医学中药制剂或者中药单体提取物在肝癌治疗中也日益体现出优势，比如阿可拉定（淫羊藿提取物）具有抑制肿瘤生长、调节免疫等多重作用，在我国已经附条件批准用于不适合标准治疗的晚期肝癌患者的治疗。其他一些中药如华蟾素、槐耳颗粒等也成为肝癌辅助治疗领域的推荐药物。

总体而言，肝癌治疗的特点是多学科参与、多种治疗方法共存，针对不同分期患者选择合理的治疗方法可以使疗效最大化。

六、如何科学预防与正确面对肝癌

老肖的故事给我们提了个醒，我们应该重视肝脏疾病，对肝癌要有防范意识。对于普通无肝病人群，应该远离致肝损伤因素，如不饮酒、不乱用药、健康饮食和保持健康作息。对于有肝癌家族史的高危人群，应定期体检，防患于未然。

对于已有慢性肝病的患者，及早明确病因和对因治疗，能极大降低肝癌的发生风险，同时定期复查，监测肝脏病情变化，即使发生肝癌也能及早发现，争取手术切除治疗，获得最佳预后。研究证明早期肝癌治疗后的患者五年生存率超过了80%。相反，像老肖那样拖到最后才想着去检查，疾病已经到了晚期，不仅治疗预后差，而且治疗花费也是巨大的。从经济效益的角度考虑，每年定期复查两次的检查费用，相比肝癌的治疗费用而言，那可真是"小巫见大巫"，而且越是到肝癌晚期，有效的治疗手段越有限，治疗花费也越高，患者的预后和生活质量也越差。所以慢性肝病患者一定要及时抓住治疗机会，远离肝癌，珍惜生命。

对于不幸已患上肝癌的人群，要知道肝癌也分早中晚期，恶性程度也有低中高之分，所以要稳定情绪，保持良好心态，不胡乱猜测，不妄下诊断，积极配合医生完成必要的检查，准确评估病情，选择最适合自己的治疗方案。良好心态是治疗肿瘤的一剂良方！

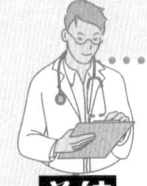

总结

原发性肝癌是指来源于肝脏的癌症，有别于继发性肝癌。原发性肝癌中肝细胞癌最为常见，占75%～85%，因此，临床上所说的原发性肝癌，一般都是指肝细胞癌。肝癌多在慢性肝病或肝硬化基础上发展形成。在我国，肝癌高危人群主要包括：具有乙肝病毒和（或）丙肝病毒感染史、过度饮酒、肝细胞脂肪变性或代谢功能障碍相关性肝病、饮食中黄曲霉毒素的暴露、其他各种原因引起的肝硬化及肝癌家族史等的人群，尤其是年龄>40岁的男性。肝癌的早期症状不明显、不特异，想要早期发现就要定期进行肝癌筛查。肝脏超声联合血清甲胎蛋白及异常凝血酶原是肝癌早期筛查的首选，建议高危人群至少每隔6个月进行1次筛查。肝脏超声造影、动态增强CT、MRI检查是肝脏超声和/或血清甲胎蛋白筛查异常者明确诊断的首选影像学检查方法，诊断主要依据造影剂在肿瘤处表现为"快进快出"的强化特点。大多数患者确诊时肿瘤分期较晚，因此总体预后较差，治疗强调多学科综合模式，以提高患者的生存率。对于可手术者，根治性肝切除术或肝移植是标准的治疗方案；对于不可手术者，放疗、消融治疗、经动脉化疗栓塞术及系统治疗等都是可选择的有效治疗手段。任何肿瘤性疾病，预防胜于治疗，健康人群应远离肝癌危险因素，慢性肝病患者应及时明确病因和及早对因治疗，已患肝癌者保持良好心态有助于改善远期预后和生活质量。

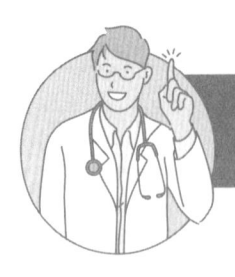

凶险的肝衰竭，你要警惕！

小郭今年刚满30岁，是某著名软件公司的程序员，工作相当繁忙，经常熬夜加班，也喜欢吃夜宵、喝酒。他身体看起来还不错，近一个多月却一直感到浑身没有力气，很疲惫，食欲差，闻到荤菜的味道就恶心、欲吐，时有腹泻，小便颜色也越来越深，吃不下东西，肚子越来越胀，好像变"胖"了，早上刷牙总是发现牙龈出血。由于工作特别忙，小郭没时间去医院，也没放在心上。又过了两周，小郭的同事惊讶地问他："你整个人怎么看起来黄黄的，身体是不是出什么问题了？"此时，小郭也确实没有精力继续工作了，浑身一点力气都没有，也好几天没好好吃饭了，吃一点点就想吐，小便颜色和酱油一样深，肚子越来越大，睡眠质量也越来越差。小郭的同事上报了部门主管，让小郭赶快去医院就诊。医生开了一系列相关检查，在报告出来后，医生立刻安排小郭住院治疗，还发了病危通知书，说小郭已经肝衰竭了，可能有生命危险。小郭顿时陷入恐慌之中，他觉得自己身体一直很棒，怎么就突然肝衰竭了呢？接下来，让我们一起深入了解一下肝衰竭。

肝脏是人体内具有多种生理功能的器官，它既是物质代谢的中心，又是重要的分泌、排泄、生物转化和免疫器官。肝脏的多种复杂功能，主要由肝实质细胞和库普弗细胞来完成。当人体内的肝细胞受到多种因素（如病毒、酒精、药物等）影响并引起广泛、严重损害时，会导致肝功能出现严重障碍或失代偿状态，患者可出现以黄疸、凝血功能障碍、肝肾综合征、肝性脑病、腹水等为主要表现的一组临床综合征，而这种情况就是我们所说的肝衰竭。肝衰竭，过去很多医生喜欢把它称作"重症肝炎"，它其实是一种肝脏炎症反应过度的疾病，可发生于许多严重的肝脏疾病过程中，病死率极高。

一、肝衰竭的病因和诱因

导致肝衰竭发生的病因主要是肝炎病毒，包括甲型、乙型、丙型、丁型和戊型肝炎病毒，在我国尤其以乙肝病毒感染为多；其他非肝炎病毒感染也可能导致肝衰竭的发生，包括人巨细胞病毒、EB病毒、肠道病毒、单纯疱疹病毒、黄热病毒等。药物及肝毒性物质也可能导致肝衰竭的发生。另外，部分遗传代谢性肝病的患者也会发生肝衰竭。

近年来，药物性肝损伤导致的肝衰竭越来越多，包括化学药物、生物制剂、中成药等，还有中药、天然药物、保健品、膳食补充剂等。常见容易导致肝损伤的药物包括解热镇痛药、抗结核药、抗肿瘤药、某些中药、抗风湿药、抗代谢药等。在临床上，在化学药物造成的肝损伤中，感冒发热的常用退烧药——对乙酰氨基酚是最常见的造成肝损伤的药物，如果治疗不及时，可能会导致肝衰竭。中药造成肝损伤中最常见的是首乌藤，含有首乌藤的中药方剂容易导致肝损伤。

肝毒性物质的摄入或接触也会造成肝损伤进而导致肝衰竭，常见的肝毒性物质有酒精、毒蕈碱及四氯化碳等有毒的化学物质，其中以过量酒精摄入造成严重肝损伤进而导致肝衰竭最为常见。

肝脏其他疾病也会导致肝衰竭，如肝脏肿瘤、肝脏手术、妊娠期急性脂肪肝、自身免疫性肝病等。遗传代谢性肝病中常见的肝豆状核变性、血色病等也会导致肝衰竭的发生。

在我国，诱发肝衰竭最常见的是原有慢性乙肝的患者，在服用抗乙肝病毒药物一段时间后，擅自停药，导致乙肝病毒再激活，在体内大量活跃复制，HBV-DNA载量升高，引起免疫细胞攻击感染乙肝病毒的肝细胞，导致短期内大量肝细胞死亡，引起肝脏严重损伤，并容易进展为肝衰竭。另外，一些接受化疗、免疫抑制剂治疗的患者，既往有乙肝病毒感染，但感染后自发清除了乙肝病毒，表现为乙肝病毒表面抗原阴性，仅有乙肝病毒核心抗体阳性，这类患者在接受化疗或者免疫抑制剂治疗过程中，部分患者会出现乙肝病毒再激活，引起肝功能损伤，严重时也会诱发肝衰竭。

在案例中，住院后小郭的相关检查报告陆续出来了，原来小郭自幼就患有慢性乙肝，从来没有定期复查，也没太当回事，曾经吃过一段时间抗乙肝病毒药物，HBV-DNA也低于检测值下限，最近半年因为工作忙碌，自己感觉没什么症状就没去配药了，这次检测却发现血液里的乙肝病毒又开始大量复制。小郭这次的肝衰竭，是在慢性乙肝基础上发生的急性肝衰竭，医生诊断的具体病名叫"慢加急性肝衰竭"，诱发因素与小郭擅自停用抗乙肝病毒药物，造成乙肝病毒再激活有关，也与小郭最近一段时间经常熬夜、喝酒和工作负担太重有关。

二、肝衰竭的临床分类及诊断要点

肝衰竭根据病史、临床表现和辅助检查等综合判断可分为4类：急性肝衰竭、亚急性肝衰竭、慢加急性肝衰竭和慢性肝衰竭。这4类肝衰竭虽然在诊断要点上稍有差异，但有3点共同的特征：①起病中有极度乏力、厌食、恶心、腹胀、呕吐等症状。②有黄疸进行性加深，表现为血清总胆红素≥正常值上限的10倍（171 μmol/L），或每日升高＞17.1 μmol/L。③有凝血功能障碍，表现为凝血酶原活动度（PTA）≤40%或凝血酶原时间国际标准化比值（INR）≥1.5。其中，血清总胆红素升高和凝血功能障碍为诊断的核心。

（一）急性肝衰竭

急性起病，2周内出现Ⅱ度及以上肝性脑病，极度乏力，并伴有明显厌食、腹胀、恶心、呕吐等严重消化道症状；短期内出现黄疸进行性加深，血清总胆红素≥正常值上限的10倍（171 μmol/L），或每日升高大于17.1 μmol/L；有凝血功能障碍导致的出血倾向，凝血酶原活动度≤40%或凝血酶原时间国际标准化比值≥1.5并排除其他原因；肝脏进行性缩小。

（二）亚急性肝衰竭

起病较急，2~6周出现极度乏力，有明显消化道症状；黄疸迅速加深，血清总胆红素≥正常值上限的10倍（171 μmol/L），或每日升高大于17.1 μmol/L；伴或不伴肝性脑病；有出血倾向，凝血酶原活动度≤40%或凝血酶原时间国际标准化比值≥1.5并排除其他原因。

（三）慢加急性肝衰竭

在慢性肝病基础上，各种诱因的攻击下出现急性黄疸加深、凝血功能障碍等肝衰竭的表现，可并发肝性脑病、腹水、电解质紊乱、感染、肝肾综合征、肝肺综合征等并发症及肝外器官功能衰竭。具体表现为黄疸迅速加深，血清总胆红素≥正常值上限的10倍（171 μmol/L），或每日升高大于17.1 μmol/L；伴或不伴肝性脑病；有出血倾向，凝血酶原活动度≤40%或凝血酶原时间国际标准化比值≥1.5并排除其他原因。

（四）慢性肝衰竭

在肝硬化基础上，缓慢出现肝功能进行性减退和失代偿，血清总胆红素小于正常值上限的10倍（171 μmol/L）；白蛋白明显降低；血小板明显下降，有出血倾向，凝血酶原活动度≤40%或凝血酶原时间国际标准化比值≥1.5并排除其他原因；有顽固性腹水或门静脉高压等表现；有肝性脑病。

三、肝衰竭的治疗

目前肝衰竭的内科治疗仍然缺乏特效药物，原则上强调早期诊断和早期治疗，尽早明确病因，针对病因治疗至关重要，同时根据相应的症状和体征采取综合治疗，防止肝衰竭并发症的出现，动态评估病情变化，加强监护和治疗。

临床上对于肝衰竭的治疗以内科综合治疗为主。内科综合治疗包括一般治疗、对症治疗、病因治疗和并发症治疗。肝衰竭也可使用人工肝支持治疗，目前最常用的是非生物型人工肝，包括血浆置换和血浆吸附，它们各有优缺点。对于中晚期肝衰竭经内科综合治疗或人工肝治疗难以恢复的患者，肝移植是最有效的方法，但受限于肝源及术后长期免疫抑制治疗，难以普遍推广。

近年来，随着医学治疗技术的不断进步，也出现了一些新的治疗方法。生物型人工肝通过在体外扩增的肝细胞或类肝细胞，完成肝衰竭患者血浆的净化，降低血清总胆红素，改善凝血功能，进而恢复肝功能。目前该方法已进入临床试验阶段，其结果令人期待。此外，外源性细胞（如间充质干细胞）移植有望作为肝移植治疗的有力补充和替代，为肝衰竭的治疗提供了新的思路和方法。

四、肝衰竭的预后评估

肝衰竭的预后评估在临床治疗的全程都很重要，早期预后评估尤为重要，医生能够及时根据患者的预后情况指导临床决策的制定。目前国内外通过多中心大样本长期随访的肝衰竭队列建立了一系列相关的预后评分模型，常用的有终末期肝病模型（MELD）、MELD联合血清钠（MELD-Na）、欧洲肝病学会慢性肝衰竭联盟制定的器官功能衰竭评分（CLIF-COF评分）、亚太肝病学会制定的慢加急性肝衰竭研究联盟评分（AARC ACLF评分）、北美终末期肝病研究联盟评分（NACSELD ACLF评分），我国学者也提出了符合国内患者特征的中国重症乙型肝炎研究学组评分（COSSH ACLF评分）。

这些预后评分模型各有特色，但核心指标都是基于总胆红素、凝血酶原时间、凝血酶原时间国际标准化比值、前白蛋白、肌酐、尿素氮、乳酸、血小板、甲胎蛋白、有无肝性脑病、病因与诱因等。肝衰竭的预后评估与肝衰竭的病因、诱因、具体临床类型、患者的自身状态（如年龄、基础疾病状况）等多种因素密切相关，如果在治疗过程中上述指标逐渐好转，提示疾病会有更好的预后。

五、肝衰竭的预防

对于健康人群，日常生活中有许多因素，如长期饮酒、暴饮暴食、过度劳累、过量服药、持续熬夜等都有可能造成肝功能损伤。急性发生的有药物性肝损伤，慢性发生的有酒精性肝病与脂肪性肝病，如果这些肝损伤持续存在而不被重视，就有可能进一步加重导致肝衰竭发生。因此，应改变不健康的生活方式，避免大量饮酒、持续熬夜、过度劳累，避免过量服用有致肝损伤作用的药物，特别要警惕中药所致的药物性肝损伤。应低脂、低糖、清淡饮食，适量运动，保持肝脏代谢平衡，定期体检评估肝功能。

对于有肝脏基础疾病，如慢性乙肝、自身免疫性肝炎、已经出现脂肪性肝病的人群，除了要注意避免上述能导致肝功能损伤的因素，更要定期去医院门诊随访和复查肝功能、腹部超声和肝脏瞬时弹性成像等，综合评估肝功能情况，防患于未然。有慢性乙肝的患者应尽早开始抗病毒治疗，口服抗乙肝病毒药物的患者在没有达到停药标准或临床治愈前不可擅自停药，避免乙肝病毒再激活而诱发肝衰竭。既往感染过乙肝病毒但表面抗原阴性的人群，在开始化疗或免疫抑制剂治疗前，一定要咨询感染科医生是否需要同步口服抗乙肝病毒药物，并监测有无乙肝病毒活动。

案例中的小郭住院后，被确诊为慢加急性肝衰竭。针对该病的病因——乙肝病毒再激活，医生使用了抗乙肝病毒药物，同时采取了保肝、利胆、利尿、抗细菌感染、白蛋白和血浆支持等内科综合治疗措施，并嘱咐小郭卧床休息、清淡饮食等。持续治疗2周后，小郭血液里的HBV-DNA载量终于开始下降，肝功能和凝血功能也稳步好转，精神状态也逐渐好转，胃口也慢慢恢复，最终在医院里治疗了2个月完全恢复出院。出院后医生嘱咐小郭，要一直服用抗乙肝病毒药物，才能保持病毒复制被持续抑制，避免疾病复发。

经此一难，小郭终于认识到忽视慢性乙肝的严重性，每天按时服用抗乙肝病毒药物，每3个月去医院复查一次慢性乙肝的病情，按时休息，尽量避免熬夜，不再随意饮酒、暴饮暴食，保持了健康的生活方式，肝功能再也没有异常过，HBV-DNA定量也持续阴性，身体一直保持着健康的状态，能够正常工作和生活。

••• 凶险的肝衰竭，你要警惕！

总结

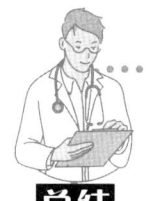

　　肝衰竭是由多种因素引起的严重肝脏损伤，导致肝功能出现严重障碍或失代偿，出现以黄疸、凝血功能障碍、肝肾综合征、肝性脑病、腹水等为主要表现的一组临床综合征，病死率极高。导致肝衰竭发生的病因主要是肝炎病毒，近年来，药物性肝损伤导致的肝衰竭也越来越多。按照病史、起病特点和病情进展速度，肝衰竭可分为4类：急性肝衰竭、亚急性肝衰竭、慢加急性肝衰竭和慢性肝衰竭。目前临床上对于肝衰竭的治疗尚缺乏特效药物，主要以内科综合治疗为主，包括一般治疗、对症治疗、对因治疗和并发症治疗。人工肝支持也是常用的辅助治疗手段；对于中晚期肝衰竭经内科综合治疗或人工肝治疗难以恢复的患者，肝移植是最有效的治疗手段。为了预防肝衰竭的发生，普通人群在日常生活中应保持健康的生活方式，避免大量饮酒、持续熬夜、过度劳累，避免服用可能伤肝的非必要药物等；对于有肝脏基础疾病的患者，除了要注意避免各种致肝损伤的因素外，更要遵医嘱、规范治疗，定期复查和门诊随访。

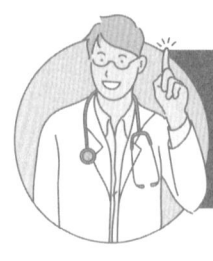

肝硬化腹水为何让人疼痛难忍？

60岁的老张，有10多年乙肝"小三阳"病史，2年前被确诊为乙肝肝硬化，经恩替卡韦抗病毒及间断抗肝纤维化治疗后，肝功能恢复良好，HBV-DNA定量也呈阴性。

一周前老张在吃了隔夜饭菜后出现腹泻现象，自行服用小檗碱和蒙脱石散治疗，腹泻症状减轻，但又出现腹胀、胃口差、尿量变少、下肢水肿、手脚酸软等症状。1天前出现怕冷、发热症状，体温升高到38.5 ℃。老张赶紧前往医院就医，医生检查发现老张腹部膨隆，全腹有明显压痛及反跳痛，脾脏肿大可触及，腹水征阳性，下肢水肿明显，超声提示：肝硬化、门静脉高压、侧支循环建立、脾肿大、大量腹水。在老张的同意下，医生给他做了腹腔穿刺，腹水常规提示腹腔感染。经过抗感染、利尿等治疗后，老张的腹水逐渐消退，病情好转出院。住院期间，老张一直很纳闷："为什么会出现这么多的腹水，下次出现腹水我要怎么办？"下面我们就老张的问题一一给予解答。

一、腹水的概念

腹腔中本来就有少量的液体，起到润滑的作用，但这些液体不是静止的，而是不断和血液中的液体进行交换，维持一个动态的平衡，当这个平衡被打破后，腹腔中的液体不断增加，超过正常的量，就形成了腹水。总结起来就是在病理状态下，腹腔内液体量增加超过200 mL，称为腹水。

腹水是多种疾病的临床表现，根据引起腹水的原因可分为肝源性（如肝硬化）、癌性（如肝癌、胃癌、胰头癌等）、心源性（如心力衰竭）、血管源性（如肝静脉回流受阻）、肾源性（如各型肾炎和其他肾病）、营养不良性（如营养缺乏、重度烧伤等）和结核性（如结核性腹膜炎）等。肝硬化是导致腹水的最常见原因，故下文主要介绍肝源性腹水中由肝硬化引起的腹水。

二、肝硬化腹水的形成机制

肝硬化腹水，是失代偿期肝硬化的一个常见并发症，也是肝硬化自然病程中疾病进展的重要标志。肝硬化腹水的形成机制较为复杂，是多种因素综合作用的结果。当肝硬化时肝脏结构被破坏导致门静脉压力升高是腹水形成的主要原因和始动因素。门静脉压力增高会使向门静脉汇集的下游小静脉和毛细血管的流体静压升高，加上血管壁缺氧使通透性增加，水、电解质及血浆蛋白便漏入腹腔。此外，在肝脏受损后，肝细胞合成蛋白质的功能降低（低蛋白血症），对血中醛固酮、抗利尿激素灭活作用减少，前者使血浆胶体渗透压降低，血管里的液体便进入腹腔，增加了腹水的来源；后者使水、钠离子潴留在体内，无法顺利排到体外，从而促进腹水形成。而且腹水的形成使血管里的血量减少，又会刺激上述两种激素的分泌，可进一步加重腹水。另外，肝内淋巴液回流受阻及肠道菌群移位等也在腹水的形成中发挥一定的作用。在以上多种原因的共同作用下，液体在腹腔内积聚，从而形成腹水。

腹水可突然出现或逐渐发生。突然出现的腹水常常有诱因，如在呕血、排血便后会很快发生腹水；呼吸道、胃肠道等发生感染也会诱发腹水；其他诱因，如酗酒、服用损肝药物等导致肝功能迅速恶化，血清白蛋白明显下降等情况也会诱发腹水。案例中老张这次发病就是因为吃了不干净的食物后导致急性肠炎从而诱发腹水和感染。在诱因去除后，腹水较易消退。而逐渐发生的腹水常无明显诱因，伴有间歇性腹胀，日积月累后腹水持续增加并显露出来，不易消除。

三、肝硬化腹水的表现和危害

腹水对患者的影响与腹水的程度、发生速度、持续时间和是否有并发症有关。腹水形成缓慢、量少者，可以没有明显的症状，且难以察觉。随着病情进展，腹水量增多，患者的症状和疾病的危害会越发明显。突发的腹水，往往是肝硬化病情进展的重要标志；长期大量腹水，不仅引发不适，还会使行动不便，影响患者的生活质量。

（一）腹内压升高的相关症状

腹腔容量有限，当大量腹水形成时便会导致腹内压增高，胃肠道受到压迫，可出现消化不良、食欲下降、腹胀和腹痛表现；升高的腹内压还会使膈肌被迫上抬，影响肺的扩张，患者可出现呼吸困难（如胸闷、气短等）表现，这些症状在合并胸腔积液时会更加明显。

（二）脐疝

腹内压升高外加长期低蛋白血症导致腹肌无力，在压力作用下，腹腔内容物如肠管、网膜等，可向腹壁最薄弱的区域——肚脐处向外膨出，医学上称为脐疝。这可能使肠管发生嵌顿、坏死，增加了肠梗阻和腹腔感染的风险，好在随着腹水的消退，脐疝可以逐渐好转。

（三）低血压和休克

大量腹水形成，使得血管内的有效循环血量减少，血液浓缩、流速减慢，可引起低血压。当腹水合并突发的食管胃底静脉曲张破裂大出血时，导致有效循环血量大量丢失，全身各组织、脏器严重缺血、缺氧，细胞代谢紊乱、功能受损，称为低血容量性休克。休克患者情况危急，如抢救不及时，死亡率高。

（四）加重肝衰竭

腹水中的液体来源于血管里的液体。腹水的产生，就会导致血管里供应全身其他组织的有效循环血量减少，肝脏也难以幸免，流经肝脏的血流量会进一步减少，这加重了肝细胞的缺血、缺氧状况，加剧了肝细胞坏死和肝衰竭，可谓雪上加霜。

（五）腹腔感染的风险增加

腹水是细菌繁殖的培养基，这使得腹腔感染更易发生。肝硬化患者的免疫功能下降，肠道黏膜屏障功能降低，使得肠道细菌容易移位至腹腔，这种感染称为自发性细菌性腹膜炎。自发性细菌性腹膜炎可迅速发展为肝、肾衰竭，致使病情进一步恶化，是肝硬化患者死亡的主要原因之一。其典型的表现为畏寒、发热、腹痛或腹泻。腹腔内的微生物及其毒素等可侵入血液循环，激活宿主的细胞和体液系统，产生细胞因子和内源性介质，再作用于机体各器官、系统，影响其灌注，导致组织细胞缺血、缺氧、代谢紊乱、功能障碍，甚至多器官功能衰竭，这就是所谓的感染性休克或者脓毒血症。

（六）其他

如果肝硬化腹水病情得不到有效控制，导致机体出现水、电解质和酸碱平衡紊乱，可诱发肝性脑病；导致肾脏血流灌注不足，可出现肾衰竭等严重并发症。

四、肝硬化腹水的征兆及常规辅助检查

腹水是肝硬化的临床表现之一，通过增加的腹水找到病因或诱因，及时治疗，能够改善预后。如何感知腹水的出现呢？虽然它主要表现为腹腔里的积液，但可以首先出现双侧脚踝水肿，并逐渐向上蔓延，但头、面部及上肢常没有水肿。这时患者可能会感到常穿的鞋突然变得勒脚，一看足背——皮肤发亮，皮肤皱纹变浅、变少或消失；或者用手指按压足背、脚踝处会产生凹陷，数分钟后才恢复，这说明有双下肢的凹陷性水肿，就需

要警惕是不是同时伴有缓慢的腹水形成。此时可以关注近期有没有进行性的食欲下降、腹胀或早饱的症状，每日的体重和腹围是否有增加的趋势，测量24小时的总尿量是否小于总的水摄入量（正常情况下二者相差在500 mL以内），相差越大越有可能形成腹水，如果动起来感觉腹腔内有液体流动，这提示腹腔内的积液较多。若怀疑出现了腹水，应到医院就诊，做一下腹部超声就能轻松明确。

如果患者真有腹水，那就需要找医生咨询。医生往往会思考得更深入，他们会根据不同情况下出现的腹水进行病因鉴别，评估腹水的性质、量及是否合并感染，是普通性、顽固性还是复发性腹水，有无必要住院治疗。除了对患者进行详细的病史采集、体格检查，医生还会完成一些初步的实验室和影像学检查来帮助进行疾病的诊断和鉴别诊断，如血常规、肝功能、肾功能、凝血功能、肿瘤标志物、腹部超声或腹部CT等。有时根据病情的需要，在治疗前还需要做诊断性腹腔穿刺术，获取适量腹水以明确是否合并自发性细菌性腹膜炎，并排除肝硬化之外导致腹水的病因。

五、具有诊断和治疗价值的腹腔穿刺术

在实际临床应用中，腹腔穿刺术对于新发腹水和中、大量腹水是一项常规检查，具有诊断和治疗的双重价值。部分患者可能会对腹腔穿刺术心生惧怕或抗拒，但应知道这项操作是医生的基本功，属于熟练掌握的必备行医技能。其操作过程也很简单，医生先对腹壁穿刺点皮肤进行局部麻醉（简称局麻），通过穿刺针或穿刺导管穿刺进入腹膜腔中，在抽吸腹水的过程中就可以非常直观地进行腹水颜色观察，取少量（10~20 mL）腹水就能进行常规的生化检查，也可以进行病原体培养，或查找肿瘤细胞等；或者抽取较大量（通常＜3 000 mL）的腹水以缓解腹腔压力；或者往腹腔中注射药物以达到治疗作用。在操作结束后，医生会对穿刺点进行加压包扎，腹内压较高的患者常被建议使用多头腹带，以防止穿刺点渗液；穿刺部位2~3天就能结痂愈合。

穿刺部位避开了腹腔重要的脏器和血管，在穿刺之前还可使用超声定位，总体而言，腹腔穿刺术的并发症发生率非常低。可能的并发症包括穿刺针扎到肠管（肠管在腹腔内处于漂浮、可移动状态，穿刺针一般扎不到）、膀胱（在穿刺前医生都会告知患者排空膀胱，以免损伤）、血管（穿刺部位避开了血管），造成腹腔感染（严格的无菌操作可避免）。

大量腹水的患者通过放腹水可以快速缓解腹胀症状，不过放液不宜过多、过快，以防电解质紊乱、诱发肝性昏迷等。在大量放液后需束以多头腹带，以防腹内压骤降，内脏血管扩张而引起休克。在放液前后需测体

重、量腹围，以便观察病情变化。

六、肝硬化腹水的治疗

（一）医疗措施

腹水是失代偿期肝硬化的常见并发症之一，针对病因治疗是根本，同时还要兼顾其他肝硬化并发症及继发于腹水的疾病，如腹腔感染、肾衰竭等的治疗。肝硬化腹水的治疗目标是消除或基本控制腹水，改善患者的临床症状和生活质量，延长生存时间。医生会针对患者的具体情况，如腹水量、是否合并并发症及伴随疾病采取个体化治疗措施。对于没有症状、肝脏储备功能较好且对利尿剂敏感的患者，可于门诊治疗并定期随访，多使用常规治疗（一线治疗）方案。对于腹水伴有症状或顽固性或复发性腹水的患者，建议住院治疗，此时往往会在常规治疗的基础上联合二线甚至是三线治疗方案。顽固性腹水是指腹水量大，难以消退，利尿剂或放腹水等各种治疗方法无效或疗效差。复发性腹水是指在限盐及应用利尿剂的情况下，1年内腹水复发≥3次。

1.一线治疗方案

一线治疗是治疗腹水的常规治疗方案，包括休息，治疗原发病，限制钠盐的摄入量（针对不同人群，4~6 g/d为上限），合理使用利尿剂（如螺内酯、呋塞米及托伐普坦等），纠正低蛋白血症（静脉使用人血白蛋白）及避免使用肾毒性药物（肾脏是机体排出水的主要通道）。

2.二线治疗方案

对于顽固性或复发性腹水患者，这类人群常伴有腹水相关并发症，如腹腔感染等，则需要启动二线治疗方案，即在常规治疗方案基础上使用人血白蛋白、缩血管活性药物（如特利加压素、盐酸米多君等）及大量放腹水（>5 000 mL/d）治疗。

经颈静脉肝内门体分流术也是治疗肝硬化顽固性或复发性腹水的有效方法之一。它是通过介入的方法在门静脉与肝静脉或下腔静脉之间建立一条人工分流通道，从而降低门静脉高压，预防消化道出血和促进腹水吸收，可提高无肝移植生存率。

3.三线治疗方案

三线治疗方案包括肝移植、腹水引流泵或肾脏替代治疗等。对于肝功能很差或肝衰竭的肝硬化腹水患者，使用药物治疗，腹水难以消退，肝移植是目前终极治疗手段，但由于肝源缺乏、费用高昂等因素，使之不能成为一线治疗方案。

腹水引流泵是一种完全可植入、可编程和可充电的泵系统,可自动将腹水从腹膜腔转移至膀胱,并通过正常排尿消除腹水。该治疗方法可减少难治性腹水患者的穿刺需要,提高其生活质量,但可能导致肾衰竭,故慢性肾功能不全患者需慎用。目前,腹水引流泵在国内尚未被常规使用,尚缺乏使用经验。

肾脏替代治疗可通过清除体内的废物和多余的水分来维持体内的水、电解质和酸碱平衡,常见的治疗方法包括耳熟能详的血液透析等。血液透析是指在透析过程中血液被引流到体外,经过透析器净化后再输回体内。在有条件的医院,目前多采用腹水浓缩回输法,即应用透析器将自身腹水浓缩,将水、电解质及小分子物质(尿素、肌酐等)滤出,但保留腹水蛋白,这种方式可将腹水浓缩数倍、十多倍甚至数十倍。浓缩回输法既除去了体内的大量水分和钠盐,又提高了血浆胶体渗透压,可增加有效循环血量,增加肾脏灌流,缓和滤过功能,促进腹水消退。

如果考虑有腹腔感染,需要早期、正确、合理地使用抗生素。

(二)患者自我管理措施

对于肝硬化腹水的患者来说,三分治七分养,个人调理很重要。

(1)注意休息、运动和情绪。要保证充分的睡眠;每天坚持做一点运动,提高身体免疫力,但注意不能过度劳累;要保持心情舒畅。

(2)注意饮食。以清淡、低脂、低盐饮食为主,减少食盐(针对不同人群,4~6 g/d为上限)和脂肪的摄入量。应摄入高热量及适量的蛋白质,每日热量应维持在2 000 kcal,蛋白质为60~70 g,但如果伴有肝性昏迷,蛋白质的摄入量要减少为<50 g/d。多吃富含维生素的食物,食物应细软、易消化,建议以面食为主,不吃生冷、坚硬、刺激性及不洁的食物,以防止消化道出血及胃肠炎。

(3)注意不要饮酒,不要滥用药物,以免伤肝。

(4)注意尿量的变化情况,记录24小时的尿量。尤其是在应用利尿剂的时候,要根据每天尿量情况适当补钾,并定期复查电解质、肾功能等。

(5)对于有自发性细菌性腹膜炎的高危患者,可以使用氟哌酸预防感染。患者也应注意体温变化,如果出现腹痛伴发热的症状,要警惕自发性细菌性腹膜炎发生,及时就诊。

七、肝硬化腹水的预后

肝硬化患者在出现腹水后,疾病预后取决于肝硬化的严重程度、是否合并有其他并发症及机体的免疫力等。

如果只是单纯性腹水，没有自发性细菌性腹膜炎、消化道出血和肝性脑病等并发症，在经过积极病因治疗和改善肝功能、利尿、补充蛋白质等对症治疗后，腹水可以很快被吸收。乙肝、丙肝患者经过抗病毒治疗，酒精性肝硬化患者通过戒酒，可延缓肝硬化进展，生存期可达10年，在临床中已经看到不少这样的案例。现在随着抗病毒药物的升级，许多失代偿期肝硬化患者通过治疗可以逆转为代偿期肝硬化，表现为肝细胞功能改善，如白蛋白水平升高，凝血功能好转，不再出现腹水、肝性脑病等严重并发症，不需要肝移植也可长期存活，这些现象被称为肝硬化再代偿。如果患者有腹水并伴各种严重并发症，例如出现肝癌、肝肾综合征、自发性细菌性腹膜炎及败血症等，预后会变差，并可能死于其他并发症。

听完医生的讲解，老张明白了，他说："虽然我已经肝硬化了，但我还是要有战胜疾病的信心。在生活上我会按你们的要求照顾好自己，营养均衡，不乱吃东西，避免感染。坚持抗病毒治疗，配合保肝、利尿、预防感染等药物治疗。每3个月复查一次生化全套、腹部超声、血清甲胎蛋白等指标，有不舒服我也会随时来报到。好不容易退休了，也该好好享受一下生活了。"

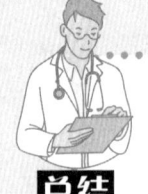

总结

肝硬化腹水是失代偿期肝硬化的常见并发症。它的出现常有诱因，如消化道出血、腹腔感染等，可表现为腹胀、腹痛、双下肢水肿、尿量减少等，严重时会出现感染、出血、休克、昏迷等症状，甚至会危及生命，及时就医和治疗非常重要。医生会通过详细的病史采集、体格检查、实验室检查、影像学检查、诊断性腹腔穿刺术等对腹水的性质、量及是否合并感染进行评估，明确腹水的病因。在治疗上医生会针对腹水的严重程度采取不同的治疗措施，包括休息、治疗原发病、控制水和钠盐的摄入量、合理使用利尿剂、纠正低蛋白血症、抽放腹水、经颈静脉肝内门体分流术、肝移植等。通过积极治疗和保持良好的生活习惯，可以改善患者的预后，甚至出现肝硬化再代偿。大量实例证明，只有心态良好的慢性疾病患者才能在康复之路上走得长远，故建议所有患者以积极的心态来配合治疗，战胜病魔，安享有质量的生活。

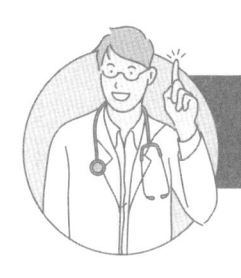

"小黄人"背后的肝病真相

家住在幸福村的黄先生最近天天愁眉苦脸。几个月前不知什么原因,黄先生的眼白(巩膜)及全身的皮肤突然都变黄了,尿液颜色也像浓茶一样,成了真正的"黄"先生。起初黄先生以为是水喝少了、橘子吃多了,可是黄先生的眼白、皮肤变黄且颜色一直不退,严重影响了黄先生的形象,于是他赶紧去县里的医院就诊。医生给黄先生做了一系列检查,肝功能结果显示血清总胆红素升高,"乙肝五项"的检查结果提示乙肝"小三阳",医生初步诊断为乙肝,并给黄先生开了一些护肝和退黄的药物。可是一段时间过去了,黄先生的症状依然没有缓解,他又看了很多家医院,几经周折,黄先生最后被诊断为吉尔伯特(Gilbert)综合征,经过简单的调理和休养,黄先生终于不"黄"了,他开开心心地出院了。

黄先生所患的吉尔伯特综合征到底是个什么病呢?相信很多读者都没有听说过这个病。其实,这是一种引起血清胆红素水平升高(高胆红素血症),也就是让人发黄的遗传病。引起血清胆红素水平升高的遗传病有很多,我们通常会从常见病入手去寻找病因,因而黄先生被诊断为吉尔伯特综合征花费了一些时间。下面就详细为大家科普一下高胆红素血症,以及遗传性高胆红素血症这一大类引起血清胆红素水平升高的疾病。

一、高胆红素血症概述

(一)胆红素代谢过程

胆红素是血液循环中衰老的红细胞在肝、脾及骨髓的单核吞噬细胞系统中分解和破坏的产物。在正常情况下,血液循环中衰老的红细胞被单核吞噬细胞破坏,释放出血红蛋白,然后代谢生成游离珠蛋白和血红素。在多种酶的作用下,血红素经过多步骤反应后被还原为胆红素。正常人因衰老红细胞破坏生成的胆红素占总胆红素的80%~85%,其余15%~20%来自含有亚铁血红素的非血红蛋白物质(如肌红蛋白)及骨髓中无效造血的血红蛋白,这种胆红素称为旁路胆红素。以上形成的胆红素称为游离胆红素,在血液中与白蛋白结合形成复合体,故也被称为非结合胆红素(又称间接胆红素）。以白蛋白为载体的非结合胆红素随血流进入肝脏，迅速被肝细胞摄取，经葡萄糖醛酸转移酶的催化作用与葡萄糖醛酸结合，形成结合胆红素（又称直接胆红素），随即直接被排入胆小管。一旦胆红素随胆汁排入肠道，就会在肠道细菌作用下生成尿胆原和尿胆素，其大部分随粪便排出，有极少量被重吸收入血的尿胆原从尿中排出。

（二）高胆红素血症的危害

正常人血清胆红素含量甚微。正常成人血清胆红素总量为3.4~17.1 μmol/L。肝细胞对胆红素有强大的处理能力，正常人每天从单核吞噬细胞系统产生250~350 mg胆红素，但正常人肝脏每天可清除3 000 mg以上的胆红素，因此正常人血清中胆红素的含量甚微。当血清胆红素含量超过17.1 μmol/L时称为高胆红素血症。体内胆红素生成过多，或肝细胞对胆红素的摄取、转化及排泄能力下降等均可引起血清胆红素含量增多。

适宜水平的胆红素对人体有益，过量的胆红素对人体有害。胆红素是人体内强有力的内源性抗氧化剂，是血清中抗氧化活性的主要成分，可有效地清除超氧化物和过氧化自由基，适当的高胆红素血症对心血管疾病、2型糖尿病等具有预防作用。在胆红素的代谢过程中，单核吞噬细胞系统产生的胆红素（称为游离胆红素）是有毒的脂溶性物质，易透过细胞膜对富含脂质的神经细胞可造成不可逆损伤。游离胆红素与血浆白蛋白的结合仅起到暂时性的解毒作用，肝细胞内胆红素与葡萄糖醛酸结合（结合胆红素）反应是对胆红素的一种根本性生物转化解毒方式。

（三）高胆红素血症的表现

1.皮肤、黏膜及巩膜的黄染

除了导致胆红素升高的原发疾病的相应表现外，血清中胆红素升高的直接表现是引起皮肤、黏膜及巩膜等黄染。胆红素为橙黄色物质，过量的胆红素可扩散进入组织造成黄染现象，这一体征称为黄疸。由于皮肤、巩膜、指甲床下和上颚等部位含有较多弹性蛋白，对胆红素有较强的亲和力，故易被黄染。黄疸的程度取决于血清胆红素的含量。当血清胆红素浓度超过34.2 μmol/L时，肉眼可见皮肤、黏膜及巩膜等黄染，临床上称为显性黄疸。若血清胆红素浓度超过17.1 μmol/L、不超过34.2 μmol/L，肉眼观察不到皮肤与巩膜等黄染现象，称为隐性黄疸。

2.尿色加深

由胆道阻塞（如胆管结石等）引起的高胆红素血症会导致尿色加深。在此种情况下胆红素主要为直接胆红素，其水溶性好，可改道从肾小球滤出，尿胆红素明显升高，使尿液的颜色加深，可呈浓茶色。另外，胆管阻塞排入肠道的直接胆红素减少，导致肠菌生成胆素原减少，粪便中胆素原及胆素（使粪便呈黄褐色）含量降低，胆道完全阻塞的人粪便可变成灰白色或白陶土色。

3.神经毒性表现

游离胆红素为脂溶性，易穿透细胞膜进入细胞，尤其是富含脂质的脑部基底核的神经细胞，干扰脑的正常功能，称为胆红素脑病或核黄疸。高胆红素血症是新生儿常见的疾病之一，部分新生儿可发生急性或慢性的胆红素脑病，是新生儿时期高胆红素血症最严重的并发症。高水平游离胆红素作用于苍白球、底丘脑核、海马体、下丘脑等中枢神经系统特定区域，可引起新生儿拒食、意识状态改变、肌张力升高或降低、角弓反张、发热、惊厥等临床表现，严重影响新生儿的生存率和生活质量。

（四）高胆红素血症的病因分类

根据前面的内容我们可以知道，高胆红素血症有两种类型：一种是高间接胆红素血症，另一种是高直接胆红素血症。在胆红素产生、处理和排泄过程，任何一个环节出现问题都可以导致血清胆红素升高。从病因学的角度来看，引起血清胆红素升高的病因可以分为4类。

1.胆红素生成增多

胆红素生成增多见于先天性或后天性溶血性贫血（如地中海贫血、遗传性球形红细胞增多症、不同血型输血后的溶血等）。由于大量红细胞被破坏，形成大量的非结合胆红素，超过肝细胞的摄取、转化与排泄能力。

2.肝脏处理胆红素的能力障碍

肝细胞严重损伤致其对胆红素的摄取、结合等功能降低，因而血中的间接胆红素升高。未受损的肝细胞仍能将部分间接胆红素转变为直接胆红素。一部分直接胆红素仍经毛细胆管从胆道排泄，另一部分则由于肿胀的肝细胞及炎症细胞浸润压迫肝内毛细胆管和胆小管，或因胆栓的阻塞使胆汁排泄受阻而反流入血液循环中，致血中直接胆红素亦增加。这种情况可由各种病因引起的肝炎（如病毒性肝炎、药物性肝损伤、肝硬化等）导致。

3.胆红素排泄受阻

胆道阻塞，阻塞上方胆管内压力升高，胆管扩张，致胆小管与毛细胆管破裂，胆汁中的胆红素反流入血。阻塞的胆管可以位于肝内，对应的疾病有肝内泥沙样结石、癌栓、寄生虫病（如华支睾吸虫病）等；其也可以位于肝外，对应的疾病有胆总管结石、狭窄、炎性水肿、肿瘤及胆道蛔虫病等。

4.先天性基因缺陷引发的胆红素代谢障碍或肝内胆汁淤积

一种情况，因遗传缺陷而使肝细胞摄取、结合和排泄的功能存在障碍所导致的血清胆红素升高，这种情况被称为遗传性高胆红素血症，有时候也被称作体质性黄疸，或者先天性或家族性高胆红素血症。还有一种情况是胆汁分泌和转运相关的基因缺陷，引起肝内胆汁淤积，相当于胆汁排出障碍，溶解在胆汁中的胆红素自然无法顺利排到体外，患者也会出现高胆红素血症，这种情况称为遗传性胆汁淤积性肝病。接下来我们就遗传性高胆红素血症进行讲解。

二、遗传性高胆红素血症的分类与典型疾病

总体而言，遗传性高胆红素血症属于罕见病，其发生率低，既往由于医疗水平有限，诊断率更低。随着检测方法的提升，很多隐藏、以往未查明的遗传病，都浮出水面。遗传性高胆红素血症可以分为两大类：①遗传性非结合性高胆红素血症，包括吉尔伯特（Gilbert）综合征、克里格勒-纳贾尔（Crigler-Najjar）综合征、Lucey-Driscoll综合征，以及原发性旁路性高胆红素血症。②遗传性结合性高胆红素血症，包括杜宾-约翰逊（Dubin-Johnson）综合征、罗托（Rotor）综合征等。

（一）遗传性非结合性高胆红素血症

1.吉尔伯特综合征

这是一种常见的遗传性高胆红素血症，为常染色体隐性遗传病，人群患病率为6%~9%，但存在明显的种族差异，通常在男性中更为普遍。最早由法国医生吉尔伯特在1901年首次描述了这个疾病，故而得名。本病是尿苷二磷酸葡萄糖醛酸转移酶1A1基因（*UGT1A1*）出现了突变，导致其产物尿苷二磷酸葡萄糖醛酸转移酶的活性下降至正常水平的30%左右，使非结合胆红素在体内蓄积引起的高胆红素血症。尿苷二磷酸葡萄糖醛酸转移酶是胆红素代谢的关键酶，是肝细胞内唯一能使间接胆红素转变为直接胆红素的酶。这种情况通常在青春期之后变得明显，有时候会有家族史。

吉尔伯特综合征引起的是间断、轻度间接高胆红素血症，血清总胆红素多在80~100 μmol/L，无转氨酶的升高。多数人在青春期发病，由于青春期雄激素浓度变化可改变胆红素代谢，从而引起血清胆红素升高出现黄疸表现，故而此病在青春期的男性中比女性更为常见。其黄疸的发作可由导致胆红素生成增加的状况触发，如禁食、溶血、感染、应激、体力活动、

月经期等。本病的血清胆红素升高程度不足以引起包括神经系统在内的器官或组织的神经毒性，患者症状通常比较轻微，一般情况良好，可能会感到疲劳或身体乏力，有时候皮肤和眼白也会变黄。有时候可能会被误诊为肝炎，因为它可以"模仿"肝炎的一些症状。

诊断这种病症主要依靠苯巴比妥试验和肝脏穿刺活检。不过，现在有了基因测序技术，也可以通过检测尿苷二磷酸葡萄糖醛酸转移酶1A1基因的突变来确诊。幸运的是，这是一种良性疾病，通常不伴有肝脏的器质性病变，除了血液中的胆红素水平可能会轻微升高，其他肝功能测试结果通常是正常的，所以一般无须药物治疗，休息和好好照顾自己通常可以帮助缓解症状。值得注意的是，疲劳、发热或饮酒会让症状变得更加明显。这个疾病的预后通常是很好的，不易发展成慢性肝炎、肝硬化或肝癌等更严重的疾病。案例中的黄先生就是这种情况。

2.克里格勒-纳贾尔综合征

克里格勒-纳贾尔综合征是一种不太常见的遗传病，与前面提到的吉尔伯特综合征一样，是一种常染色体隐性遗传病，也是由于尿苷二磷酸葡萄糖醛酸转移酶1A1基因突变所致，但是此病的尿苷二磷酸葡萄糖醛酸转移酶1A1活性严重缺乏甚至消失。其在婴儿时期就可以发病。根据胆红素水平及苯巴妥治疗反应，克里格勒-纳贾尔综合征分为两种类型。

类型Ⅰ非常严重。该种类型的尿苷二磷酸葡萄糖醛酸转移酶1A1活性完全或几乎完全消失，这意味着患者的身体几乎不能处理有毒的间接胆红素，导致胆红素在血液中积累到很高的水平，患者常在出生后几日内出现重度黄疸，血清胆红素＞340 μmol/L，容易发生胆红素脑病。在这种情况下患者会有明显黄疸，需要及时和持续的医疗干预。

类型Ⅱ相对没那么严重。该类型的患者体内保留了不足10%的尿苷二磷酸葡萄糖醛酸转移酶1A1活性，即患者的身体还是具有一定的处理间接胆红素的能力，但能力很弱。约50%的患者在1岁前出现黄疸，常表现为轻、中度黄疸，血清胆红素波动在103~340 μmol/L，经过积极的治疗很少会产生神经系统的问题。

要确诊这个疾病，医生通常会做基因检测。对于类型Ⅰ的患者，苯巴比妥治疗无效，因此在出生后1周内就需要使用光照疗法（使用蓝光照射皮肤，使患者体内胆红素在光的氧化作用下转变成水溶性的胆红素异构体，就可以从胆汁及尿液中排出）和血浆置换来帮助患者降低血清胆红素，患者在经过治疗后大多能存活至青春期之后，且无明显脑损伤，但疾病后期往往需要进行肝移植。目前肝移植被认为是能使类型Ⅰ患者获得较长生存期的唯一确定有效的治疗方法。对于类型Ⅱ，使用苯巴比妥治疗或光照疗法有效。现在，科学家们还在研究一些新的治疗方法，比如干细胞移植和基因治疗，但这些方法尚处于试验阶段。

至于预后，类型Ⅰ的患者通常不太好。由于非结合胆红素对脑组织有亲和力，新生儿出生2周内常会出现胆红素脑病的表现，如常出现肌肉痉挛、强直、惊厥、角弓反张等严重的表现，预后不良，多于2岁内死于胆红素脑病。而类型Ⅱ的患者情况会好一些，因为他们身体具备一定的处理间接胆红素的能力，部分患者有可能发生肝纤维化、肝硬化，但出现神经系统损伤的风险远低于类型Ⅰ的患者，预后相对较好。

3.Lucey-Driscoll综合征

Lucey-Driscoll综合征又称家族性暂时性新生儿黄疸，属于常染色体隐性遗传病，是发生在新生儿中的一过性以血清间接胆红素升高为主的重度或极重度黄疸。其发病率极低，是一种罕见的胆红素代谢性疾病，但病因、发病机制尚不明确。新生儿体内的尿苷二磷酸葡萄糖醛酸转移酶1A1活性约为成人的1%甚至更低，在出生后48小时内即出现严重的黄疸，血清间接胆红素＞340 μmol/L，病情十分凶险，患儿常在短期内死于胆红素脑病；如果患儿能存活，1个月后血清胆红素水平大多可恢复正常，除了胆红素脑病可能留下的后遗症，后期不会再出现此类严重的高胆红素血症。

该病的诊断主要依靠基因检测。治疗可选择光照疗法和血浆置换，病情严重者需要进行肝移植治疗，如果治疗及时血清胆红素可恢复正常，预后良好。

4.原发性旁路性高胆红素血症

原发性旁路性高胆红素血症又称为Israel综合征，1959年由Israel首次报道，十分少见。与一般情况不同，本病不是因衰老红细胞破坏过多，而可能为骨髓内红细胞或幼红细胞破坏过多，继之血红蛋白分解引起后续的高非结合胆红素血症，是一种常染色体显性遗传病。

本病通常在10~20岁首次发病，男女均可患病。本病不仅会导致皮肤和巩膜变黄（黄疸），还可能伴有贫血和脾脏变大表现。虽然这听起来很严重，但实际上患者的肝功能是正常的。

想要确诊该病，医生首先会做很多检查来排除其他可能的病因，必要时需要肝脏穿刺活检来帮助确诊。因为这种病很少见，目前医生们还没有找到一个固定有效的治疗方案，这意味着该病的治疗方案可能需要个体化制定。至于该病的预后，结合多位学者的病例报道发现本病患者在无特殊治疗的情况下可存活至正常寿命，本病导致的肝功能损害、贫血均不严重，可定期随访观察。

（二）遗传性结合性高胆红素血症

1. 杜宾-约翰逊综合征

杜宾-约翰逊综合征是一种较为罕见的常染色体隐性遗传病，因Dubin和Johnson在1954年首次报道而得名。该病在世界范围内的发病约为1/30万，在犹太人群中发病率略高，约为1/3000，一家人中可有多人患病。其发病机制是毛细胆管上多特异性有机阴离子转运蛋白（cMOAT）基因（*ABCC2/MRP2*）缺陷，使肝细胞内的结合胆红素及其他有机阴离子向毛细胆管内转移障碍，排不出去的结合胆红素逆流入血，引起高直接胆红素血症。这就好比工厂生产部门加工了一批产品成品，但销售部门不给力，没找到销售渠道，产品只能积压在仓库。

因为该病是遗传病，往往在患者出生时就已存在，但通常在青少年时期才开始出现症状。患者大多数表现为轻、中度黄疸（血清总胆红素在 50~100 μmol/L）和尿色变深，尤其是在劳累、生病或喝酒后。有些患者可能会感到疲倦、腹部不适或疼痛，或者有恶心和食欲下降的情况。本病若发生在新生儿时期，部分患儿可同时伴有短暂性的胆汁淤积，常伴有谷丙转氨酶、谷草转氨酶、碱性磷酸酶、γ-谷氨酰转移酶水平升高，但胆汁淤积的机制尚不清楚。

想要确诊该病，医生会检查血液中的胆红素水平，通常会发现直接胆红素水平较高，尿液检查也会显示胆红素水平升高。另外，患此病者的肝脏在腹腔镜检查下显示肝脏轻度肿大，肉眼下外观呈黑色或墨绿色；活检的肝组织常呈墨褐色或黑绿色线条样，镜下显示肝组织结构正常，肝细胞内有棕褐色颗粒色素沉着，因此又被称为"黑肝"。

在大多数情况下，单纯的杜宾-约翰逊综合征预后良好，不会影响到人的正常寿命，不需要特别的治疗；合并胆汁淤积的患者可使用熊去氧胆酸等治疗。本病应早期诊断，避免一切可能加重肝细胞损伤的不良因素，如口服避孕药、妊娠等。因为有机阴离子转运蛋白基因与药物代谢及药物毒性密切相关，确诊该病的患者在使用抗生素、抗肿瘤药、降脂药物时应谨慎。

2. 罗托综合征

罗托综合征于1948年由Rotor首先报告，是一种罕见的常染色体隐性遗传病。该病12号染色上的基因*SLCO1B1*、*SLCO1B3*同时突变导致有机阴离子转运多肽OATP1B1和OATP1B3的同时缺乏，致使肝细胞摄取、储存间接胆红素的功能障碍，将直接胆红素分泌到小胆管中的功能也出现障碍，从而引起高胆红素血症。此病血清中的直接胆红素和间接胆红素均升高，以直接胆红素升高更为明显。若要发展成本病，需要上述两个基因（*SLCO1B1*、*SLCO1B3*）及它们的等位基因同时突变，而之前提到的疾病中只需要1个基因及其等位基因突变就可以，所以本病的发病率极低（约1/100万）。

这个病通常发生在20岁以下的患者。大部分患者无症状，主要表现为黄疸，多因感染、怀孕、口服避孕药、喝酒（酒精）等而诱发；部分患者也可能会感到疲倦、食欲不好或者腹痛；血清总胆红素在50~100 μmol/L，也可以更高，直接胆红素升高占50%以上，尿胆红素也可升高，其他肝功能指标多正常。

诊断罗托综合征，医生会根据患者的症状、高胆红素血症的特点、尿中卟啉排泄增加和一些特殊判断肝细胞摄取和排泄功能的检查（如吲哚菁绿排泄试验、吲哚菁绿滞留率试验）来综合判断，*SLCO1B1*、*SLCO1B3*基因测序分析有助于明确诊断。这个病和前面提到的杜宾-约翰逊综合征很像，但是罗托综合征的患者肝脏大体形态、肝组织结构看起来是正常的，肝细胞内也没有颗粒状色素沉着。

罗托综合征是良性疾病，预后良好，不会发展为肝纤维化与肝硬化，通常不需要特别的治疗，但应注意类固醇激素等药物及妊娠都可能加重该病。本病所涉及的OATP1B1和OATP1B3可参与大量常用药物代谢，如青霉素、他汀类、利福平、氨甲蝶呤等；*SLCO1B1*、*SLCO1B3*基因中的有害突变均可能增加药物毒性风险，虽然相关研究报道尚少，但该类患者在使用上述药物时需警惕药物的不良反应。

三、遗传性高胆红素血症难以诊断的原因

遗传性高胆红素血症是一类由基因问题引起的疾病，这类疾病会导致血液中的胆红素水平升高。虽然这类疾病算不上罕见，但总体发病率低，且症状和实验室检查结果没有独特性，所以在日常的医疗实践中较难诊断。另外，基因检测费用较高，且并非所有医院都能提供这项服务，这进一步增加了这类疾病的诊断难度。因此，在临床实践中，医生通常需要先排除其他可能的肝脏疾病，最后才会考虑诊断这类小概率的遗传病。

四、关于遗传性高胆红素血症的一些问题

（一）遗传性高胆红素血症会遗传吗？

遗传性高胆红素血症是否会遗传，不能一概而论，其与父母携带的致病基因情况及患病所需的致病基因个数有关。对于单基因遗传病，即单一基因突变引起的疾病，比如吉尔伯特综合征，只需要尿苷二磷酸葡萄糖醛酸转移酶1A1基因发生突变就有可能发病。该病属于单基因遗传病，遗传方式为常染色体隐性遗传，就意味着父母需要同时给孩子一个致病基因孩子才能患上本病，如果父母仅一方是吉尔伯特综合征患者，那么孩子遗传本病的概率为25%；若父母双方均为吉尔伯特综合征患者，那么遗传给下一代的概率为100%；如果父母均非吉尔伯特综合征患者，但刚好双方都携带一个致病基因，那么下一代的患病概率为25%。对于常染色体显性遗传病，如原发性旁路性高胆红素血症，子代只要获得一个致病基因就会患病。如果父母仅一方患病，那么下一代患病的概率为75%；若双方均为患者，那么下一代不患病的概率仅为1/16。多基因遗传疾病由两对以上的基因共同作用所致，如前面提及的罗托综合征，需要12号染色上的基因*SLCO1B1*、*SLCO1B3*同时突变才能患病。对于多基因疾病，其致病基因可能在携带者长期与正常个体婚配的情况下被"冲淡"，使得病症减轻甚至消失，但也有可能在某些巧合下加重。

上述分析是通过概率计算对遗传性高胆红素血症是否会遗传做出解释，但想要精确知道子代的患病概率及预防疾病遗传，最好是在备孕前进行基因测序，明确父母双方致病基因的携带情况，尤其是双方之一已是患者或有遗传性高胆红素血症的家族史。需要特别提醒以下几点：①对于几乎所有的遗传病而言，产前诊断对于预防遗传病的发生非常重要。②许多隐性遗传病可能隐匿在显性基因下不表现出来，因而有威胁下一代健康的风险。③如果存在家族性疾病，近亲结婚生育应该严格避免。④如果自身已经患病，并且遗传概率很大，就需要好好考虑生儿育女的问题了，以免酿成悲剧。

（二）遗传性高胆红素血症会传染吗？

遗传性高胆红素血症不会传染。遗传和传染是两个不同的概念，遗传病是染色体上的基因出现了问题，亲代通过繁殖的方式传递给子代，而传染性疾病是病原体以某种方式（如密切接触、性接触、经口食入等）在人与人或人与动物之间传播。遗传性高胆红素血症虽然与一些传染性疾病如

病毒性肝炎一样均可引起血清胆红素升高，但前者不会传染，不会通过日常握手、拥抱、一起吃饭等途径传染。

（三）血清胆红素升高者都需要做基因检测吗？

血清胆红素升高最常见的原因还是前面说到的肝脏、血液、胆管的问题，遗传相关的血清胆红素升高是比较少见的。医生首先会积极寻找引起黄疸的常见原因，基因检测不是常规检测。如果黄疸反反复复，就像案例中的黄先生那样，在排除可能的常见病后，也会把遗传性高胆红素血症纳入考虑。医生会结合患者的家族史、发病情况及辅助检查等进行诊断，如果基因检测对于疾病的鉴别诊断有价值、有必要，那么医生会建议患者做此项检查。

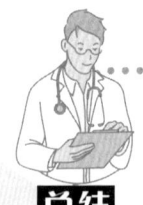

总结

遗传性高胆红素血症是一类先天基因缺陷导致血清胆红素升高的遗传病，该病不会传染。这类疾病以前被认为很罕见，但随着医学的进步，我们对这类疾病的了解越来越深，现在我们知道它其实并不稀有。虽然目前还没有研发出能够完全治愈它的药物和方法，但我们相信，随着科学的不断发展，我们最终能够找到治愈的方法。了解这些复杂的疾病及其机制可能有点难，但我们要知道，如果你或者你的家人有这种情况，应该及时去看医生，他们会给你专业的建议和最好的帮助。

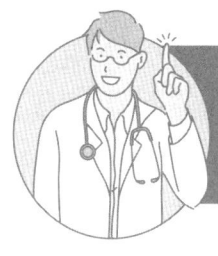

罕见病中的"幸运儿"——"铜娃娃"

半年前,一名17岁的花季少女,在常规体检时意外发现谷丙转氨酶水平增高明显,同时上腹部超声提示肝脏形态稍失常伴脾脏增大,考虑肝硬化可能。女孩曾在居住地各大医院检查,均未能明确肝硬化原因,便来到了四川大学华西医院。入院后,经全面系统性检查及分析,排除病毒性肝炎、代谢性肝病、自身免疫性疾病和血管性疾病所致肝硬化可能。进一步完善铜蓝蛋白检测发现该指标显著降低,同时尿铜检测也明显增高,眼科裂隙灯检查示"K-F环"阳性,临床考虑肝豆状核变性。进一步的肝脏CT提示代偿期肝硬化,胃镜提示食管胃底静脉轻度曲张,头颅MRI提示对称性基底节异常信号,经皮肝脏穿刺活检提示肝组织铜染色阳性,全外显子组测序结果提示*ATP7B*基因纯合突变,这些检查结果均支持肝豆状核变性所致肝硬化的诊断。

看到这样的结果,无论是女孩父母还是医生,心情都很沉重。如果能早点发现并治疗,或许女孩的病情也不会如此严重。为了减少类似遗憾事件的发生,接下来就来科普下肝豆状核变性的相关知识。

一、什么是肝豆状核变性

肝豆状核变性又称威尔逊病(Wilson病),是由*ATP7B*基因突变导致的以原发性铜代谢障碍为特征的常染色体隐性遗传病,由英国Wilson医生在1912年首先报道和描述。正是因为遗传性铜代谢障碍的原因,铜在患者体内各脏器(包括肝脏、脑豆状核、肾脏和角膜等)大量沉积,其中以肝脏和脑豆状核受侵害最为常见,故该病主要表现为慢性肝脏损害和/或神经、精神症状。

肝豆状核变性的人群发病率为0.5/10万至3/10万,患者同胞患病风险为25%,人群中杂合子或病变基因携带者频率为0.5%~1%,阳性家族史为25%~50%。绝大多数限于一代同胞发病或隔代遗传,连续两代发病罕见。

不同国家或地区的肝豆状核变性发病率存在较大差异。有专家推算我国约有数万例肝豆状核变性患者,尽管该病临床似乎并不罕见,但按其患病率处于罕见病边缘。2018年5月，国家卫生健康委员会等五部门联合制定了《第一批罕见病目录》，公布了121种罕见病，肝豆状核变性就被囊括在内。

二、肝豆状核变性的发病机制

肝脏是全身铜代谢的中心器官。正常人每日自肠道摄取少量的铜，铜在血中先与白蛋白疏松结合，在肝细胞中铜与α_2-球蛋白牢固结合成具有氧化酶活性的铜蓝蛋白。血液循环中90%的铜与铜蓝蛋白结合，铜作为辅基参与多种重要生物酶的合成。铜在各脏器中形成各种特异的铜-蛋白组合体，剩余的铜通过胆汁、尿和汗液排出。

肝豆状核变性的致病基因*ATP7B*定位于13号染色体长臂（13q14.3）。在生理情况下，*ATP7B*基因编码一种铜转运P型ATP酶（ATP7B蛋白），促进肝细胞内铜的跨膜运输。ATP7B蛋白不仅可将由肠道吸收入血的铜转运至反高尔基体网络并与铜蓝蛋白前体结合，形成功能性的全铜蓝蛋白入血，而且可以将铜转运至胆汁进而排泄到肠道。

ATP7B蛋白主要在肝脏表达，当*ATP7B*基因突变导致ATP酶功能减弱或消失，引起血清铜蓝蛋白合成减少及胆道排铜障碍，血清中过多的游离铜大量沉积于肝脏内，可引起肝细胞线粒体氧化应激反应并对脂质、蛋白质、DNA和RNA等分子造成损伤，进而导致肝细胞损伤、肝细胞脂肪变性，大量沉积的铜还可通过激活肝星状细胞，加速肝纤维化和肝硬化的发生发展。

当铜超过了肝脏的储存容量，肝细胞溶酶体（分解从外界进到细胞内的物质）无法容纳时，铜就会以游离铜的形式进入血液，并在脑部、肾脏、角膜、关节及肠道等部位过量沉积，产生肝脏外的铜毒性，引起相应的临床表现。

三、肝豆状核变性的临床特征

肝豆状核变性患者临床表现多样，因受累器官和程度不同而异，主要表现为肝脏和/或神经系统受累。以肝脏受累为主要表现的肝豆状核变性发病相对较早（＞2岁就可能发病），神经系统病变常较肝病晚10年出现（通常＞15岁）。

（一）肝脏疾病表现

以肝脏症状起病者平均年龄较小，且临床表现无特异性，多表现为慢性肝炎、肝硬化，少部分表现为急性肝衰竭。慢性肝炎年轻患者的临床特征、常规肝功能检查或组织学改变均无特异性，与病毒性或自身免疫性肝炎无明显区别。肝硬化早期可无或仅有轻微症状，肝功能检查各项指标接近正常，疾病可隐匿进展，出现为疲劳、厌食、黄疸、腹水、消化道出血等症状,并发肝细胞癌者较少见。目前临床以肝酶反复增高、不明原因肝硬化或急性肝衰竭为主要表现,就诊最后确诊肝豆状核变性者较多。

(二)神经、精神表现

神经系统症状可伴或不伴肝病表现。如果豆状核、小脑和黑质中铜达到毒性水平就会引起运动障碍。早期表现多不典型,可表现为动作协调能力下降、声音低沉、语速减慢、流涎等;随着疾病进展逐渐出现构音障碍、肢体震颤、肌强直状态、肌张力增加、共济失调、吞咽困难、不自主运动等典型症状,儿童患者初期可表现为书写和运动技能水平下降。

患者也可出现精神异常表现,肝豆状核变性患者出现的精神障碍可划分为情感障碍、行为障碍、精神分裂症状和认知障碍4种类型。早期精神症状仅限于细微的行为变化和学习、工作能力下降,轻者可表现为轻度人格和情感改变如性格改变、易激惹、行为古怪等,重者可出现严重偏执、精神分裂或抑郁等表现,精神症状可早发于神经或肝脏体征和症状,容易被误诊为精神、心理疾病。

(三)眼部表现

K-F环(角膜色素环)是肝豆状核变性的重要体征,是由铜沉积于角膜后弹力层所致,绝大多数见于双眼,个别见于单眼。K-F环位于角膜与巩膜的内表面上,呈绿褐色或金褐色,光线斜照角膜时看得最清楚,但早期常须用裂隙灯检查方可发现。K-F环可见于95%~100%的神经型患者和约半数肝病型患者,但在小于6岁的儿童中很少被发现。因此,K-F环阴性结果也不能排除肝豆状核变性。如治疗有效,K-F环可消失,且不影响视力。如果药物治疗的患者原有K-F环消失后重新出现,则提示该患者的治疗依从性差。

(四)其他系统表现

肾脏病变主要包括近端或远端肾小管酸中毒、肾结石、氨基酸尿、高钙尿、血尿等。骨骼关节系统病变包括早发性骨质疏松、骨关节病、关节炎等。心肌受累可引起心肌病、心律失常等。皮肤改变可见新月形蓝影,虽不常见但具有特征性。此外,还包括内分泌系统紊乱,如女性闭经、习惯性流产、男性乳房发育等。

四、如何诊断肝豆状核变性

对于有原因不明的肝脏疾病表现、神经症状或精神症状患者应警惕肝豆状核变性可能。临床医生根据青少年起病、典型的锥体外系症状、肝病体征、K-F环和阳性家族史等不难诊断。如果CT及MRI检查显示有双侧豆状核区对称性影像改变，血清铜蓝蛋白显著降低和尿铜排出量增高则更支持诊断本病。

血清铜蓝蛋白＜100 mg/L是诊断肝豆状核变性的强烈证据，但血清铜蓝蛋白降低并非肝豆状核变性所特有，还可见于其他原因导致的严重肝损伤、终末期肝病、肾病综合征、蛋白丢失性肠病、吸收不良和严重营养不良、先天性铜蓝蛋白缺乏症等。另外，该值在正常范围也不能排除肝豆状核变性可能。

尿液中排泄的铜代表可滤过的非铜蓝蛋白结合铜。在有症状的肝豆状核变性患者中，基础24小时尿铜排泄量通常＞100 μg（1.6 μmol），且尿铜越高诊断价值越大；而对于无症状的个体，24小时尿铜排泄量＞40 μg（0.6 μmol）时要高度怀疑肝豆状核变性。同时应注意以下几点：①该项检查对肝豆状核变性的诊断及疗效观察有重要意义，但应注意假阳性结果可见于收集尿液的容器被污染、大量蛋白尿带有铜蓝蛋白的丢失、其他有铜贮积增加的肝病或急性肝衰竭。②对于高度怀疑肝豆状核变性但24小时尿铜结果不支持诊断的儿童患者，可进行青霉胺激发试验。③铜代谢的单一指标常缺乏特异性，应联合检测血清铜蓝蛋白和24小时尿铜等指标来综合判断。

腹部CT或MRI等影像学检查可提示肝脏存在慢性损伤或肝硬化。在有神经或精神症状的肝豆状核变性患者中，头颅CT可见双侧豆状核低密度灶，部分患者可见基底节区高密度灶或钙化；头颅MRI可见基底节存在异常信号。

对无神经系统异常或K-F环的患者，当怀疑有肝豆状核变性时，有必要做肝脏穿刺活检进行组织学检查和铜染色或铜定量测定。肝组织铜染色有助于本病的诊断，而肝组织铜含量测定是诊断肝豆状核变性的重要指标。

随着基因检测技术的发展和检测费用的降低，通过检测*ATP7B*基因突变来辅助诊断肝豆状核变性变得越来越常见。肝豆状核变性基因突变以错义突变为主，主要为纯合突变及复合杂合突变，少部分患者只找到单一杂合突变。对于临床表现不典型而又高度怀疑肝豆状核变性者，可先行*ATP7B*基因的热点突变检测，无阳性发现者应筛查*ATP7B*基因全长编码区及其侧翼序列。

五、如何治疗肝豆状核变性

肝豆状核变性的治疗遵循尽早治疗、个体化治疗和终身治疗的原则。该病是为数不多可用药物治疗的遗传代谢性疾病，其长期预后取决于治疗的早晚，治疗越早，损害越轻，预后越好。肝豆状核变性一经确诊，应尽快开始药物治疗。患者对药物反应个体差异大，目前还没有适合所有肝豆状核变性患者的治疗药物，应根据患者情况选择适当的治疗方案。驱铜治疗不能纠正患者的基因缺陷，即使治疗效果良好，也不能终止治疗，停药会导致病情反复、恶化甚至出现肝衰竭。如果治疗无效或出现肝衰竭，部分患者需要进行肝移植。

肝豆状核变性患者在驱铜治疗过程中，还需要服用维生素B_6并遵循低铜饮食，勿用铜制的食具及用具。需要注意的是，肝豆状核变性患者在治疗过程中可能出现各种问题，如不及时发现和处理可导致严重后果。因此，在治疗过程中必须定期监测药物疗效、不良反应和依从性。

据报道，应用腺相关病毒8（AAV8）载体携带人ATP7B基因治疗肝豆状核变性小鼠模型，可以提供长期的铜代谢改善疗效，基因治疗可能是未来实现肝豆状核变性患者肝细胞铜代谢功能恢复的重要手段。

六、肝豆状核变性的预防

对肝豆状核变性患者的家族成员，建议检测血清铜蓝蛋白、血清铜、尿铜及ATP7B基因，对发现症状前纯合子者可以及早开始治疗，能显著改善预后。鉴于肝豆状核变性以常染色体隐性方式遗传，患病个体的每个同胞有25%的机会受累，有50%的机会为无症状携带者，有25%的机会不受影响，一旦在受累的家庭成员中确定了ATP7B致病变体，建议对高危亲属进行基因检测，并对有致病风险的孕妇进行产前检测和植入前遗传学诊断。目前认为，98%的ATP7B基因突变可通过序列分析检出。同为ATP7B杂合突变的人群不建议婚配，以免其子代携带纯合突变而发病。产前检查如发现胎儿的ATP7B基因为纯合或复杂杂合突变，建议终止妊娠，以杜绝患者来源。

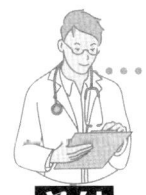

总结

肝豆状核变性是由ATP7B基因突变导致的以原发性铜代谢障碍为特征的常染色体隐性遗传病，以肝脏和脑豆状核受侵害最为常见，主要表现为慢性肝脏损害和/或神经、精神症状。根据青少年起病、典型的锥体外系症状、肝脏疾病体征、K-F环和阳性家族史等不难诊断，如果CT及MRI检查显示有双侧豆状核区对称性影像改变，血清铜蓝蛋白显著降低和尿铜排出量增高则更支持诊断本病。幸运的是，肝豆状核变性是目前为数不多可治疗的遗传病，早期及时、适当的治疗使得患者的生存期无异于正常人。在疾病的预防方面，建议肝豆状核变性患者的家族成员积极进行血清铜蓝蛋白、血清铜、尿铜及ATP7B基因检测。同为ATP7B杂合突变的人群不建议婚配，以免其子代携带纯合突变而患病。产前检查如发现胎儿的ATP7B基因为纯合或复杂杂合突变，建议终止妊娠，以杜绝患者来源。

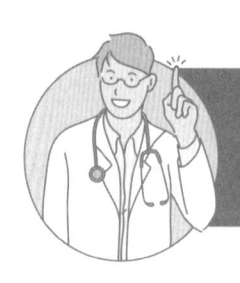

肝脏上长出的"水疱"，是怎么回事？

老张的儿子刚参加工作，拿到第一笔工资就给老张在医院办了一个体检套餐，可把老张乐坏了，直夸这小子有孝心。可拿到报告结果，老张却吓了一跳。原来，腹部超声提示老张有肝囊肿。老张赶紧挂了一个肝病科的专家号，忧心忡忡地问道："医生，我这检查报告说有肝囊肿，它是恶性肿瘤吗，我这个情况严重吗，需要进行手术治疗吗？"医生仔细看了腹部超声报告，尤其关注回声显影、包膜、大小情况，松了口气说："这肝囊肿是一种良性病变。"

肝囊肿是什么呢，在临床中为何如此常见，遇到了该怎样处理呢？

一、肝囊肿的定义

顾名思义，肝囊肿是肝脏上的囊性肿块，是一种良性病变，形状多为圆形或椭圆形，囊壁外层为胶原样组织，光滑整洁，囊内则包含液体，一般为清亮无色或淡黄色液体，不含细胞成分和胆汁，也不与外界连通。说白了，可不就是肝脏上长"水疱"了！这"水疱"可大可小，大可占据整个肝脏，小可如豌豆或米粒大小；也可多可少，多可密密麻麻，长满肝脏，少则孤孤单单，独自分布。它还可长在肝脏的任何部位，外可在肝脏表面，内可达肝脏实质。因此，每一颗"水疱"，都很有个性、风格迥异。

二、肝囊肿的分类

肝囊肿，具体分为几类呢？从病因上分类，肝囊肿可分为寄生虫性和非寄生虫性。前者以肝包虫病为典型，不过发病率较低，临床上并不常见，我们在此不作赘述。后者较为常见，根据来源可以分为先天性、创伤性、炎症性及肿瘤性肝囊肿，其中又以先天性肝囊肿最为常见，常说的肝囊肿，一般就是指先天性肝囊肿。从囊肿数目上分类，肝囊肿又可分为单发性肝囊肿和多发性肝囊肿。

三、肝囊肿的发病情况

早些年,医疗水平尚不发达,老百姓定期体检意识薄弱,肝囊肿检出率并不高。随着医疗水平及影像技术的发展,人民生活水平的提高及对身体健康的重视程度增加,肝囊肿有了一定的检出率。据统计,肝囊肿存在于2.5%~18.0%的人群中,大致发病率为5%。

我们在日常生活中发现的肝囊肿多为先天性肝囊肿,以单发多见,占1%~2%,其中男性发病率是女性的4倍,可见于各个年龄段的人群。其一般多发于20~50岁人群,但50岁以上人群的肝囊肿较年轻患者的肝囊肿明显更大,其中巨大肝囊肿几乎仅见于50岁以上女性。

四、肝囊肿的诱因及发病机制

又有人要问了,好好的,怎么就得了肝囊肿?是吃不好、休息不好,还是感冒发热、病毒感染引起的?怎么有的人患肝囊肿,有的人不患?

(一)肝囊肿的诱因

对于45岁以下的人群来说,年龄增加、肥胖、合并高血压、吸烟、长期用药都可能会增加肝囊肿的发生风险,情绪不良、熬夜、压力大和酗酒都会加重肝脏的负担,更容易诱发肝囊肿。

(二)肝囊肿的发病机制

从西医角度分析,先天性肝囊肿即真性囊肿的发病机制目前尚未完全阐明,多认为与胚胎期肝内胆管发育异常有关。其他肝囊肿,可能在肝脏外伤后血肿、肝组织坏死液化、肿瘤性疾病等基础上形成。从中医角度分析,肝囊肿的发生与不良的饮食习惯密切相关,"大鱼大肉""重油重盐"会逐渐影响消化系统的正常运转,肝胆系统作为消化系统的重要组成部分,必定会因不良的饮食习惯而加重负担,长此以往难免招致一系列问题。

五、肝囊肿的临床表现

患了肝囊肿一般会有哪些临床表现呢?我们在前面说过了,一般肝囊肿多于体检时发现,少有患者是因为急、慢性右上腹疼痛而就医,从而检查出肝囊肿,大多数患者没有明显的临床表现。总的来说,肝囊肿的临床表现因囊肿大小、位置、性质、数量、有无压迫邻近器官及有无并发症而异。研究表明,约20%的肝囊肿患者会出现一些临床表现,以下为较典型的临床表现。

（1）右上腹疼痛。疼痛感是怎么来的，是囊肿本身疼痛吗？不是的，较大或位置靠边缘的肝囊肿会引起肝脏表面包膜的张力增加，而包膜上的神经较丰富，对牵张刺激感受较明显，因此会感到腹痛，其性质多为钝痛、隐痛。

（2）腹胀。腹胀多见于较大的肝囊肿，当肝囊肿大到足够压迫胃肠时，就会出现腹胀、食欲下降等症状，常在进食后加重。

（3）梗阻性黄疸。位于肝门附近的大囊肿，容易压迫胆管，从而引起梗阻性黄疸，患者会出现皮肤和黏膜黄染、血清胆红素升高、乏力、皮肤瘙痒等表现。

（4）其他较为少见的临床表现。在一些特殊情况下，例如当肝囊肿发生感染时，可能出现发热、畏寒等症状，而当外力撞击肝囊肿部位造成囊肿破裂出血时，则会发生急性腹痛，这种情况虽少见，但临床上并非没有类似案例发生。

早些年，医疗检查手段尚未如此先进，以视、触、叩、听为基本方法的体格检查是临床医生的重要法宝，医生以此来判断是否可能患肝囊肿。那患了肝囊肿有什么特殊的体征吗？目前没有统一的说法。有些肝囊肿一套检查下来也没有发现任何异常，有些肝囊肿由于个头较大或位置靠近肝脏边缘，医生会视及或触及肝区异常突起（此处应注意与其他恶性占位性病变鉴别），叩及肝区疼痛、肝界扩大等。患者一旦有了阳性体征，医生就要敲响心中的警钟了。因此，大家要注意日常体检，早发现、早治疗，尤其是在有了较明显的临床表现时，切不可抱有侥幸心理，要及时到正规医院专科门诊就诊。

六、肝囊肿的诊断和鉴别诊断

（一）肝囊肿的诊断依赖影像学检查

凭借临床表现和一般的体格检查，不足以诊断肝囊肿，想要诊断肝囊肿还得依靠影像学检查。其中，腹部超声作为经济、方便、实用的检查手段，是诊断肝囊肿的首选方法，几乎适用于所有肝囊肿患者。因为它可以清晰地显示肝囊肿的大小、形态、位置、数目、质地、包膜是否完整等。在超声探头下可发现肝囊肿部位表现为液性暗区，内部透声好，边界清晰，边缘整齐光滑。但有时候我们会在超声报告单上看到这样一句话：肝囊肿？建议进一步检查。在这个时候，检查手段可能就需要升级了。比如腹部强化CT，适用于腹部超声无法明确占位性质的患者，也可用于鉴别肝脏恶性肿瘤及分辨囊内出血或感染的情况。如果一些肝囊肿，连CT都无法确定，就需要进行肝脏MRI增强检查。有了以上影像学检查手段，肝囊肿在日常诊疗中就能够被临床医生牢牢地捕捉住。

一些实验室的血清学检查，比如血常规、尿常规、肝功能等在没有明显的临床表现或并发症的肝囊肿患者中，是不存在明显异常的，也不具有特殊提示意义。但若合并感染、发热等症状，血常规中白细胞及一些炎症指标可能会提示异常；若肝囊肿合并胆管梗阻，出现黄疸，那么肝功能也会出现异常，表现为血清胆红素升高、转氨酶升高等，甚至尿常规中也能查到尿胆原、尿胆红素等。

（二）鉴别诊断不可掉以轻心

临床医生结合以上的临床表现、体格检查、患者的病史及各种先进精准的影像学检查，不难诊断肝囊肿，但还是应注意避免误诊、漏诊。因为右上腹疼痛、腹胀、黄疸等症状，并非肝囊肿一病专属，某些肝脏恶性肿瘤也可以有类似表现。合并感染的肝囊肿与肝脓肿同样存在相似的临床表现甚至相似的血清学检查结果，这要求临床及影像医生好好配合以鉴别出二者的区别，确保不误诊一例，也不漏放一个。

七、肝囊肿的治疗

（一）小囊肿无须治疗

一般来说，体积较小（直径<5 cm）且没有明显临床症状的肝囊肿不需要治疗，但需要定期随访，每年定期复查1~2次腹部超声，关注肝囊肿的大小、数量、性质等是否发生变化。

（二）大囊肿有多种治疗方法

其他体积较大并产生压迫症状的肝囊肿一般无法通过服用药物解决，目前常用的处理方法有非手术治疗和手术治疗。其治疗原理也很简单："水疱"里有"水"，要么采用抽吸引流方法消灭"水"；要么消灭"水疱"，即直接削掉一半或者整颗"水疱"；要么直接换肝。以下是详细的治疗方法。

1.囊肿穿刺抽液术

囊肿穿刺抽液术主要用于表浅的较大的（直径>5 cm）肝囊肿的治疗。它依靠超声定位引导，经皮穿刺吸引出囊液。类似于用针管去抽吸一个充满了水的气球，水抽光了，球就随之瘪了。这样肝囊肿对周边器官组织的压迫也解除了。该方法虽然操作简单，但术后囊液可能会继续产生填充囊腔，即有很大可能需要反复抽吸，反复进行有创操作，随之而来的问题就是囊内感染。

2.囊内注射硬化剂

囊内注射硬化剂（如无水乙醇、聚桂醇等）属于非手术治疗，它是在囊腔内注入无水乙醇等硬化剂，破坏囊壁内衬的上皮组织，即破坏了产生囊液的源头，源头被阻断了，囊肿也就不会继续长大。

3.囊肿去顶术

囊肿去顶术属于手术治疗，该方法切除部分囊壁并将囊液吸净，止血后使囊腔向腹腔内开放，在不损伤肝实质的情况下破坏掉囊肿，但前提是需要确认囊液中不含胆汁。若肝囊肿合并囊内出血，则需与胆管囊腺瘤相鉴别，这种情况建议进行肝囊肿切除术。

4.囊肿切除术

囊肿切除术属于手术治疗，其目的是直接切除囊肿，适用于位于肝脏边缘或蒂状突出的肝囊肿，可将其全部切除。

5.肝移植

肝移植的目的是从根本上治疗肝囊肿。单纯性肝囊肿确实不至于如此，但临床上会有少部分患者罹患多发性肝囊肿，它属于渐进性疾病，随着囊肿数量和大小的发展，会逐渐影响患者的消化系统功能，同时也会伴随其他脏器的多囊性病变，如多囊肾，严重者甚至会发展为肝衰竭、肾衰竭等。到了这一步，肝囊肿抽不完，切不净，真切干净了，健康的肝组织也不剩多少了，在这种情况下，唯一能挽救生命的办法就是肝移植。

（三）肝囊肿的特殊处理

其他一些特殊囊肿，比如寄生虫性肝囊肿则要根据患者的实际情况选用相应的抗寄生虫药物等；合并感染、发热、出血、黄疸等的肝囊肿，也要及时行抗感染、保肝、对症及支持等治疗。

八、肝囊肿的预后

谈到恶性肿瘤，都会有一个疑问，那就是还能活多久？对比之下，作为良性疾病的肝囊肿预后是怎样的呢？普通单纯性肝囊肿患者完全无须纠结，一般预后较好，不会影响寿命；至于肝囊肿切除术后的患者，虽有复发的风险，但是肝囊肿几乎不会恶变。

···· 肝脏上长出的"水疱",是怎么回事?

九、肝囊肿的预防及管理

虽说肝囊肿是一种良性疾病,似乎对我们的身体健康危害并不大,但如果囊肿过大、过多,或者长的部位比较特殊甚至压迫了大血管或脏器,或有破裂、感染的危险,就需要进行治疗。所以我们最好定期体检,可以及早地发现肝囊肿,在平时一定要做好相应的预防措施。那应该怎样进行预防呢?

在日常生活中,要注意健康饮食,饮食清淡,低糖、低脂食物有利于减轻肝脏负荷;合理科学饮水,促进胰液和胆汁的分泌;补充维生素;忌酒,酒精对肝细胞有毒性作用,喝酒伤肝的道理相信人人都知晓;避免乱吃药,尤其是一些肝毒性药物,如抗生素、镇痛药、避孕药、降脂药、降糖药及中老年人信赖的一些"保健品"等,切不可随意过量服用;忌熬夜,养成早睡早起等良好的生活习惯,多锻炼,但不要让自己处在一个疲劳的状态,每周进行适当合理的有氧运动;保持心情愉悦。

若患者已经确诊肝囊肿,以上事项仍要继续保持和注意。建议不要频繁地更换医院和医生,肝囊肿的疾病管理中定期随访很重要,与熟悉自己和自己也熟悉的医生相互配合,才能取得更好的预后。

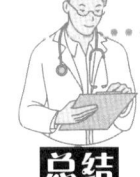

总结

在肝囊肿是肝脏上的囊性肿块,囊内包含液体,是一种良性病变,在多数情况下(约80%)没有症状。体积较小(直径<5 cm)且没有明显临床症状的肝囊肿不需要治疗,仅需要定期随访。体积较大并产生压迫症状的肝囊肿可予以处理。腹部超声经济、实用,是诊断肝囊肿的首选方法。肝囊肿不是可爱的"小泡泡",但也不是令人闻风丧胆的"毒水疱"。科学认识、科学诊断,根据不同的情况进行正规随访或治疗,进行科学预防与管理,便可将肝囊肿对我们健康的威胁降到最小。

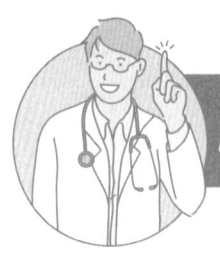

肝血管瘤，到底是不是肿瘤？

张女士今年50岁，最近因为工作繁忙经常熬夜，自觉疲乏、右上腹隐痛不适，于是到医院体检。肝脏超声检查发现张女士肝脏里长了个直径3 cm的血管瘤。虽然医生告诉她肝血管瘤是良性的，对健康并无妨碍，一般不会癌变，让她不必紧张，定期复查就行，但她还是很焦虑，每天都觉得右上腹疼痛，吃不下饭，也睡不着觉。

随着健康体检的普及和影像学检查手段的进步，肝血管瘤的报告结果经常会出现在人们的体检单上，但这常常给人们带来困扰。肝血管瘤易与肝癌相混淆，过度治疗的事件也时有发生，甚至影响患者的身心健康，导致患者经济受损。那么肝血管瘤是肿瘤吗，会对人体造成伤害吗，需要怎样治疗呢？下面我们就来详细地谈一谈。

一、肝血管瘤并非真正的肿瘤

在医学上，一般将肿瘤分为良性和恶性两大类。非常幸运，这里所谈及的肝血管瘤就是肝脏最常见的良性肿瘤。肝血管瘤通常被认为系胚胎发育过程中血管过度发育或分化异常导致的血管畸形。它可以长在肝脏的任何地方，可以是单个，也可以是多个，甚至可以弥漫地长满整个肝脏。肝血管瘤大小差异也很大，小的像绿豆一样直径仅有几毫米，更小的只能在显微镜下才能被发现；大的像大西瓜一样可以占据腹腔及盆腔，可重十几千克。

肝血管瘤通常由肝动脉供给营养，它的结构类似于石榴，最外层是薄薄的纤维隔膜，里面是大量血管和纤维组织。根据纤维组织从多到少，肝血管瘤可分为硬化性血管瘤、血管内皮细胞瘤、毛细血管瘤和海绵状血管瘤。其中海绵状血管瘤最多见，占96%。海绵状血管瘤形态多样，有圆形、卵圆形、不规则形等，其表面不平或有脐凹，切面像蜂窝一样，里面充满着血液。部分患者除肝脏上长血管瘤外，还同时合并皮肤及其他器官的多发血管瘤，称为血管瘤病。

肝血管瘤由于临床症状不明显，通常在健康体检时被偶然发现。肝血管瘤的发病率约为1.5%，男女比例约为1.3∶1，高发年龄段为40~60岁，约占58%。肝血管瘤大多生长缓慢，绝大部分无恶变倾向，可终身共存，但仍有部分患者因肝血管瘤的进展出现腹痛表现，或因瘤体自发破裂而出血，该病存在一定的致命风险而需进行治疗。

肝脏里面为什么会长肝血管瘤呢？目前其发病机制还不是特别清楚，但是以下几个因素可能参与其中：①先天因素。由胚胎发育过程中先天性肝脏末梢血管畸形引起，这种情况大多有遗传倾向。②雌、孕激素的水平。在女性青春期、怀孕、口服避孕药等情况下，雌、孕激素水平升高，会使已有的肝血管瘤生长。③其他因素。肝脏内的血液循环是有一定速度的，如果血流速度减缓，肝脏内部就会出现静脉血流淤滞，血管就会呈海绵状扩张，久而久之形成血管瘤。炎症导致肝脏局部损伤坏死时，周围血管充血扩张，形成空泡状，也可形成血管瘤。外伤后肝脏内出血，血管通畅继而扩张形成血管瘤。

二、肝血管瘤的症状

根据肿瘤直径，将肝血管瘤分为3级：小血管瘤（直径＜5 cm）、大血管瘤（直径为5.0~9.9 cm）和巨大血管瘤（直径≥10 cm）。小的肝血管瘤一般没有任何临床症状，但若肝血管瘤过大（直径＞5 cm）压迫邻近组织和脏器，或者生长在某些特殊部位，以及在破裂出血、瘤体坏死等情况下可以引发以下症状。

（1）肝血管瘤压迫肝门部。肝门部为肝脏血管、神经、胆管进出的地方，若血管瘤长在肝门部，可压迫胆道引起胆道梗阻，出现尿黄、眼黄、皮肤发黄表现；压迫肝静脉和/或下腔静脉可导致布-加综合征，表现为肝脏增大、右上腹腹痛、腹水、黄疸和肾衰竭等。

（2）肝血管瘤压迫胃肠道。肝血管瘤压迫胃肠道可出现右上腹不适、食欲下降、餐后饱胀感、嗳气、消化不良、恶心、呕吐等症状。

（3）肝血管瘤破裂出血。虽然肝血管瘤有破裂出血的风险，但并不像想象中的气球那样，一戳就破。其实直径在5 cm以下的肝血管瘤一般不会破裂出血，但瘤体过大（直径＞5 cm）或囊壁薄，尤其是靠近肝表面的血管瘤，会因外力作用，甚至自发破裂出血，出现剧烈腹痛、晕厥等症状，这种情况十分危险，需要立即就医。

（4）肝血管瘤瘤体坏死。一些巨大的肝血管瘤因血供不足可出现瘤体坏死，引起发热、易疲劳等症状。

（5）情绪障碍。部分患者会因为肝血管瘤产生焦虑情绪，如对肿瘤继续增大的担心、手术风险的恐惧及治疗花费的顾虑等。

三、肝血管瘤的诊断

如前所述，肝血管瘤通常缺乏特异性临床表现，因此目前诊断肝血管瘤主要依赖于影像学检查。多种检查手段的联合应用，可极大提高肝血管瘤诊断的准确率。其中常规首选超声检查，可结合CT、MRI及必要时使用数字减影血管造影（DSA）等进行综合判断。在鉴别诊断方面，主要与原发性肝癌、转移性肝脏肿瘤区分。

（一）超声检查

超声检查价格便宜、简便易行、普及率高、无创伤、安全可靠、可短期反复动态观察病灶变化、获得信息多，是首选的检查方法。肝血管瘤在腹部超声下的典型表现为圆形或椭圆形、密度均匀、边界清晰的高回声，加压变形；呈低回声者多有网状结构，较大的血管瘤呈混合回声。对腹部超声表现不典型的患者，可考虑选择肝脏超声造影检查，提高诊断的准确率。典型的肝血管瘤超声造影表现为"快进慢出"的增强特点，而典型肝细胞癌超声造影的影像学特征是"快进快出"，此征象有一定的鉴别价值。

（二）CT检查

若超声检查仍无法明确诊断为肝血管瘤，可采用CT平扫和增强扫描方式，但其检出和诊断肝血管瘤的灵敏度和特异度略逊于MRI检查。在CT平扫下，肝血管瘤呈圆形或类圆形低密度影，边界清晰，密度均匀；在CT增强扫描下，造影剂在肝血管瘤内同样也呈"快进慢出"的特点。

（三）MRI检查

MRI在肝血管瘤的诊断上灵敏度和特异度高，常采用平扫和增强扫描方式（常用对比剂为二乙烯三胺五乙酸钆），其动态扫描的增强模式与CT检查相似，呈"快进慢出"。肝细胞特异性造影剂钆塞酸二钠动态增强MRI诊断肝血管瘤准确率最高，可发现直径＜1 cm的肝血管瘤。

（四）其他检查

DSA是一种微创检查，用于本病多无必要，但在鉴别肿瘤良恶性或进行栓塞治疗时有较好的应用价值。全身PET-CT，对于排除代谢活跃的恶性肿瘤有一定价值。当CT和MRI的特征性征象已能明确诊断时，则不必再行上述2种价格昂贵或有创检查。

无症状患者需结合2~3种影像学检查进行综合判定。有症状患者结合临床表现及2~3种影像学检查结果，一般均可诊断。如仍不能确诊，可考虑腹腔镜下活组织检查或手术切除病理学检查以确诊。经皮肝脏穿刺活检准确率低且有导致出血的风险，一般不推荐。对于原发性肝癌或转移性肝脏肿瘤高风险患者建议行MRI或CT增强检查，以区别小血管瘤与小肝癌，多发肝血管瘤与转移性肝脏肿瘤。

四、肝血管瘤的治疗

肝血管瘤通常无须特殊治疗，因为它本质上是一种血管畸形，无恶变倾向。如果诊断明确，但是又没有明显的临床症状，即便是巨大的肝血管瘤，在很多情况下都可以观察并且半年或1年定期随访复查。

（一）肝血管瘤的治疗时机

当肝血管瘤较大（直径>5cm）且合并以下危险因素时，建议酌情考虑治疗。

（1）有伴发症状或者出现严重并发症。如压迫胆管引发黄疸，压迫门静脉导致门静脉高压，压迫下腔静脉导致布-加综合征时，需咨询医生意见酌情治疗。

（2）肝血管瘤自发或外伤性破裂可能给患者带来致命后果，需及时行外科手术治疗。

（3）直径>10 cm的肝血管瘤如继续增大，甚至短时间内快速增大（每年直径增加>2 cm），则可能诱发症状和相关并发症，建议咨询医生意见酌情治疗。

（4）临床诊断不确定的疑似肝血管瘤，特别是具有肝炎、肝硬化、肝癌或其他恶性肿瘤病史者，建议密切随访，适时果断治疗。

（5）肝血管瘤导致严重焦虑等精神症状，需慎重考虑治疗。

（6）在某些特殊情况下，如巨大肝血管瘤患者是重体力劳动者或运动员或准备怀孕的妇女，或血管瘤突出到肋弓以外且患者较瘦弱，破裂出血的风险较大时，需咨询医生和认真权衡利弊后再决定是否治疗。

（二）肝血管瘤的治疗方式

1. 手术切除

手术切除疗效比较好，但可能会出现一定的创伤，有发生大出血的风险，并且恢复期也比较长，相比其他方式治疗费用也比较高。手术有开腹切除和腹腔镜下切除两种，方式包括肝血管瘤剥除、部分肝叶或肝段切除、半肝切除等。而对于那些存在已经弥漫生长的肝血管瘤（体积超过50%肝体积）、无法切除的巨大肝血管瘤或肝功能严重失代偿等情况者，也可以进行肝移植。

2. 射频消融

射频消融是目前应用较多的肝血管瘤微创治疗方法，其采用高频电流对肝血管瘤主要动脉供血区进行烧灼，毁损肝血管瘤，使瘤体缩小，从而缓解症状。射频消融主要适合于肝血管瘤周围无大血管、胆管及重要脏器且凝血功能良好的患者或伴有全身其他脏器功能损害不能耐受手术切除的患者。治疗方式包括经皮肝血管瘤射频消融、腹腔镜下或开腹肝血管瘤射频消融。射频消融疗效确切，并发症发生率低，但是也有出现严重并发症，如术后出血、坏死组织感染、脓肿形成、胃肠道穿孔、肝衰竭、胆管损伤、门静脉血栓、血红蛋白尿、肾功能损害等的风险。

3. 肝动脉介入栓塞术

肝动脉介入栓塞术为肝血管瘤的治疗提供了一条安全有效的途径。这种方法的优点是创伤小、花费少、术后恢复快，适应证较广，特别适合于肝血管瘤周围有重要结构、手术切除风险较大的患者，伴黄疸或凝血功能障碍的患者及不能耐受手术或不愿接受外科手术的患者。目前常用的方法是用导管将药物送达瘤体内，药物能破坏血管内皮细胞，使瘤体供血小动脉闭塞，肝血管瘤纤维化，终止肝血管瘤生长，促使瘤体缩小，改善临床症状。肝动脉介入栓塞术的近期疗效比较确切，但缺点是远期复发率相对较高，且有造成异位栓塞的风险。

总结

肝血管瘤实际上是一种血管畸形，属于良性病变，大多生长缓慢，一般没有临床症状，如果肝血管瘤过大压迫周围组织或器官，可能导致黄疸、腹水或者消化道症状。其诊断主要依靠影像学检查，包括肝脏超声、CT或MRI等，可确认肝血管瘤的大小、数目和部位。肝血管瘤通常无须特殊治疗，仅需要定期复查。但如果瘤体较大（直径>5 cm）引发中、重度的不适（如腹胀、腹痛、消化不良），或出现严重并发症（如黄疸、腹水），或肝血管瘤自发或外伤性破裂，或瘤体进行性增大，或与恶性肿瘤不能区别的肝血管瘤，或肝血管瘤引发严重的焦虑等精神症状，以及在某些特殊情况下，需酌情考虑手术切除、射频消融或者肝动脉介入栓塞术治疗。具体的治疗方式需要根据患者身体情况和经济条件个体化选择。此外，如果发现肝血管瘤，一定不要过度紧张、恐惧，要保持心态平和及情绪稳定。在生活中避免过度劳累和剧烈运动，从而避免肝区受到外力的碰撞。当然最主要的是要定期复查，如果发现瘤体快速长大或者有并发症出现，应该及时进行诊疗。

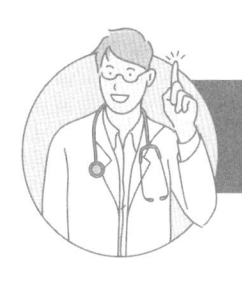

肝脏里怎么会长出石头？

12月的寒冬深夜，外卖员小王接到独自住在农村的母亲的电话。母亲虚弱地问他："儿啊，你忙不忙，吃晚饭了吗？"听到母亲虚弱的声音，小王焦急地询问："妈，您怎么了，身体不舒服吗？"母亲虽然不想打扰小王，但虚弱的身体让她只能求助："儿啊，妈常年胃病，最近几个月一直胃痛，这几周痛得越来越厉害。昨天开始发热，吃了村里医生的药也没好转，今天发热得更厉害了，起床都撑不起来了。"小王听到母亲病情如此严重，立即回到家中将母亲送往医院。

在医院急诊科，马医生为小王母亲进行问诊和查体，并安排了腹部CT和血常规、血生化等检查。几个小时后，小王拿着报告再次来到马医生的诊室。马医生看了报告后说："你的母亲得了肝内胆管结石伴胆管炎。"小王急切地问道："肝内胆管结石，这是什么，严重吗？"马医生解释道："就是肝脏里面长了结石，你的母亲目前炎症较重，肝功能有些异常，目前需要住院治疗，我们先进行抗感染治疗，待病情好转后再进行手术。"小王听到该病可以治疗，心情稍缓，赶紧为母亲办理住院手续。把母亲安置妥当后，小王来到医生办公室，向收治母亲的张医生了解具体情况。张医生也耐心地向小王讲解了他母亲的详细病情和后续治疗方案。

一、肝内胆管结石概述

我们把肝脏内长的"石头"称为肝内胆管结石，这是一种常见的胆道结石病。很多人可能对肝内胆管结石并不了解，虽然也有些人对这个疾病有所耳闻，但不知道它的危害到底有多大。肝内胆管结石往往是指发生在肝内胆管的结石，即左右肝管汇合部以上的结石，其好发于左右肝管汇合处或左肝内胆管。该病可单独发生或者伴发肝外胆管结石。肝内胆管结石按组成成分可分为胆固醇结石、胆色素结石及混合性结石。其中胆色素结石占绝大多数。

肝内胆管结石在亚洲部分地区非常流行，特别是在中国、日本和韩国等东亚国家较为普遍，一些地方的发病率甚至可达到50%。该病发病与否与环境因素和种族因素有关，进一步的研究发现移民到美国的中国人和日本人肝内胆管结石发病率与美国本地居民无差别，说明环境因素比种族因素更加重要。流行病学调查发现肝内胆管结石的发病率在农村高于城市，低收入者高于高收入者，上述差别可能与细菌感染和寄生虫感染有关。

二、肝内胆管结石的病因及发病机制

肝内胆管结石的致病因素众多，主要有胆道感染、胆道梗阻、胆道寄生虫、遗传与环境、代谢等因素。胆道感染是导致肝内胆管结石形成的重要原因之一。细菌（如大肠埃希菌、克雷伯菌等）进入胆道系统，引起胆管炎症，导致胆汁中的黏蛋白增多和胆色素沉积，从而形成结石。华支睾吸虫（肝吸虫）感染可导致胆管炎症和胆管上皮增生，寄生虫和其卵壳成为结石的核心，逐渐形成结石。由于胆管解剖位置的原因，肝内胆管结石多见于右后叶及左外叶，也可分布于多个肝段、肝叶。

三、肝内胆管结石的常见表现

案例中小王听了后很是疑惑，问道："这肝内胆管结石这么凶险，为什么我的母亲之前没有表现出来呢？"张医生继续解释："你的母亲不是说有胃病吗？很可能并不是胃病，而是肝内胆管结石导致的上腹部疼痛，让你的母亲误以为是胃病。"小王顿时恍然大悟："难怪我的母亲吃了那么多胃药，但'胃病'始终不见好转。"张医生继续嘱咐道："所以有什么不舒服还是应该到医院门诊让医生看一看，特别是这种长期不适更应该到医院详细检查一下看是什么问题。"然后张医生继续从肝内胆管结石的常见表现说起。

肝内胆管结石的常见表现可以是多方面的。疾病早期，结石局限于肝内胆管内并无明显临床症状，只是在体检或影像学检查中意外发现了结石；到疾病后期，结石遍及肝内外胆管系统甚至并发胆汁性肝硬化、肝萎缩、肝脓肿等，其临床表现会十分复杂。

当结石梗阻胆管时，患者会出现以下症状。①上腹痛。肝内胆管结石最常见的症状是上腹痛，此时患者会感到上腹部钝痛或隐痛，疼痛有时会拉扯到背部或肩部。另外，恶心、呕吐这类消化系统症状往往会伴随出现，因为结石梗阻胆管，胆汁无法正常排出，导致胃部不适，引起恶心和呕吐。②胆绞痛。还有的患者会出现胆管痉挛性疼痛，我们称为胆绞痛或胆绞痛发作，这是一种剧烈的、持续性的上腹痛，常常伴随恶心、呕吐和出汗等症状。胆绞痛通常发生在饱餐后或夜间，可持续数分钟到数小时不等。病情严重的患者会出现发热、寒战等症状，这是因为有时候结石会导致胆管感染。小王的母亲就是这种情况，并且她把上腹痛错认为是胃病引起，还按照胃病治疗多年，不仅没有收获疗效，反而使肝内胆管结石不断发展，延误了诊治，到现在还并发胆管炎。③黄疸。还有一部分患者会出现黄疸表现，当结石阻塞了胆管，胆汁不能正常流出，就会导致黄疸。黄疸患者的皮肤和巩膜（眼白）会变成黄色，尿液颜色变深，但粪便颜色变浅甚至呈现白陶土色。④急性化脓性胆管炎。严重者可并发急性化脓性胆管炎，患者除了有腹痛、高热、黄疸的症状，还可能出现休克甚至全身多器官功能障碍；当细菌侵入血液时，可进展为危及生命的败血症。⑤其他。长时间肝内胆管结石的刺激，可引起继发性胆管炎、胆道出血、肝实质纤维化、肝萎缩、肝硬化和门静脉高压等的发生，严重者甚至会继发肝内胆管癌。

四、诊断肝内胆管结石的相关检查

现在我们知道了肝内胆管结石的常见症状，那我们应该通过什么方式来明确肝内胆管结石的猜测呢？张医生将继续为我们讲解肝内胆管结石的必要辅助检查。

（一）腹部超声

一直以来，肝内胆管结石诊断的首选方法是腹部超声。该检查具有操作简便、无创伤、无辐射危害、价格低廉、方便易行等优点。由于肝内胆管结石的诊断不受肠道气体的干扰，故诊断的准确性优于肝外胆管结石，且诊断正确率较高，可达70%。

（二）腹部CT

进一步诊断肝内胆管结石的检查是腹部CT。CT图像的空间分辨力高，对比度好，而肝内胆管结石主要是含胆红素钙的色素性结石，钙的含量较高，故在CT图像能清楚地显示出来。腹部CT检查除能确定结石的部位和数目外，还能显示出肝门的位置、胆管扩张情况及肝脏肥大或萎缩的变化。

（三）磁共振胰胆管成像

磁共振胰胆管成像（MRCP）是一种操作简便、成像快速、无须应用对比剂即可无创伤显示胰胆管系统的MRI技术。它能从多方位清晰地显示胆管系统全貌以及胆管结石的部位、数目、大小和胆管扩张的程度，使MRI诊断胆管结石的敏感性、特异性和准确率显著提高。磁共振胰胆管成像检查对肝内胆管结石的术前定位诊断优于其他方法，有条件者术前应行磁共振胰胆管成像检查。

在临床工作中，为了正确全面地评估肝内胆管结石的部位、数目、大小、胆管扩张程度，以及有无并发症等情况，我们常常把超声作为术前诊断的检查方法，在超声检查的基础上，运用CT、磁共振胰胆管成像等检查方法，结合患者的实际临床情况，对肝内胆管结石患者进行系统的诊断评价，并制定个体化的治疗方案。

五、肝内胆管结石的治疗

"请问张医生，肝内胆管结石检查出来了要怎么治疗呢？"小王迫不及待想知道。张医生继续给小王介绍肝内胆管结石的治疗方案。

肝内胆管结石的治疗方案选择取决于多个因素，包括结石的大小、数量、位置、形状，以及患者的年龄、身体状况、症状严重程度等。张医生对不同的治疗方案进行了更加详细的解释。

（一）内科治疗

对于较小的，没有引起症状的肝内胆管结石，患者可以采取保守治疗方案，包括饮食控制和药物治疗。在饮食上，患者要少吃油腻、辛辣、烟熏等刺激性食物，多吃蔬菜、水果等富含膳食纤维的食物。药物治疗主要是运用胆汁酸代替治疗，如熊去氧胆酸，可以增加胆汁中胆盐的浓度，减少结石的形成。另外要注意患者的血脂水平，可以通过降脂药物降低血脂水平，减少胆固醇结石的形成。

（二）外科治疗

肝内胆管结石的外科治疗的总体原则为"去除病灶，取净结石，纠正狭窄，通畅引流，防止复发"。外科治疗方式包括手术治疗及非手术治疗。其中手术治疗包括传统手术及腹腔镜手术，主要手术方式为肝切除术、胆管切开取石术、胆肠吻合（含必要的肝胆管狭窄修复整形）术、经皮经肝胆道镜取石术及肝移植；非手术治疗包括胆道镜取石（经窦道）、经十二指肠乳头内镜治疗。

手术治疗适用于肝内胆管结石较大、数量较多，以及伴有胆管炎、胆管狭窄、胆管积水等严重情况的患者。该治疗方法可以通过开腹手术或腹腔镜手术的方式，将结石从胆管中取出。肝切除术能够彻底去除病灶及局部的胆管狭窄，从而达到更高的根治率。术中胆道镜探查取石作为肝切除术的有力辅助手段，兼具确定结石数目、位置的诊断作用及协助取石的治疗作用，大大降低了残石率及术后结石复发率；同时，术中胆道镜能够直接观察胆管内部，直观判定胆管黏膜状态，有无胆管狭窄，并协助判断奥狄（Oddi）括约肌功能，对疑似癌变部位也可直接取材活检，避免了结石及癌变的遗漏，目前已作为肝内胆管结石手术治疗中的常规辅助操作。在极少数情况下，肝内胆管结石导致严重的肝衰竭或胆道损伤，可能需要肝移植来治疗。这是一种风险较大的手术，仅在其他治疗方法无效时考虑。

目前随着内镜技术的发展，经皮经肝胆道镜取石术已得到越来越多的关注，其适用于肝内胆管结石较大、位置较深、数量较多、伴有胆管扩张或阻塞等严重情况。通过在患者皮肤上穿刺出一个小孔，然后将导管插入胆管中，通过导管将结石取出或破碎成小颗粒。

听了张医生的治疗方案介绍，小王有点迷糊，问道："请问以我母亲目前的情况适合哪一种治疗方案呢？"张医生继续回答道："你母亲的肝内胆管结石肯定需要外科治疗，明天在周主任查房时我们再探讨一下，选择一个最佳的治疗方案。"

第2天清晨，小王等到了周主任，周主任详细地查阅了小王母亲的资料后说道："我建议还是选择经皮经肝胆道镜取石术来处理你的母亲的肝内胆管结石问题。你的母亲左肝管狭窄，但左肝没有明显萎缩、纤维化，左半肝切除不管是采取腹腔镜手术还是开腹手术都显得太激进。由于左肝管有狭窄，若想通过胆管切开经胆道镜取石，胆道镜可能无法进入。而通过经皮经肝胆管穿刺取石，不仅可以取出左肝内胆管结石还能通过球囊扩张的方式尝试解决左肝管狭窄的问题。你的母亲现在身体也比较虚弱，经皮经肝胆道镜取石术仅需在患者皮肤上穿刺出一个小孔，创伤相对较小。"小王听后说："感谢周主任，我们充分信任您，就按照您的方案实施手术吧！"

第3天小王母亲在忐忑不安中被推入了手术室，而手术仅仅花费了1个多小时就顺利结束。张医生来到病房给小王介绍了术中情况："手术很顺利，我们取净了左肝内的结石，同时通过球囊扩张将你母亲狭窄的左肝管重新扩张了起来。"小王回忆起几天前自己的母亲还被疾病折磨得痛苦万分，现在已在平静地休息着，心中感慨万分。冬日的阳光难得如此明媚，铺在了母亲的病床上。"如果一切顺利，明天就可以出院了，要记得定期带你母亲来复查。"张医生补充道。小王望着熟睡的母亲，心里充满了喜悦，回答道："一定牢记，再也不能忽视老年人的健康问题。"

六、肝内胆管结石的预后

肝内胆管结石虽为良性疾病，但是由于病因尚未完全明确，病理变化复杂，且有并发症多、复发率高、长期结石刺激易引起癌变等特点，严重影响了肝内胆管结石患者的生活质量。肝内胆管结石分布具有沿胆管树局限性分布特点，反复发作的胆管炎症可致各级胆管不同程度狭窄，造成肝内胆汁淤积，长期胆汁淤滞可造成肝实质毁损性病变、肝纤维化病变、肝萎缩和肝脓肿形成等。代偿肝组织及萎缩肝组织可形成肝萎缩增生复合征。长期炎症及胆石的机械刺激可诱发胆道上皮不典型增生，最终促成胆管癌发生。

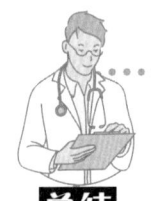

总结

肝内胆管结石是指左右肝管汇合部以上的胆管结石，主要成分可能包括胆固醇、胆盐、胆色素等。这些结石可能形成于肝内胆管的某一部分，导致胆管的阻塞和炎症反应。患者可能经历右上腹疼痛、恶心、呕吐、发热等症状，这些症状与胆管阻塞及炎症有关。医生常通过影像学检查，如腹部超声、CT检查或磁共振胰胆管成像来确认肝内胆管结石的存在和位置。

肝内胆管结石的治疗应该根据个体情况，由医生综合考虑症状的严重程度和结石的性质来制定合适的治疗方案。及时就医对于处理这类问题非常关键。无症状、无局限性胆管扩张的3级胆管以上的结石一般无须特殊治疗。胆管炎反复发作的肝内胆管结石主要采用手术治疗，手术治疗原则是：去除病灶、取净结石、矫正狭窄、通畅引流、防止复发。根据结石的分布部位、有无合并肝萎缩和胆管狭窄等采取不同的手术策略，包括腹腔镜或开腹下的肝切除、胆道探查、胆肠吻合、肝移植等。随着医学技术的进步，经皮经肝胆道镜取石术这项新技术在临床应用中发挥出巨大的优势。维持健康的生活方式、适量饮食、避免胆固醇过高的饮食及定期运动有助于预防肝内胆管结石的形成。

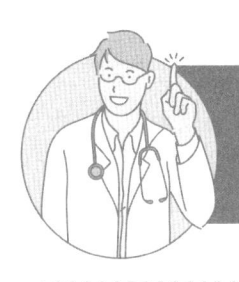

棘手的自身免疫性肝炎，该如何应对？

最近几天，39岁的王女士感觉胃口不好、乏力，还发现白头发增多，这可把一向注意养生的王女士给急坏了，便自行在药店购买了何首乌来黑发补气。但意想不到的事情发生了，王女士服药后1周发现自己乏力的症状更加明显，而且自己的脸和眼白都变黄了，同时小便的颜色也变黄了。王女士十分害怕，赶紧到医院检查，检查肝功能后发现血清胆红素和转氨酶水平都明显升高，立即被安排住院进行进一步的检查。住院2周经过详细检查，医生诊断她患了自身免疫性肝炎。听到这个病名，王女士大吃一惊，她以前只听过甲肝、乙肝，没有听过自身免疫性肝炎，这究竟是一个什么样的疑难杂症，为什么诊断该病一定需要进行肝脏穿刺活检呢？接下来让我们一一解答关于自身免疫性肝炎的问题。

一、自身免疫性肝炎概述

自身免疫性肝炎是一种由针对肝细胞的自身免疫反应所介导的肝脏实质炎症，以血清转氨酶水平升高、血清自身抗体阳性、高免疫球蛋白G血症和（或）高γ-球蛋白血症、肝脏穿刺组织病理学检查提示界面性肝炎为特点，如不及时治疗可导致肝硬化、肝衰竭的发生。这种疾病容易发生于30~50岁的人群，女性更多见，在所有患者中，男女比例大约为1∶5。案例中的王女士是39岁的女性患者，刚好处于该疾病的好发年龄和性别。

自身免疫性肝炎的临床表现多种多样，一般表现为慢性、隐匿起病，但也可表现为急性发作，严重的时候甚至可以引起急性肝衰竭而需要进行肝移植。20世纪60—80年代，多项临床研究证实，免疫抑制剂治疗可显著改善自身免疫性肝炎患者的生物化学指标及临床症状，甚至能逆转部分肝纤维化，从而显著改善患者的预后和生活质量。因为自身免疫性肝炎症状大多不典型，起病较隐匿，常常被大家所忽视。因此早期诊断自身免疫性肝炎非常重要，还要重视疾病的治疗和随访。

二、自身免疫性肝炎的临床症状

由于自身免疫性肝炎起病缓慢，大多数患者刚开始没有任何症状，难以自己发现，但是在病变活动时期会有腹胀、胃口差、浑身瘫软无力、皮肤发痒及皮肤、黏膜和眼白变黄的表现，王女士就有上述大部分症状。除此以外，部分患者还会出现发热、关节疼痛及皮肤出现红斑的临床表现。虽然此病经常为慢性起病，但是也会有一部分人突然发作，疾病进展非常迅速，甚至可以进展为肝衰竭，需要进行肝移植，导致临床不良结局的出现。部分患者也可能在发病的初始阶段就被诊断为肝硬化。

除此之外，自身免疫性肝炎患者也常会伴有其他自身免疫性疾病，如系统性红斑狼疮、干燥综合征、溃疡性结肠炎、自身免疫性甲状腺炎和硬皮病等。因此，如果身体上有任何的不舒服，一定要及时就医，以免耽误最佳治疗时机。

三、帮助诊断自身免疫性肝炎的检查

听完上述解答，王女士又问道："假如我有以上症状，我要去医院做哪些检查来帮助诊断自身免疫性肝炎呢？"接下来，我们就好好为大家科普一下诊断这个疾病可以用得上的检查。

（一）肝功能检查

由于自身免疫性肝炎的病变主要发生在肝脏，那我们首当其冲应该去查肝功能指标。自身免疫性肝炎的常见肝功指标会出现血清谷丙转氨酶和谷草转氨酶水平升高，而血清碱性磷酸酶和γ-谷氨酰转移酶水平基本正常或升高。

（二）免疫学检查

1.血清免疫球蛋白

血清IgG或者γ-球蛋白水平升高也是自身免疫性肝炎患者的特征之一。血清IgG水平可反映肝内炎症的活动程度，上述指标经免疫抑制治疗后可逐渐恢复正常。

2.自身抗体

由于自身免疫性肝炎属于自身免疫性疾病，患者体内会产生一些攻击自身组织的抗体，叫作自身抗体。根据自身抗体种类的不同，我们可以把自身免疫性肝炎分为Ⅰ型自身免疫性肝炎和Ⅱ型自身免疫性肝炎。抗核抗体（ANA）和/或抗平滑肌抗体（ASMA）阳性者为Ⅰ型自身免疫性肝炎。Ⅰ型自身免疫性肝炎患者数相对于Ⅱ型自身免疫性肝炎患者数更多，约占自身免疫性肝炎所有病例的90%。抗肝肾微粒体抗体-1型（抗LKM-1）和/或抗肝细胞溶质抗原-1型（抗LC-1）阳性者为Ⅱ型自身免疫性肝炎。

大多数患者体内会存在一种或多种自身抗体，自身抗体对于我们诊断这个疾病非常重要。需要注意的是，可能有个别自身免疫性肝炎患者的自身抗体是阴性的，医生需要根据临床指标进行综合分析，才能知道有没有可能是自身免疫性肝炎。但如果仅仅根据临床表现和生化指标，诊断一个患者为自身免疫性肝炎是较为困难的。我们还需要排除病毒性肝炎、药物性肝炎、脂肪肝及肝豆状核变性等其他慢性肝脏疾病引起肝功能异常的可能。

（三）组织病理学检查

王女士拿着自己的化验单仔细核对，满脸疑惑地说："我的肝功能指标是升高的，也存在自身抗体，我不是就能诊断自身免疫性肝炎了吗？但我还按照您的建议做了肝脏穿刺检查，这不是白做了吗？"王女士问的这个问题十分关键，接下来我们将为她答疑解惑。

其实，肝功能异常和自身抗体不具有100%的诊断特异性，也就是说，虽然王女士前面2个指标都符合，但也不一定就是自身免疫性肝炎，其他疾病也可能会导致上述2个指标异常。最终疾病确诊还是需要做肝脏穿刺，进行更加准确的组织病理学检查。

可能大家又有顾虑了，肝脏穿刺一听着就让人非常害怕，做这个肝脏穿刺是不是很危险？其实，肝脏穿刺就是拿一根细长的空针，对穿刺部位进行局麻后，从右上腹肝区的位置进针，迅速从肝脏里面取出一小块肝组织，取出来这部分肝组织不会对肝脏的功能造成任何实质性损害，患者只要在术后吃好、喝好、休息好，很快这部分被取出的肝组织又会重新长回来，对患者身体基本没有太大的影响。该方法是在对患者实施麻醉后进行的，所以不会让患者感觉到明显疼痛，而且这个过程很快就可以完成，大家一点儿也不用担心、害怕。在肝脏穿刺完成后，标本（肝组织）会被送到病理科进一步检查。通过病理医生出具的肝脏病理检查结果结合血液指标，可以综合判断王女士到底是不是自身免疫性肝炎。

四、自身免疫性肝炎的治疗

自身免疫性肝炎如果不进行干预，可逐渐进展为肝硬化或者其他终末期肝病。因此，所有炎症活动的自身免疫性肝炎患者均应接受治疗。那接下来，就给大家讲一讲这个病有哪些治疗办法，应该吃什么药，怎么吃。

（一）免疫抑制治疗是主要治疗方案

我们对自身免疫性肝炎的治疗主要采用的是免疫抑制治疗。糖皮质激素作为自身免疫性肝炎患者的一线治疗药物，它可以单独使用，也可以和免疫抑制剂硫唑嘌呤联合使用。无论是单药还是联合用药，它们的适用情况是不同的。糖皮质激素单用多适合于那些合并血细胞减少、巯基嘌呤甲基转移酶功能缺陷及并发恶性肿瘤的患者。糖皮质激素联合硫唑嘌呤治疗尤其适用于骨质疏松、不稳定型糖尿病、肥胖、痤疮、情绪不稳定、高血压等患者及绝经后妇女。

上述药物应该怎样服用呢？糖皮质激素应该严格按照病情及自身情况进行个体化服药。以泼尼松为例，该药的初始剂量使用应大一些，可以快速诱导症状缓解。在药物维持阶段，我们可以将泼尼松完全停用，只用硫唑嘌呤治疗。需要注意的是，糖皮质激素需要长期坚持服用，不能突然停药，如果需要停药，应在医生的指导下，根据自身情况缓慢减药。对于需要长期应用糖皮质激素维持治疗的自身免疫性肝炎患者，另外一种糖皮质激素药物布地奈德也可以作为一线治疗药物。需注意的是，肝硬化患者存在发生门静脉血栓的风险，这类患者不宜使用布地奈德。

对于一线治疗药物应答欠佳或不能耐受副作用的患者，可选择二线治疗药物，包括吗替麦考酚酯、他克莫司、环孢素A、氨甲蝶呤、6-巯基嘌呤等。对一、二线治疗药物都无应答的患者，还可选用三线治疗药物，包括西罗莫司、英夫利昔单抗和利妥昔单抗等。对于进展至急性肝衰竭或终末期肝病的患者，肝移植可能是最佳的治疗手段。

不难看出，现在治疗自身免疫性肝炎的手段很多，效果也不错，患者只要积极配合治疗，就会早日康复。

（二）请勿盲目排斥激素

一听到"激素"二字，王女士突然目光如炬，警觉地说："我家楼下邻居不知得了什么病，听说吃的就是激素药，现在变得虎背熊腰，是它引起的吗？这个激素药听起来就很吓人，它的副作用很大吗？我有点害怕吃这个药。"看着王女士恐惧的表情，医生笑着解释道："您的担心可以理解，但听我说完，您就不会这么抗拒它了。"

糖皮质激素是人体不可或缺的一种激素，当它被应用于临床治疗时，好比一把"双刃剑"，使用得恰到好处会帮助我们渡过难关，当使用不恰当或者过量时会出现问题。的确，使用糖皮质激素是存在副作用的，比如血糖升高、血压升高、腹型肥胖、皮肤变薄、多毛、胃肠道症状、骨质疏松等。医生在临床中使用糖皮质激素的时候也会特别注意这些问题，采用一些预防性的措施，帮助患者减少副作用。所以患者一定要在专科医生的指导下规律服药，坚持治疗，定期复查，注意预防和监测药物副作用的发生。

棘手的自身免疫性肝炎，该如何应对？

五、无传染性的自身免疫性肝炎可能会遗传

王女士长舒一口气，说道："那我一定好好听医生的建议，积极配合治疗。我还想咨询一下，这个自身免疫性肝炎会遗传或者会传染吗？"

自身免疫性肝炎目前的发病机制还未十分明确，其没有传染性，可以和患者共同进餐、共同生活。因为自身免疫性肝炎具有一定的遗传易感性，所以建议自身免疫性肝炎患者的家属如果也有类似的临床表现，应尽早到医院就诊检查。

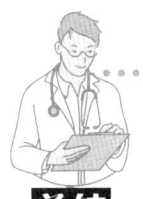

总结

自身免疫性肝炎是一种由针对肝细胞的自身免疫反应所介导的肝实质炎症性疾病。对于中老年女性来说，如果出现腹胀、食欲差、浑身无力、皮肤发痒及皮肤和眼白变黄的症状，在排除了病毒性肝炎、脂肪肝等慢性肝病后，应该考虑自身免疫性肝炎。患者应去医院检查肝功能是否异常，检查是否有自身抗体阳性，但是最后确诊还是需要做肝脏穿刺行组织病理学检查。对于疾病的治疗，我们可以选择糖皮质激素，也可以将糖皮质激素和硫唑嘌呤联合使用，用法用量应该严格按照自身情况，遵循医嘱，进行个体化用药。自身免疫性肝炎没有传染性，可以和患者正常相处，但是具有一定的遗传易感性，对于具有类似症状的家属，应该早做检查，做到早发现、早诊断和早治疗。通过早期积极的临床治疗，可以在一定程度上减少患者肝脏疾病的进展风险，降低肝硬化、肝癌的发生概率。

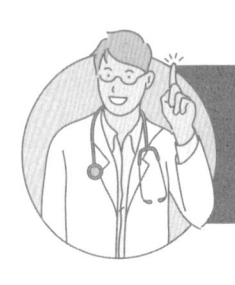

中老年女性，警惕胆管炎来袭！

最近，46岁的戴老师总觉得不舒服，主要体现在以下三个方面：第一，在给学生授课时有气无力，站着就想靠到讲台上；第二，最近几天小便开始发黄，戴老师特意每天多补充了水分，也没见好转；第三，夜里戴老师觉得身上发痒，但是挠来挠去也无法缓解，越是夜深人静越是痒得慌，根本睡不好觉，第二天上课时就更没有精神了。戴老师觉得必须要去医院检查一下，于是就去找了甘医生。

甘医生听完戴老师的症状，给她安排了一系列的检查。等到戴老师拿着化验结果再来找甘医生时，甘医生指着一项叫抗线粒体抗体的检验指标，说："戴老师，您可能是得了原发性胆汁性胆管炎。"这个词对于戴老师来说，既拗口又陌生，她立马咨询甘医生："这是个什么病，常见吗，得了这个病是什么样子，什么原因导致了这个病，有没有什么治疗办法？"甘医生让戴老师不要着急，并给她拉来椅子请她坐下，慢慢为她解答。

一、原发性胆汁性胆管炎概述

原发性胆汁性胆管炎，原来叫原发性胆汁性肝硬化，英文简称PBC，是一种肝内胆管进行性破坏导致的以胆汁淤积、肝硬化、肝衰竭为特征的自身免疫性肝病。以前的诊疗手段不发达，很多患者一旦被确诊，大多数都到达了肝硬化的阶段。后来随着诊疗手段的进步，医生们逐渐认识到，这个疾病也有它自己的发生发展过程，它并不是一开始就呈现出肝硬化表现，而是由胆管的炎症慢慢导致肝脏里的其他细胞也出现病变。故而在经过严密的论证后，这个疾病更名为原发性胆汁性胆管炎。

原发性胆汁性胆管炎呈全球性分布，也就是说无论种族、民族、地理位置，都有发病人群，但是以北美和北欧的患病率较高，我国的患病率大概在20.5/10万，在亚太地区处于第二位，仅次于日本。我国约有14亿人，计算可得出大概有28.7万人患病，可见原发性胆汁性胆管炎对我国人民的健康造成了一定的威胁。

原发性胆汁性胆管炎的发病人群以中老年女性多见，其他年龄段和男性也有患病的可能。其病因和发病机制现在还是一个没有完全解开的难题，经过多项科学观察和研究，考虑可能与遗传因素及环境因素相互作用所介导的免疫紊乱有关，所以从某种意义上来说，这是一种"先天性"疾病，患病的人群里大约1/3的人可以一辈子不发病，有些人也可以缓慢发病。处于疾病潜伏期和初期阶段的患者可以没有任何感觉和症状，到一定年纪时会慢慢产生症状。这些症状包括浑身无力、皮肤瘙痒、皮肤和巩膜黄染、咽干、口干甚至骨质疏松等。

患者完善肝功能检查的时候，可以观察到血清碱性磷酸酶和 γ-谷氨酰转移酶升高。再进一步深入检查一些自身免疫学相关指标，可以在部分患者中看到抗线粒体抗体阳性，血清IgM升高。抗线粒体抗体是诊断原发性胆汁性胆管炎中敏感性和特异度都很高的指标，一旦呈现阳性，就有大约95%的概率可以确诊该病。需要注意的是，这个指标也并不能百分百地诊断疾病，在其他疾病患者比如急性肝衰竭、系统性红斑狼疮患者中也可以观察到抗线粒体抗体阳性。大概有10%的原发性胆汁性胆管炎患者，在整个病程中抗线粒体抗体一直呈现阴性。所以，我们需要用其他的手段来对这些患者进行确诊，从而制定针对性的诊疗方案。

二、原发性胆汁性胆管炎的发病过程

原发性胆汁性胆管炎是胆管炎的一种类型。胆管穿插走行在肝脏中，它在我们身体里的作用是给胆汁提供通道，让肝脏内的胆汁通过胆管到达正确的地方，来帮助我们消化脂类食物。就像众多的支流，慢慢汇聚成辽阔的黄河，胆管就是河道，而胆汁就是河水。

胆管根据粗细程度分为小胆管、大胆管和胆总管。原发性胆汁性胆管炎，就是这些小胆管发生了病变，好比顺畅的河流，因为河道两岸发生了变化，河床也就被抬高，整个小河道都狭窄、迂曲，原本顺畅的河流不再"听话"地按照原来既定的路线"奔走"，黄河两侧就形成了"黄泛区"，在人体内的表现就是胆汁不再完全顺畅地到达胆囊，有一部分淤积在肝脏里，造成了胆汁淤积。当胆汁淤积到皮肤组织和巩膜时，整个人看上去就会变黄。

我们经常说，好东西也要放对地方才能发挥它的作用。肝脏里的胆汁淤积过多，日久之后，被这些胆汁"腌透"了的肝脏就没有办法像健康肝脏那样软嫩并且弹性十足，而是慢慢呈现缩小、干瘪、疙疙瘩瘩的模样，这就是肝硬化阶段。这个阶段甚至会并发肝性脑病、腹水、消化道出血等症状，这也是最初的时候该病被叫作原发性胆汁性肝硬化的原因。

三、发现原发性胆汁性胆管炎的"火眼金睛"——肝脏穿刺活检

本病起病的全过程都非常缓慢和隐匿，在早期仅仅是胆管炎的时候，我们的躯体并不会感到不舒服，如果不做针对性的检查，也许完全发现不了。那要做什么样的针对性检查呢？抗线粒体抗体也不是百分百能够有阳性结果，如果这个重要的指标是阴性怎么办呢？其实，即便这项指标是阳性，我们也仍然建议要做肝脏穿刺活检。

（一）肝脏穿刺活检的操作步骤

肝脏穿刺就是用一根空心的"针"，从右上腹穿刺到肝脏里，取大概2根头发丝粗细的肝组织出来检查。听起来似乎很可怕，但是在实际操作中是非常安全的，操作前也会打适量的麻醉药，减轻患者的痛感，整个过程最快只需半分钟。取出标本（肝组织）后，先会用固定液把它固定住，让肝组织内部的各细胞都保持刚刚取出的模样，使它们不会随着时间的流逝而崩解。固定液浸泡好了之后，病理科医生就会小心地把肝组织放到一块熔化的石蜡里面去，等石蜡凝固后，再把含有组织的石蜡切成一片片几乎透明的小薄片，并把这些小薄片附着在玻璃片上，这样组织切片就初步完成了。但这还不够，这样的组织切片近乎透明，就算放在显微镜下也看不见，所以就需要将一片片的组织切片进行染色，以凸显不同的组织细胞。等到染色结束以后，就可以放在显微镜下仔仔细细地观察肝组织细胞和小胆管了。

虽然人肉眼看不见小胆管，但显微镜能看到。小胆管里面有没有胆汁淤积造成的胆栓？有没有淋巴细胞待在错误的位置，如跑去小胆管了？有没有小胆管被炎症细胞长期黏附，以至于形成肉芽肿？这些都能在显微镜下看到。上述就是原发性胆汁性胆管炎的特征性病理表现，如果看到这些表现，即便血液检查结果阴性，疾病也可以确诊。

（二）建议抗线粒体抗体阳性者做肝脏穿刺活检的原因

原发性胆汁性胆管炎患者里，有很大一部分合并自身免疫性肝病，而这种疾病，绝大部分都要通过肝脏穿刺活检来确诊，仅仅通过血液检查就能确诊的患者非常少。自身免疫性肝病的治疗和原发性胆汁性胆管炎的治疗药物有一定的不同，合并两种疾病的患者若只治疗原发性胆汁性胆管炎效果会很差，这也是医生建议完成肝脏穿刺活检的原因。

四、原发性胆汁性胆管炎的治疗

我们现在知道了原发性胆汁性胆管炎主要的临床表现是乏力、瘙痒、皮肤和巩膜黄染等，那该怎么治疗呢？

（一）一线治疗药物：熊去氧胆酸

治疗原发性胆汁性胆管炎的一线治疗药物，叫熊去氧胆酸。这个药物能促进胆汁排出，就像给黄河清河底的淤泥一样。

案例中的戴老师听到这里，说："那我多吃一点熊去氧胆酸好了，吃得越多，胆汁排出越多，我就不黄了。"甘医生看了她一眼，说："可千万不要这样做，是药三分毒，剂量小了效果不好，可是剂量大了，承受不住是会出现副作用的。"

此药推荐剂量是每天13~15 mg/kg。也就是说，如果是一个60 kg的成年人，每天吃780~900 mg的熊去氧胆酸是比较适宜的。熊去氧胆酸通常一粒是250 mg，每人每天最多吃3.6粒，临床上通常建议患者1天吃3粒，会达到一个较好的疗效。熊去氧胆酸的副作用相对比较小，个别患者吃了之后会有腹泻、腹胀等症状，这些症状大多能自行缓解，通常不需要停药，但是也有极少过敏体质的患者不能耐受熊去氧胆酸。这些不能继续服用熊去氧胆酸治疗或者治疗效果不好的患者，可以选择二线治疗药物。

（二）二线治疗药物：奥贝胆酸、贝特类药物、布地奈德

二线治疗通常有3类药物。第一类药物叫奥贝胆酸。奥贝胆酸可以抑制胆汁酸的合成，但是有报道称奥贝胆酸会导致少部分肝脏病变程度比较重的患者出现非常严重的副作用。基于安全考虑，美国食品药品监督管理局发出警告，限制奥贝胆酸在失代偿期肝硬化患者中的使用，也就是说在肝硬化的基础上，对于出现了消化道出血、腹水或者肝性脑病的患者，不建议用奥贝胆酸。

第二类药物是贝特类药物。这类药物在内分泌科可以经常见到，如非诺贝特。这类药物可以抑制胆汁酸的生成。

第三类药物是布地奈德。这是一种激素类药物，通过调节激素水平来调节胆汁酸的合成、转运和代谢。布地奈德可以让原发性胆汁性胆管炎患者的转氨酶等指标降低，但是现在观察到这个药物治标不治本，并不能改善肝细胞的状态。

（三）治疗原发性胆汁性胆管炎的"终极武器"：肝移植

经过以上治疗，仍然有少部分患者对药物应答不佳，对于这类患者建议进行肝移植。需要注意的是，肝移植并不是一个根本性的解决方法，它仍然

有复发的可能性。据报道，患者肝移植后15年的复发风险大概有40%。所以应尽可能推迟肝移植的时间，让原生的肝脏多撑一会儿。

五、防治原发性胆汁性胆管炎的正确做法

（一）定期检查

大家一定要定期去医院检查，尤其是有家族史的人群。如果肝功能相关的一些指标始终都比较高，医生也建议完善肝脏穿刺活检，患者就应该尽早完善肝脏穿刺活检，以免延误病情。早诊早治是改善肝脏预后的一个重要措施。大家应在"疾在腠理"的时候就去干预治疗，如果等到肝脏的情况都很差了，那只能是疾"在骨髓，司命之所属，无奈何也"。

（二）遵从医嘱，不盲目停药或擅自调整用量

患者依从性要好。有的患者吃了一段时间药物之后，感觉自己情况好转，皮肤不黄了也不痒了，就自己停了药，结果拖到病情严重了，再前往医院就诊时，肝脏已经遭受到了不可逆的损害，身体也更差了。所以按时按量吃药非常重要。

患者还应定期去专科门诊就诊复查，咨询药物的剂量是否需要调整，不能一味埋头吃药。治疗原发性胆汁性胆管炎，提倡终身服药，有的患者的服药时间跨度长达几十年，体重也会有相应的变化，而熊去氧胆酸的剂量是根据体重来计算的，所以必须实时监测体重，来决定药物的使用剂量。另外，有些患者长期服用熊去氧胆酸可能导致后期药物疗效不佳，需要更换其他二线治疗药物来治疗。这些都需要早期发现，才能达到花费既少效果又好的目的。所以保持高依从性，定期随访，对自己的健康负责，不要讳疾忌医，是保障治疗效果的一个重要方法。

（三）预防并发症

要积极预防原发性胆汁性胆管炎的各类常见并发症。这个疾病的主要损害在肝脏，但与人体各组织、器官都息息相关，一个重要脏器受损了，其他脏器和组织也会受到牵连，"城门失火，殃及池鱼"的道理我们从小都懂。比如原发性胆汁性胆管炎患者普遍存在维生素D的缺乏，而骨质疏松是其常见并发症，所以补充相应的维生素与矿物质也是治疗中不可或缺的一环。

六、关于原发性胆汁性胆管炎的一些问题

（一）原发性胆汁性胆管炎会传染吗？

原发性胆汁性胆管炎在某种意义上是一种先天性疾病。和病毒性肝炎

患者不同，该病患者从始至终都没有传染性，可以放心地和他们进行接触。

（二）原发性胆汁性胆管炎会遗传吗？

原发性胆汁性胆管炎不一定会遗传，因为它的发病不仅仅是遗传因素在起作用，还与环境因素相关。

在临床观察中发现，原发性胆汁性胆管炎患者的家庭成员发病风险确实比其他人要高。其中最危险的人群是一级女性亲属，也就是患者的母亲、女儿和姐妹，其中姐妹的抗线粒体抗体阳性率最高，达到20.7%。从这个统计数据来说，患有该疾病者的家人不一定也会患病，但是患病的风险是高于其他普通人群的。根据这个疾病的发病特点，建议患者30岁以上的一级亲属要进行相关指标（比如抗线粒体抗体和碱性磷酸酶）的筛查。

（三）原发性胆汁性胆管炎会影响生育吗？

如果疾病本身没有到肝硬化这个地步，在妊娠时肝脏是可以适应负荷变化的。现在也有研究表明，大部分母婴的结局良好，但有肝硬化的孕妇发生母婴相关并发症的风险会增加。熊去氧胆酸使用相对安全，虽然这个药物没有非常多被应用于原发性胆汁性胆管炎孕妇的经验，但在妊娠期肝内胆汁淤积的患者中应用较多，药物的安全性和患者的耐受性都比较好。目前没有发现因为使用熊去氧胆酸出现死胎或残障的情况，所以多数学者主张在整个妊娠期间全程使用熊去氧胆酸，以防止疾病向不好的方向发展。

戴老师点了点头道："我知道了，我现在的情况十有八九是这个疾病，但是我还需要做肝脏穿刺活检来看看我是不是合并其他的疾病。我现在表现出的浑身无力、小便发黄、全身瘙痒都是这个疾病的表现，要规范服用熊去氧胆酸来进行治疗。这是慢性疾病，我需要定期到医院复查来判断我现在疾病的进展阶段，是不是需要改用药物或者调整剂量。下次我过来的时候也带我女儿和妹妹来筛查一下，尤其是我妹妹，超过30岁的女性应该格外注意一些。我只要规律随访，做到心里有数，不用过于恐慌，好好按医嘱治疗，疾病发展到需要肝移植的概率就会大大降低。"甘医生微笑着点了点头："老师就是不一样，理解得很透彻。以后我们要经常见面了，您一定要定期过来复查。"

总结

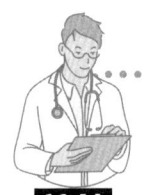

原发性胆汁性胆管炎又名原发性胆汁性肝硬化，是一种主要累及肝内小胆管，表现为慢性胆汁淤积的自身免疫性疾病，其发生考虑和免疫紊乱相关。本病具有一定的家族聚集性，女性发病率高于男性，所以建议患者的一级亲属进行该疾病的筛查。该病在临床上表现为乏力、皮肤瘙痒等，大部分患者可发现抗线粒体抗体阳性，抗线粒体抗体阴性的患者可通过完善肝脏穿刺活检来确诊。部分病情较重的患者会出现深度黄疸、肝硬化甚至肝衰竭的表现。内科治疗可以服用熊去氧胆酸来减缓疾病的进展，定期复查是保证治疗效果的重要措施。

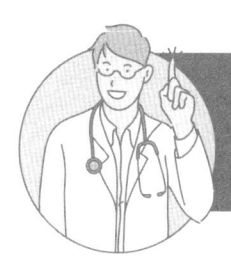

妊娠期肝病，准妈妈们了解吗？

最近，29岁的小何去做产检，她已怀孕32周，这是她第1次怀孕，她感到有些紧张。这次化验结果显示小何血清谷丙转氨酶升高至105 U/L，提示肝功能出现了异常，查体发现血压轻度升高。她在怀孕27周时就发现血压升高（当时血压为150/90 mmHg*），医生给她开了降压药物。小何没有患过肝病，也从不饮酒。小何想搞清楚血清谷丙转氨酶升高的原因，甘医生建议小何做一些检查。检查结果提示：病毒性肝炎、血清学检查和自身免疫性肝炎标志物均阴性；血常规正常；除了尿蛋白（+），尿常规其余结果未见异常；肝脏超声也未见异常。甘医生建议小何住院进一步诊治。入院后第2天，小何出现了严重头痛、视物模糊及右上腹疼痛，伴有恶心、呕吐，血压为200/110 mmHg，检查血清谷丙转氨酶骤升到了1 200 U/L，血红蛋白明显下降及血小板减少，血涂片里发现了破碎红细胞。甘医生判断小何可能是得了HELLP综合征。

HELLP综合征这个病不仅对小何来说非常陌生，而且大多数人对此病的了解也很少。从案例来看，此病似乎很严重。HELLP综合征是什么疾病，跟妊娠有关系吗，妊娠对肝脏健康会产生什么影响？下面在讲解此病基础上我们对妊娠期肝病展开科普。

一、妊娠期肝病概述

在怀孕过程中，妊娠个体会发生多种生理、病理性改变，可能导致肝脏疾病发生或加重原有的肝病。据统计3%～5%的孕妇在妊娠期出现肝功能指标异常。肝脏作为人体最大的实质器官，不仅在机体糖、脂质、蛋白质、维生素、激素等物质代谢中处于中心地位，而且还具有生物转化、分泌和排泄等多方面的生理功能，其重要地位难以被替代。如此重要的脏器在妊娠期的功能正常与否关系着母婴的安危。

---

* 1 mmHg≈0.133 kPa。

二、妊娠对肝脏的影响

（一）妊娠期生理性改变会增加肝脏的工作负担

妊娠期为更好地适应胎儿生长，为其提供充足的营养和氧气，母体会产生一系列适应性的变化。这些适应性的生理变化一方面使肝脏超负荷运转，易引发肝损伤；另一方面会导致肝脏应对生理变化的缓冲能力和调节能力下降，降低肝脏抵御外界损伤的能力，一旦肝损伤因子产生，就容易出现暴发性肝损伤风险。比如，虽然妊娠期孕妇的全身血容量较妊娠前增加了35%～40%，但由于胎盘和子宫分流，肝脏血流量并无明显增加，反而较孕前处于相对缺血的状态，使得肝脏营养供应相对不足。妊娠期母胎的新陈代谢旺盛，二者的内分泌变化产生了大量激素，母体及胎儿的代谢及解毒、排泄都需依赖母体肝脏来完成，使得肝脏的负担较非妊娠期明显加重。此外，妊娠期间的各种激素水平变化，会导致糖、脂质的代谢异常，这些代谢异常都需要肝脏进行调节。综上，这些生理性变化所导致的工作量很容易超出肝脏自身的调节与自我修复能力，导致肝脏极易发生崩溃式的损伤。

（二）妊娠可诱发肝损伤

妊娠期严重的早孕反应会对肝脏产生不利影响。如妊娠剧吐会导致孕妇脱水、循环血量不足，继而引起肝脏缺血、缺氧。随着妊娠过程的进展，一些激素及其代谢物浓度升高会引起血清总胆汁酸升高，导致部分女性出现肝内胆汁淤积，或使一些已患有胆汁淤积性肝病的妇女在妊娠期出现瘙痒加重表现。在妊娠期高血压病的发生发展过程中，继发的肝血管痉挛及肝窦内微血栓形成可导致肝脏缺血性损伤、肝功能异常甚至肝衰竭。这里列举的例子，就是接下来会科普的妊娠期特有肝病。

三、妊娠期肝病类型

妊娠期肝病是在妊娠期出现的肝功能损伤的统称，通常将妊娠期肝病分为两大类：妊娠期特有肝病与非妊娠期特有肝病。妊娠期特有肝病是指与妊娠直接相关的肝病，在妊娠期的特定时期发生。本文重点讲解妊娠剧吐引起的肝损伤、妊娠期肝内胆汁淤积症、HELLP综合征和妊娠期急性脂肪肝。非妊娠期特有肝病是指与妊娠本身无特定关系的一类肝病，包括妊娠前已存在的急性和慢性肝病及妊娠后发生的肝病。

（一）妊娠期特有肝病

1.妊娠剧吐引起的肝损伤

妊娠剧吐是指在妊娠22周以前孕妇出现严重的持续恶心、呕吐症状，会引起脱水，酮症（患者在饥饿状态下利用脂肪供能所致）、水、电解质和酸碱平衡紊乱及营养不良等，发病率为0.3%~3.0%。其本身并不属于肝病，但大约50%的妊娠剧吐患者可能会出现肝功能异常，最显著的异常为血清谷丙转氨酶升高。肝功能异常的程度与呕吐的严重程度相关，呕吐严重或持续时间长的患者，肝功能异常更明显。

妊娠剧吐一般开始于怀孕最初2~3个月，孕妇恶心、呕吐明显，可能影响到进食与日常活动，大多到妊娠中期好转，随着呕吐缓解，肝功能异常会随之缓解。有以下情况的人群更易发生妊娠剧吐，包括非妊娠时发生过晕动病或偏头痛相关的呕吐、既往发生过妊娠剧吐、多胎妊娠、葡萄胎妊娠、胃食管反流等胃肠道疾病等。

妊娠剧吐的患者需要住院治疗，以支持治疗为主，包括补液纠正脱水、电解质和酸碱平衡紊乱及对症治疗，用药减轻恶心和呕吐。到妊娠中期，患者恶心、呕吐好转，肝功能异常也会随之消失。孕产妇和婴儿的结局良好，少数会出现低体重儿和早产。

2.妊娠期肝内胆汁淤积症

妊娠期肝内胆汁淤积症是妊娠期黄疸常见的原因，也是较常见的妊娠期肝病，发病率约为4%。目前病因不明，可能与遗传有关。妊娠期肝内胆汁淤积症最常见的症状为严重皮肤瘙痒，不伴有皮疹，最常发生在手掌和脚掌，可延伸至全身，瘙痒感在夜间加重，影响睡眠。其他症状包括上腹痛、轻度恶心、纳差及皮肤、巩膜黄染等。本病多发生于妊娠中期或妊娠晚期，分娩后迅速消失，再妊娠时约有70%的复发可能。血清总胆汁酸升高是主要的实验室检查异常，血清转氨酶可能轻度升高，伴碱性磷酸酶升高，血清总胆红素、直接胆红素升高，但肝脏超声等影像学检查正常。

发生妊娠期肝内胆汁淤积症的危险因素包括肝内胆汁淤积史和家族史、高龄妊娠、既往曾发生妊娠期肝内胆汁淤积症。患有妊娠期肝内胆汁淤积症的孕妇体内的胆汁酸可透过胎盘及胆盐沉积于胎盘绒毛组织影响胎盘血供等，可导致胎儿宫内窘迫、早产、低出生体重及羊水胎粪污染等问题。

熊去氧胆酸是治疗妊娠期肝内胆汁淤积症的一线治疗药物。它对于改善皮肤瘙痒和降低血清总胆汁酸有显著性效果，但对于降低胎儿死亡率、早产率和胎儿宫内窘迫发生率方面效果不显著。瘙痒通常可在1~2周减轻，生化检查结果通常可在3~4周改善。利福平可用于熊去氧胆酸治疗效果不佳者。对于病情严重且对药物治疗无效或存在药物治疗禁忌的患者可考虑血浆置换。因本病对胎儿生命存在威胁，需请产科医生综合评估分娩时机。

3.HELLP综合征

HELLP综合征是妊娠期高血压病的严重并发症，以溶血、转氨酶升高和血小板计数降低为特征，其发病率为0.1%~0.8%，多发生在妊娠晚期（28~36周）或分娩后48小时内。该病发病机制尚不明确，可能与血小板活化和促炎性细胞因子增加等有关。当出现肝窦内纤维蛋白沉积和血管痉挛性收缩时，可引起肝脏缺血和肝功能异常。HELLP综合征表现为突发右上腹或上腹疼痛，伴有恶心、呕吐，约85%的病例出现高血压和蛋白尿。实验室检查可发现有溶血，谷丙转氨酶、谷草转氨酶可较正常上限升高2~30倍，血小板减少（$<100 \times 10^9$/L）。病情通常进展迅速，可出现肝性脑病、急性肾功能不全、肝脏破裂等。

本案例中，小何在妊娠32周突发重度高血压（收缩压≥160 mmHg和/或舒张压≥110 mmHg），有头痛、右上腹痛及恶心、呕吐的症状、短时间内出现肝功能显著异常、血小板减少及溶血（血涂片发现破碎红细胞）的表现，符合HELLP综合征（溶血、转氨酶升高和血小板减少）的特征性表现。同时，小何的血清病毒性肝炎检查、自身免疫性肝炎标志物都是阴性，她又不饮酒，也没有服用过可以引起肝脏损害的药物，因此基本排除了其他引起肝功能损害的原因，综合考虑后诊断为HELLP综合征。

HELLP综合征进展很快，唯一有效的治疗手段是立即终止妊娠。如果不能迅速控制血压和终止妊娠，孕妇有胎盘早剥、肝破裂、肾衰竭等风险，胎儿有早产、发育迟缓和死胎风险。因此，对病情不稳定者采取措施稳定病情，同时评估胎儿状态，争取尽早终止妊娠。应尽量在具备孕产妇和新生儿重症监护能力的医疗中心接受治疗。

小何明白了尽早分娩对于治疗HELLP综合征的重要性，同意行分娩手术。分娩后小何的病情明显好转，血压恢复正常，头痛缓解，贫血减轻，血小板数量恢复，经过保肝治疗，转氨酶也逐渐恢复正常。甘医生告诉她，如果第一次怀孕时发生过HELLP综合征，再次怀孕时发生高血压、HELLP综合征等妊娠期高血压相关疾病的风险会明显增加。

4.妊娠期急性脂肪肝

妊娠期急性脂肪肝较为少见，发病率为1∶150 000~1∶7 000，常在妊娠30~38周起病，约20%患者发生在分娩后48小时内。因胎儿线粒体中缺乏参与脂肪酸氧化所需的酶，继而胎儿体内的脂肪酸通过胎盘转移到母体，引起母体肝细胞脂肪变性。本病起病急、病情重、进展快，母体病死率为10%~18%，胎儿病死率为23%~45%。本病初始症状无特异性，如恶心、呕吐、腹痛等，部分患者会迅速出现急性肝衰竭表现，如进行性加重的黄疸、腹水、意识障碍，并可能出现多器官功能衰竭伴弥散性血管内凝血和低血糖，患者预后不良。妊娠期急性脂肪肝患者的转氨酶可升高为正常上限的5~10倍。其他实验室检查异常包括：①血清胆红素水平明显升高。②凝血功能异常：凝血酶原时间、活化部分凝血活酶时间延长，纤维蛋白原水平降低。③血氨水平升高。④血葡萄糖水平降低，血尿酸水平升高。⑤白细胞水平升高，血小板计数降低。⑥肾功能异常，血肌酐升高。肝脏超声典型表现为肝体积缩小，肝区有密集光点。

发生妊娠期急性脂肪肝的危险因素包括胎儿长链3-羟酰基辅酶A脱氢酶（LCHAD）缺乏、既往发生过妊娠期急性脂肪肝、多胎妊娠、子痫前期或HELLP综合征及低BMI（<20 kg/m²）。本病可在再次妊娠时复发，复发率为4%~19%。

因本病死亡率高，一旦诊断需迅速纠正孕妇状况和立即终止妊娠，纠正低血糖和凝血功能异常，由于疾病进展快，患者常需要重症监护支持。如果产后患者肝衰竭无改善，可考虑血浆置换和肝移植治疗。需注意的是，妊娠期急性脂肪肝孕妇所生胎儿发生肝衰竭、心肌病、非酮症性低血糖和神经病的风险较高，所以应对产后新生儿和母亲进行长链3-羟酰基辅酶A脱氢酶基因检测，女性再次妊娠应进行产前遗传咨询。

（二）非妊娠期特有肝病

1.病毒性肝炎

非妊娠期特有肝病的病种很多，广义上说，孕妇可能出现多种肝病，在非妊娠期特有肝病中，妊娠期病毒性肝炎较为常见，超过半数的妊娠期黄疸为病毒性肝炎所致。根据病程长短，病毒性肝炎可分为急性肝炎和慢性肝炎。常见的引起病毒性肝炎的病原体有甲肝病毒、乙肝病毒、丙肝病毒和戊肝病毒。

（1）甲肝。甲肝由甲肝病毒引起，主要经消化道传播，为良性自限性疾病。甲肝发病过程不受妊娠的明显影响，一般不因妊娠而加重，也不会演变成慢性肝炎或病毒携带状态，病情易恢复，预后良好，甲肝造成孕妇死亡较为罕见。甲肝病毒不会通过胎盘屏障，故母婴传播不常见，但在妊娠晚期感染乙肝病毒时可能发生母婴传播，可能是在分娩过程中胎儿暴露于含有病毒的母体血液或粪便的结果。甲肝病毒不会引起胎儿畸形，因此不必进行人工流产或引产。妊娠早期并发甲肝使早孕反应加重，影响孕妇全身状况，使肝病加重；妊娠中晚期得病易并发妊娠高血压综合征、早产；在分娩期、产褥期感染，会增加产后出血、感染的发生。偶尔当甲肝进展至重型肝炎、暴发性肝衰竭时则会严重影响孕妇和胎儿。

急性期血清中抗甲肝病毒IgM在发病第1周可呈阳性，对早期诊断十分重要。妊娠合并甲肝的治疗与非妊娠期相同，采用卧床休息、清淡、易消化饮食，对症保肝，应用白蛋白、凝血因子等治疗。妊娠早期，轻症对症处理后可继续妊娠；妊娠中、晚期，尽量避免终止妊娠，以避免手术操作或药物对肝脏的影响。提早对宫内胎儿进行监护，但不宜使妊娠超过预产期，以减轻孕妇肝脏负担。在甲肝急性期不建议哺乳，以人工喂养为宜。

（2）乙肝。乙肝由乙肝病毒引起，主要经血液、母婴和性传播。在病毒性肝炎中，乙肝最为常见。我国育龄期妇女乙肝病毒表面抗原阳性率约为5.5%。妊娠不会增加对乙肝病毒的易感性，妊娠妇女患乙肝的临床表现与非妊娠期类似，但妊娠与乙肝互相影响。妊娠可能使乙肝患者的肝功能损害加重，乙肝可发展为慢性。由于乙肝病毒干扰雌激素的代谢，过多雌激素使子宫对内源性缩宫素敏感性增加，增加早产的风险。妊娠早期患乙肝可能加重妊娠反应；妊娠晚期患乙肝，特别是重症肝炎，凝血因子合成减少，产后出血的发生率增加。

对于妊娠期间首次诊断乙肝的患者，治疗指征同其他慢性乙肝患者，如进行抗病毒治疗，可选择使用富马酸替诺福韦二吡呋酯进行抗病毒治疗，必要时可考虑拉米夫定（LAM或3TC）、替比夫定（LdT）或富马酸丙酚替诺福韦。乙肝病毒可通过胎盘、羊水、产道、初乳等途径引起母婴传播。孕产妇高水平HBV-DNA是母婴传播的高危因素，妊娠中、晚期如果HBV-DNA$>2\times10^5$ IU/mL，建议就诊，可考虑于妊娠第24~28周开始抗病毒干预。目前存在安全、有效的阻断乙肝病毒母婴传播的方法。

（3）丙肝。丙肝由丙肝病毒引起，主要经血液、性与母婴传播。感染丙肝病毒的妊娠期妇女大多为慢性无症状感染者。妊娠期丙肝肝衰竭较为少见。国外研究报道丙肝病毒感染状态可能会影响妊娠结局，使早产、低出生体重儿的发生率增加，但未观察到这些不良结局与母体HCV-RNA水平之间存在相关性。妊娠期丙肝病毒的母婴传播率为5%~6%，所以对于有生育要求的育龄期妇女，应筛查丙肝病毒抗体，对于HCV-RNA阳性者，应在妊娠前进行抗丙肝病毒治疗。对妊娠期合并慢性丙肝者，可在分娩哺乳期结束后给予抗丙肝病毒治疗。孕产妇高水平HCV-RNA将增加丙肝病毒母婴传播的机会，目前还没有安全、有效的阻断方法。

（4）戊肝。戊肝由戊肝病毒引起，主要经消化道传播，母婴传播是新生儿感染的主要途径之一。戊肝暴发时期孕妇最易感染，感染戊肝病毒的孕妇病情较其他患者更严重，肝衰竭与死亡的发生率高，为20%~25%。妊娠合并戊肝病毒感染的孕妇发生妊娠并发症（如妊娠期糖尿病、妊娠期高血压等）和妊娠不良结局（如早产、流产、死胎或新生儿死亡等）的概率均较高。妊娠合并戊肝病毒感染的严重性与高死亡率的特点可能与怀孕时激素及免疫能力改变有关。目前尚无针对孕妇感染戊肝病毒的特殊治疗方法，如病情严重，应及时终止妊娠。对于戊肝病毒感染高危人群，孕前最好接受戊肝疫苗接种。

2.非酒精性脂肪性肝病

肥胖、糖尿病是非酒精性脂肪性肝病的常见原因，发生率在肝脏疾病中仅次于病毒性肝炎，位居第2位。非酒精性脂肪性肝病为慢性肝病，妊娠期间也可合并存在。非酒精性脂肪性肝病患者多无症状，肝功能检查可能发现异常，超声诊断敏感性较高。合并非酒精性脂肪性肝病的妇女在怀孕后，妊娠期糖尿病、妊娠期高血压的发生率更高。患非酒精性脂肪性肝病的妇女在怀孕前应优化代谢性并发症，如高血压、糖尿病；在怀孕后，应注意生活方式、饮食的调整，重视妊娠期体重管理，注意代谢并发症的监测与管理。提倡非酒精性脂肪性肝病的产妇母乳喂养。

3.自身免疫性肝病

由于胎儿对母体的异物性，妊娠会诱导母体暂时的免疫耐受，以使母亲能够耐受胎儿所表达的父源性抗原。因此，自身免疫性疾病往往在妊娠期间缓解。控制良好的自身免疫性肝病不是妊娠的禁忌证，但如果疾病控制不佳可能导致不良结局，因此建议在妊娠期间维持免疫抑制治疗。已有肝硬化者发生母婴并发症的风险明显增加。在分娩后，免疫耐受解除可能使自身免疫性肝病发作，因此应在产后至少6个月对产妇进行密切监测。研究显示，通过药物治疗维持正常肝功能与良好的妊娠结局相关，自身免疫性肝炎患者在妊娠期间，若停止药物治疗将增加自身免疫性肝炎复发风险。大多数原发性胆汁性胆管炎患者在妊娠期间病情相对稳定，部分患者出现新发瘙痒或瘙痒加重，但产后常出现肝功能恶化。研究显示，产后自身免疫性肝炎的复发风险提高了约3倍。因此，患者应规律就诊，向专科医生咨询并制定适宜的药物治疗方案，不宜随意停用治疗药物。

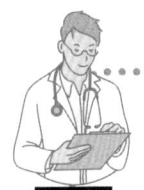

总结

妊娠期肝病是在妊娠期出现的肝功能损伤的统称，包括妊娠期特有肝病与非妊娠期特有肝病两大类。

妊娠期特有肝病主要包括妊娠剧吐引起的肝损伤、妊娠期肝内胆汁淤积症、HELLP综合征与妊娠期急性脂肪肝。对早期妊娠出现的肝功能异常，伴有恶心、呕吐，应考虑妊娠剧吐的可能。对瘙痒和肝功能异常者，尤其是出现在妊娠中期或晚期者，应考虑妊娠期肝内胆汁淤积症的可能。在妊娠较晚阶段，尤其是妊娠晚期出现肝功能异常，应考虑妊娠期急性脂肪肝和HELLP综合征。妊娠期急性脂肪肝病情可以进展迅速，出现肝衰竭，终止妊娠是主要的治疗方法。

非妊娠期特有肝病的病种很多，广义上说，孕妇可能出现各种肝病。其中，妊娠期病毒性肝炎最为常见。在我国，妊娠期病毒性肝炎以慢性乙肝最常见。另外，非酒精性脂肪性肝病也是较为常见的。在妊娠期应重视对肝功能的监测，定期就诊。

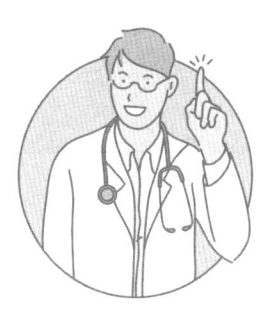

第三章 肝脏健康 Q&A
——解读肝脏问题、疑惑与真相

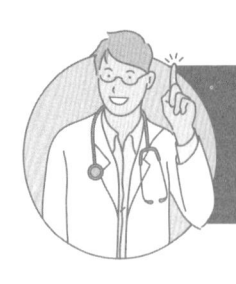

蜘蛛痣与肝掌，背后隐藏着什么？

近日，一向豪爽、爱交朋友的李先生无意间发现自己双手掌格外红，且有小的斑片，但发红部位不痛、不痒。李先生以为是自己最近"气血"充足，并没有当回事，继续和朋友们喝酒、吃肉。3天前，李先生又无意发现自己的脖子、胸口出现一些零零散散的小红点，仔细看周围还延伸着类似"小毛絮"一样的细丝状物。这可引起了李先生的注意，他还自觉没有力气，茶饭不思，不仅感觉酒量下降了，对平时最爱吃的红烧肉更是没了兴趣。李先生到底怎么了，身体突然出现异样是怎么回事？经过专业医生检查后，李先生被告知目前患有酒精性肝硬化，那些异常体征的学名为肝掌和蜘蛛痣。下面，就带着大家认识一下蜘蛛痣和肝掌。

一、什么是蜘蛛痣

蜘蛛痣是皮肤小动脉末端分支扩张所形成的血管痣。它由中央小动脉末端和向外辐射的毛细血管组成，其向外延伸的血管就像蜘蛛足一样，整体形似一只蜘蛛，故被形象地称为蜘蛛痣。蜘蛛痣中心稍隆起，若按压中心红斑，其周围延伸的毛细血管会消失，去掉按压后又迅速复原。蜘蛛痣的直径从几毫米到几厘米不等，可能单个存在或多个聚集出现，通常出现于上腔静脉分布的区域，如面颈部、前胸部、肩背部、手臂和手背等部位。

二、什么是肝掌

在正常情况下，人手掌心皮肤是白里透红、有光泽的，几乎没有斑点、斑片。在大鱼际、小鱼际（分别对应大、小拇指根部的手掌隆起处）、手指掌面的基部和指头肚出现点状或片状粉红色充血，颜色明显深于手掌其他部位，按压后变成苍白色，松开后又出现粉红色斑片，被医学领域称为肝掌。肝掌的这种特征性表现也可出现在脚掌。

三、蜘蛛痣和肝掌的形成机制

蜘蛛痣是皮肤小动脉末端膨大、扩张后的表现。肝掌是皮肤下毛细血管长时间扩张、充血后的表现。两者的发生机制相似，都是由身体内雌激素水平升高引起的。雌激素可松弛毛细血管的平滑肌并刺激血管产生生长因子，从而引起小动脉末端及毛细血管扩张，而血管中红色血液的颜色就会在皮肤表面呈现紫红色或粉红色。

四、蜘蛛痣和肝掌与肝脏的联系

众所周知，肝脏是人体的重要器官之一，具有解毒、合成、代谢等多种功能。雌激素通过血液周游全身，发挥作用后会被肝脏降解、灭活，从而保证机体内分泌状态的稳定。慢性肝病患者，尤其是慢性肝炎、肝硬化的患者，肝功能减退，灭活雌激素的能力下降，导致雌激素在体内蓄积，血液中的雌激素水平升高，于是就出现了蜘蛛痣和肝掌。

在大多数情况下，医生把蜘蛛痣和肝掌视为长期慢性肝病患者肝功能减退的一个相对特异性标志，二者起到预警和辅助诊断的作用。所以，对于可能存在肝病的患者，如病毒性肝炎患者、脂肪肝患者、长期饮酒者、因其他疾病长期接触损伤肝脏的药物者等，如果出现蜘蛛痣和肝掌，需要引起重视。

五、出现蜘蛛痣和肝掌就一定有肝病吗？

出现蜘蛛痣和肝掌不一定就有肝病，蜘蛛痣及肝掌并非肝病的"专利"，二者还可见于其他疾病，如血色病性心肌病、风湿病、类风湿性关节炎、库欣综合征、B族维生素缺乏等疾病。

此外，蜘蛛痣及肝掌也可见于健康人群，特别是处于青春期、月经期及妊娠8~20周的女性，上述人群可随体内雌激素水平的波动出现周期性肝掌。研究发现，10%~15%的正常人可有蜘蛛痣，约40%健康孕妇有可能出现蜘蛛痣，但在分娩后消失。其发生机制是妊娠期女性体内雌激素水平显著升高，超出了肝脏的灭活能力。值得一提的是，男性体内雌激素水平通常维持在比较低的状态，因此男性出现蜘蛛痣和/或肝掌较女性更有临床意义。研究显示，在对有蜘蛛痣的男性进行肝脏穿刺活检时，约85%的男性存在肝脏病理改变。

六、蜘蛛痣和肝掌的关系

蜘蛛痣和肝掌的发生机制相似，因此二者往往代表着相同的临床意义，都是慢性肝炎、肝硬化患者的重要体征。二者反映了肝病患者对雌激素的代谢、灭活功能障碍，体内雌激素水平升高，继而引起皮肤及皮下细小动脉扩张充血而出现临床重要体征。但由于个人体质、引起肝病的病因不同，并非所有慢性肝炎、肝硬化患者都会出现蜘蛛痣和肝掌，而对于同一个患者，蜘蛛痣和肝掌也并不一定同时出现。

七、蜘蛛痣和肝掌的危害

蜘蛛痣及肝掌的出现本身不会对身体造成危害，它们只是肝脏受损后对雌激素灭活能力下降的一种表现，可用于发现和辅助诊断肝病。

需要说明的是，蜘蛛痣或肝掌的出现和肝病的严重程度不一定成正比，换句话说，出现蜘蛛痣或肝掌的患者的病情严重程度并不一定比没有蜘蛛痣或肝掌的患者严重。但对于慢性肝病长期没有得到规范有效治疗的患者，尤其是当进展到肝硬化时，二者可能会持续存在，程度和数量也可能逐渐增加。

八、蜘蛛痣和肝掌可以消退

从蜘蛛痣、肝掌的发生机制可以看出，在针对蜘蛛痣、肝掌的原发疾病进行治疗后，随着疾病的好转，蜘蛛痣、肝掌也会逐渐消失。以肝病为例，积极地去除引起慢性肝炎、肝硬化的原因，戒酒、控制脂肪肝及加强肝功能恢复的治疗都有助于二者的消退。除此之外，适宜休息、合理膳食对蜘蛛痣、肝掌的消退也都是很有利的。对于健康人而言，蜘蛛痣和肝掌也会随着体内雌激素水平的波动而反复出现。

九、出现蜘蛛痣和肝掌该怎么办

当发现自己有类似蜘蛛痣、肝掌的表现时，不必过于担心，也不要自己随意服药，应该及时去医院就诊，查明有无引起蜘蛛痣、肝掌的病因。

如果确诊是肝病，应根据医生指导进行对因治疗，并在日常生活中保持健康、规律的饮食和作息，避免饮酒。如出现蜘蛛痣、肝掌但排除肝病，可能是其他原因导致的雌激素水平异常，那么应该去相应科室进行

•••• 蜘蛛痣与肝掌，背后隐藏着什么？

相关检查和治疗。当然，对于部分健康人群出现的蜘蛛痣、肝掌，无须紧张，动态观察即可。

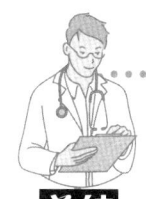

总结

蜘蛛痣和肝掌是体内雌激素过量蓄积，导致毛细血管平滑肌松弛并刺激血管产生生长因子，从而引起小动脉末端及毛细血管扩张形成的一种特有表现。二者常见于急、慢性肝炎和肝硬化患者，但并不是肝病所特有的体征，在其他疾病（如类风湿性关节炎）和生理状态（如青春期、妊娠期）下也可出现。男性出现蜘蛛痣和/或肝掌较女性更有临床价值。二者不会引起任何不适或特殊感觉，也不会对身体造成损害，主要发挥预警和辅助诊断的作用。如果发现自己有这两种体征，不能忽视但也不必恐慌，积极寻求专业医生的帮助，结合客观的医学检查查找潜在的病因，判断二者出现的意义，在确实存在疾病的情况下，应积极配合诊疗。

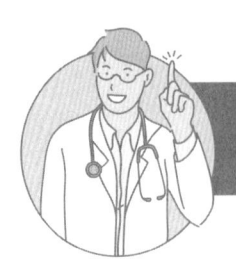

肝区疼痛，到底是咋回事？

某肝炎门诊诊室进来一位50岁的阿姨，她手里拿着刚取的检查报告单，一脸焦急地说："陈医生，请您帮我看看这些检查结果有什么问题。我最近不知道怎么回事，有时候觉得肝有点痛。"说着她用手指了指自己右侧腹部，接着说："我有乙肝，但是也听您的建议吃药治疗了，平时也注意休息、饮食和锻炼，怎么会有肝痛呢，是不是我的病情加重了或者有肝癌了？"陈医生接过检查单，仔细查看后说："阿姨，报告单我仔细看了，高精度乙肝病毒DNA是阴性，肝功能、血常规、肝癌标志物（甲胎蛋白、异常凝血酶原）也都正常，超声提示回声增强伴有结节，但是跟您之前几次的超声结果对比，结节大小并没有明显变化，所以您的乙肝病毒控制得不错，您担心的肝癌目前没有诊断依据。肝脏没有痛觉神经分布，至于您说的'肝痛'，应该是肝脏表面那层薄膜受到了刺激引起的疼痛，我们医生称为肝区疼痛，不少慢性乙肝患者都时不时出现这种不舒服。您目前的肝脏情况还算乐观，最重要的抗病毒药物也用上了，我建议您先定期复查，动态观察，暂不增加其他特殊治疗。"

听完陈医生的报告解读，阿姨焦虑的情绪有所缓解，接着阿姨又说："陈医生，那还请您多给我讲讲这个肝区疼痛，不弄清楚这个，我会担心到晚上睡不着觉。"陈医生笑着说："阿姨，因为这个睡不着觉不划算，我好好给您讲讲，给您补颗定心丸。"

一、肝脏真的会"痛"吗？

我们平时说的"肝痛"主要是指右上腹或剑突下的疼痛。剑突下就是胸骨下方的正中凹陷处，也就是很多老年人常说的"心窝子"。

肝脏是人体比较大的实质器官，位置靠上，主要分布于右上腹部，与右侧的肺之间仅隔着一层薄薄的膈肌，肝的前、后和右侧面都有肋骨保护着，故右上腹出现疼痛不适，普通群众很容易误以为是"肝痛"，而医生却喜欢描述为肝区疼痛。事实上，肝脏本身是没有痛觉神经分布的，即使发生实质性损伤，一般也不会感到疼痛。然而，肝脏表面有一层很薄且分布有痛觉神经的肝包膜（又称Glisson包膜），我们平时感觉到的肝区疼痛就是这层膜上的痛觉神经受到刺激时所引起的疼痛。因此，与其说"肝痛""肝区疼痛"还不如说"肝包膜痛"，这样或许有助于减轻大家对于严重肝病的担心。

肝包膜富有弹性，由排列规则的胶原纤维组成（内部多数是Ⅰ型胶原纤维），在下腔静脉及第1肝门处最厚，环绕肝门处输入的血管及肝胆管。其受到任何机械或化学的刺激都会导致肝区疼痛。肝胆疾病患者之所以出现上腹部间歇性或持续性隐痛、钝痛或刺痛，主要是因为肝包膜牵张、肝周围炎或胆道痉挛。当肝脏炎症持续存在时，肝脏会因炎症出现充血、水肿和体积增大，且短时间内不会消失，患者可因肝包膜受到持续刺激而出现长时间的肝区疼痛感。

二、引起肝区疼痛的常见原因

肝包膜受到的刺激的来源既可能是生理原因也可能是疾病原因。注意，这些刺激既可以是肝脏来源也可以不是肝脏来源。

（一）病毒性肝炎

病毒性肝炎（如慢性乙肝和慢性丙肝等）患者出现的上腹部持续性隐痛（偶尔表现为相当剧烈的阵发性刺痛）主要由肝包膜牵张、肝周围炎或胆道痉挛所致，其中以肿大的肝脏对肝包膜的直接刺激最为常见。究其原因主要与慢性病毒性肝炎反复发作有关，会导致肝细胞功能下降，进而出现肝细胞代偿性增生与肿大，最终肝包膜因肝脏体积增大而受到牵拉。

该病导致的疼痛多集中在肝区，一般不会出现其他部位疼痛。肝区疼痛与进食关系不明显，且常伴有肝区压痛。这种肝区疼痛一般短期内无法缓解，且何时消失主要取决于肝脏的病理损害（如充血、水肿和坏死等）及其对肝包膜刺激的减轻程度。

（二）酒精性和非酒精性脂肪性肝病

单纯脂肪肝患者一般无肝区疼痛、不适，但如果脂肪肝严重到引起肝功能的损害并进展为脂肪性肝炎，则有可能会出现肝区的隐痛（有时候这种疼痛感会非常强烈）。目前认为肝区疼痛、不适主要与脂质在肝细胞内过度蓄积有关，上述原因使得肝脏肿大及肝包膜牵张进而使脂肪肝患者出现肝区疼痛或不适。

（三）肝癌

肝癌引起的肝区疼痛主要与癌细胞扩散速度快、肝脏膨胀迅速相关。

该病因所造成的疼痛比普通肝炎产生的疼痛严重得多，通常是持续剧烈疼痛，患者多无法忍受，需要服用镇痛药来缓解疼痛感。对于靠近肝脏包膜下的肿瘤病灶，使用无水乙醇等消融治疗时，应通过减少药液注射量或控制消融范围，降低因肝包膜受刺激而诱发肝区疼痛的风险。

（四）肝脓肿

细菌感染诱发的肝脓肿同样可致肝脏肿大进而使肝包膜痛觉神经被刺激，或炎性渗出物使肝包膜或肝脏的邻近组织发生纤维素性粘连进而引起肝区疼痛或不适。这种原因导致的肝区疼痛，通常伴有明显白细胞水平升高和发热。

（五）胆道与肠道疾病

肝脏周围器官（如胆囊、胆道和右上腹结肠等）发生病变引起的慢性胆囊炎、胆囊切除术后综合征、胆囊癌、结肠肝曲癌和肝（脾）曲综合征等也可出现右上腹不适感或疼痛，容易与肝区疼痛混淆误诊为肝脏疾病。

由于这些器官多为空心管状的脏器，它们有炎症或者梗阻所带来的疼痛，一般都是比较剧烈的绞痛，呈现间歇性发作，时痛时好。胆囊炎疼痛常见于进食油腻饮食后诱发或加重，胆囊区压痛明显，墨菲（Murphy）征阳性（深吸气时肿大发炎的胆囊被检查者的手指触碰到时，患者会因为疼痛而屏住呼吸）。胆囊切除术后约有20%病例可出现右上腹痛，可能与胆道残余泥沙样结石和奥狄括约肌纤维化或痉挛有关。

（六）劳累、失眠或长期情绪不佳等非病理性原因

劳累、失眠与情绪激动等可能导致肝气不舒，进而引起肝区疼痛。对于这种情况，只要稍加调整，肝区疼痛的现象一般就会缓解或消失。不合理饮食、体位转换等也可能刺激或牵扯到肝包膜痛觉神经而引起肝区疼痛。

三、肝区疼痛的治疗和管理

肝区出现疼痛要根据具体情况来采取相对应的措施。如果只是偶尔出现肝区不适或隐痛，特别是在劳累、失眠或长期情绪不佳等情况下出现，可先通过自我纠正不良生活习惯来观察，暂不去医院检查、治疗。如果肝区疼痛比较严重，而且症状长期存在，则需要及时去医院查明原因，若疼痛是疾病引起的就应该积极治疗。对于一些慢性乙肝患者，经过抗病毒治疗后，在肝功能指标正常，HBV-DNA阴性且肝脏超声未见明显异常的情况下，若存在上腹部持续性隐痛、钝痛或刺痛，应该要引起重视，并咨询专科医生。

••• 肝区疼痛，到底是咋回事？

有效解决患者的肝区疼痛、不适的最佳个体化治疗方案可能需要不同专业的医生共同商量后制定。在有效的抗病毒治疗和自我调整的基础上，针对性地联合中医中药来治疗肝区疼痛也值得期待。

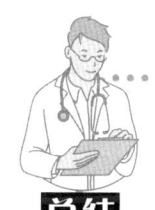

总结

经常有肝炎患者诉说自己有"肝痛"或右上腹肋骨下隐痛，医学上称这种现象为肝区疼痛。疼痛主要位于右上腹或剑突下，可表现为间歇性或持续性隐痛、钝痛或刺痛。肝脏本身没有痛觉神经分布，这种不适更常是由肝脏肿大或肝脏炎症刺激表面的肝包膜（富含痛觉神经）引起的，因此这种不适感可更为准确地描述为"肝包膜痛"。其实很多普通人也都有过类似疼痛的经历，这种疼痛时轻时重或短期可自行缓解。引起肝区疼痛的因素有很多，既可以是肝脏本身的疾病（如肝炎、肝脓肿、肝癌等），也可以是肝脏毗邻脏器病变（如胆囊炎、胆管结石等）所致，此外还可由一些非病理性因素所引发（如劳累、情绪激动等）。不同情况的肝区疼痛需要不同的方法来治疗和处理。若在没有弄清楚原因之前自己随便乱吃药处理，可能会引起更多的麻烦，只有在了解病因之后，才能更好更准确地治疗疾病。

185

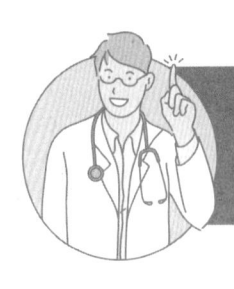

眼黄、尿黄、皮肤黄，是肝脏出问题了吗？

秋高气爽，家住广东韶关的李先生迎来了一年中最忙碌的月份。皇帝柑成熟了，其销售收入是李先生家庭收入的重要来源，可李先生却不开心，因为他发现自己手心皮肤变黄了，尿液也变成了深黄色。这可把李先生吓坏了，他心想自己的肝脏不会出问题了吧，于是他急忙到医院就诊。医生检查后发现李先生的各项肝功能指标都是正常的。经过详细的询问，医生建议他少吃皇帝柑、多饮水。几天后，李先生的皮肤和尿液颜色都恢复了正常。听完了医生的一番解释后，李先生如释重负，原来他的"黄"是过量食用皇帝柑引起高胡萝卜素血症的表现，只需停止摄入富含胡萝卜素的食物就可以改善，他的肝脏其实很健康。

虽然虚惊一场，但李先生的紧张也不是没有道理，因为肝脏疾病确实可以引起眼黄、尿黄和皮肤黄，即黄疸的表现。在日常生活中，如果出现了眼黄、尿黄和皮肤黄，我们该如何正确处理呢？

一、正常人的肤色、尿色和巩膜颜色

皮肤的颜色主要由4个因素决定：黑色素、血红素、胡萝卜素和皮肤厚度。黑色素使皮肤发黑，血红素使皮肤发红或发青，胡萝卜素使皮肤发黄，皮肤越厚肤色越深。

尿液中含有尿胆素、尿胆原及卟啉等物质，使得健康人的尿液肉眼观清澈、透明，呈淡黄色。

巩膜，属于医学用语，民间称为眼白，是眼球壁的最外一层，由致密的胶原纤维和弹力纤维构成。在正常情况下，小儿的巩膜为浅蓝色，成年人的为白色，老年人因脂肪沉着而带黄色。

二、眼黄、尿黄和皮肤变黄可见于哪些情况？

（一）生理调节

当饮水量少，尤其是在夏天或运动后大量出汗时，机体为保证足够的循环血量会使尿液浓缩，此时尿量会变少，尿液的黄色会加深。这是机体自身调节的过程,是正常的改变,增加饮水量后即可恢复如常。但皮肤和巩膜是不会变黄的。

(二)高胡萝卜素血症

高胡萝卜素血症,也称柑皮症,是以皮肤黄染为特征的一种病症。该病症与血液中胡萝卜素含量过高有关,可以由食入过多富含胡萝卜素的食物引起,如胡萝卜、橘子、南瓜等;也可见于一些导致胡萝卜素代谢障碍的疾病,如糖尿病、高脂血症、甲状腺功能低下和肾病等。

胡萝卜素是一种脂色素,呈橙黄色,主要沉积在角质层,构成正常皮肤的黄色。当血液中的胡萝卜素含量过高(>4.6 μmol/L)时,皮肤黄色成分增加,特别表现在皮肤角质层厚和易出汗的地方,如手掌、足底、前额、鼻唇沟等。这种现象会发展至全身,但巩膜不会变黄。

高胡萝卜素血症一般都是良性过程,很少导致严重并发症,一般停止摄入富含胡萝卜素的食物一段时间后皮肤黄染可自动消退,无须到医院就诊和治疗。若是因为一些疾病原因导致的高胡萝卜素血症,则治疗原发疾病才是关键。

(三)药物引起的皮肤或尿液黄染

服用含有黄色素的药物可引起皮肤黄染,如米帕林、呋喃类药物等。可使尿液变黄的药物有维生素B_2、复合维生素B、黄连素、利福平、呋喃唑酮等。维生素B_2的代谢物核黄素是一种黄色物质,可使尿液呈现黄色。

(四)黄疸

医学上把血清胆红素浓度升高致使皮肤、黏膜和巩膜发黄的症状和体征称为黄疸。引起黄疸表现的物质就是血清中的胆红素。在正常情况下,血清总胆红素浓度为1.7~17.1 μmol/L,只要高于正常值上限(17.1 μmol/L),就称为高胆红素血症。但想要看到黄疸的表现,胆红素浓度需要超过正常值上限的2倍(34.2 μmol/L),才能出现肉眼可见的黄疸,医学也将其称为显性黄疸。在过去的几十年里,肝炎在我国很常见,在多数人的印象中得了肝炎后整个人会变黄,想必这是导致大家一看到"眼黄、尿黄和皮肤黄"就想到肝病和恐慌的原因之一,但实际上除了肝脏本身的疾病,胆道、血液系统疾病及一些遗传病也可以引起黄疸。黄疸也可以分为生理性黄疸和病理性黄疸,前者是正常新生儿在成长过程中的一种生理现象,后者在不同年龄段均可发生,需要引起重视。

三、黄疸概述

（一）黄疸患者为什么会出现眼黄、皮肤黄？

黄疸的本质是血液里胆红素浓度升高，而胆红素为橙黄色物质，过量的胆红素可扩散进入组织造成黄染现象。由于皮肤、巩膜、甲床下和上颚等组织处含有较多的弹性蛋白，对胆红素有较强的亲和力，故易被黄染。胆红素随血液遍布全身，但因为巩膜富含胶原纤维而呈白色，当胆红素沉积时会较皮肤、黏膜等更易被人察觉，以至于使人误解黄疸患者的巩膜先变黄。实际上，皮肤与巩膜是同时变黄的，只是此时皮肤颜色与正常时的颜色对比度不够强烈，未能立即引起人们注意。

（二）眼黄、尿黄和皮肤黄因病因差异而不同

不同病因引起的黄疸，皮肤的"黄"各有特色，尿色也并不总是"黄"的。对于溶血引起的黄疸，皮肤多呈浅柠檬色，而尿色呈红色、浓茶色甚至是酱油色。溶血时的尿色改变与胆红素无关，而是因为尿液中红细胞碎裂后释放出来的血红蛋白，故而又称血红蛋白尿。对于胆道梗阻引起的黄疸，皮肤呈暗黄色、深黄色甚至黄绿色，此时尿液中含有较多结合胆红素，使尿色较正常时加深，呈深黄色、豆油色或浓茶色。对于肝炎引起的肝细胞黄疸，皮肤呈浅黄至深黄色，尿液也因含有胆红素而较正常时加深，呈深黄色或茶色。

（三）血清胆红素浓度高到一定程度才会出现眼黄、尿黄和皮肤黄

正常的血清胆红素浓度不超过17.1 $\mu mol/L$。当血清胆红素浓度超过17.1 $\mu mol/L$、不超过34.2 $\mu mol/L$，不易被察觉，称为隐性黄疸；若血清胆红素浓度超过34.2 $\mu mol/L$就会出现肉眼可见的黄疸，表现为皮肤、巩膜和尿色变黄。所以，当未观察到皮肤、巩膜或尿色变黄时，不能排除机体的疾病状态，只能说血清胆红素浓度还不够高。

四、哪些疾病可引起病理性黄疸？

经过上面的介绍后，相信大家对皮肤、尿液和巩膜变黄的几种情况有了大致的了解。不难发现，其中最应该警惕的就是病理性黄疸。那么，病理性黄疸是如何导致的，都见于哪些疾病呢？归根结底可总结为：胆红素的生成增多、转移减少和排泄障碍。据此，可把导致黄疸的疾病分成以下4类。

（一）溶血导致的黄疸

只要能引起溶血的疾病都可以引发溶血性黄疸。胆红素的生成原料主要来源于衰老红细胞中的血红蛋白，当红细胞被过度破坏时，会导致胆红素的生成增多，下游的胆红素"处理工厂"——肝脏感到"压力山大"，即便是不分昼夜地工作也没法在短时间内快速把胆红素转化后运出人体，于是血里的胆红素大量堆积，超过34.2 μmol/L就可以看到黄疸的表现。溶血性黄疸的病因多为血液系统疾病，如地中海贫血、细胞膜异常导致红细胞易破裂的遗传性球形红细胞增多症、输入非同型血液后的溶血等。

（二）肝细胞损害导致的黄疸

这种类型的黄疸可由致肝细胞严重损害的疾病引起。这种情况就好比工厂里的工人请病假了，即使工作量不变，劳动力不足也没法保质、保量地把胆红素处理掉。另外，肝细胞损伤、水肿可以压迫肝内的小胆管引起胆汁淤积，使正常肝细胞处理好的胆红素排出受阻，于是部分胆汁逆流入血，这也为黄疸的发生贡献了部分胆红素。引发肝细胞损伤的病因可以是原发于肝脏的疾病，比如病毒性肝炎、酒精性及非酒精性脂肪性肝病，药物或者毒物造成的肝损伤；也可以是全身性疾病累及肝脏，如严重感染引发全身炎症反应，可以造成全身多器官功能受损，肝脏可成为受累的一员。

（三）胆红素排泄障碍导致的黄疸

胆汁通过胆管排泄。胆管起始于肝内，肝内的毛细胆管逐级汇总，最终汇总为左、右肝管出肝，左、右肝管汇总为肝总管，与胆囊发出的胆囊管再汇总为一根大的胆总管，胆总管开口于十二指肠。溶解在胆汁中的胆红索随胆汁一起进入肠道，最终随粪便排出。胆红素排泄障碍导致的黄疸就好比工厂生产部门源源不断，保质、保量加工出成品，但销售部门不给力，销售渠道打不开，产量大于销量，大量商品积压在仓库。在肝脏里，由于胆管受阻胆汁排不出去，肝细胞还会不断生成胆汁，犹如不断给气球打气，胆管内的压力不断升高，胆汁向前走不通就会向后走，于是大量胆红素逆流入血，在浓度超过34.2 μmol/L时便会出现黄疸。所以，能够引起肝内、外胆管阻塞或者胆汁淤积不能流动的疾病，都可以导致这类黄疸，比如胆管结石，胆道恶性肿瘤、寄生虫感染，药物性肝损伤，原发性胆汁性胆管炎等。

（四）先天性非溶血性疾病导致的黄疸

这类疾病较少见，属于遗传病，是染色体上的基因发生了突变，导致肝细胞对胆红素的摄取、结合和排泄存在先天缺陷，从而出现黄疸。在这种情况下，既没有肝细胞受损，也没有胆道淤积，就好比把胆红素处理和排泄想象为一项技术性很强的生产工作，但工厂不提供技术培训，生产部门的员工缺少完成任务所必需的某项或某几项技能；或者即使有产品，销售部门员工又缺少为产品打开市场的能力，那就自然无法一气呵成地完成产品生产、加工和销售的问题。引起黄疸的遗传病有两大类，一类叫遗传性高胆红素血症，如吉尔伯特综合征、罗托综合征、杜宾-约翰逊综合征等；另一类称遗传性胆汁淤积性肝病，如进行性家族性肝内胆汁淤积症、阿拉日耶（Alagille）综合征、先天性胆道闭锁等。

五、如何判断是否发生了病理性黄疸？

接下来科普如何快速判断是不是发生了病理性黄疸。

（一）高胡萝卜素血症最易判断

如果在皮肤变黄前，过量摄入富含胡萝卜素的食物，皮肤黄染首先出现在手掌、足底、前额、鼻唇沟等部位，也可遍及全身，但巩膜不会变黄，也没有身体不适，这种情况下更可能是高胡萝卜素血症，而非病理性黄疸。停食该食物后，皮肤黄染可以逐渐消退，无须就诊和特殊治疗。甲状腺功能减退症、甲状腺功能亢进症患者在使用抑制甲状腺激素类药物时，以及高脂血症患者、糖尿病患者等，较普通人群更易出现高胡萝卜素血症。

（二）药物引起的变黄要谨慎判断

前面提到过，有的药物在体内代谢可能产生使皮肤、尿液等变黄的成分，在服药后发生皮肤、尿液等变黄反而是正常表现，在停药后黄染可以消失。而有的药物如镇痛药、解热药、治疗焦虑或抑郁的药物、抗结核药等的副作用可以导致肝损伤，此时病理性黄疸可作为药物性肝损伤的一种表现，这种情况一定要及时就医。

那如何及时辨别是不是发生了药物性肝损伤呢？最快捷的方式是查看药品说明书。一看药品说明书是否明确提到服药会使皮肤、尿液等变黄；二看药品说明书是否明确指出所服药物会造成肝脏损害或溶血。如果有上述情况，需要及时就诊，请医生给出更准确的判断。如果查阅药品说明书不能找到相应答案或者无药品说明书，那么此时要尽快咨询医生，避免延误治疗时机。

（三）病理性黄疸并非只有身体变黄一种表现

病理性黄疸是一种病态表现，身体往往不会只有变黄这一个表现，还会释放很多其他不舒服的信号，促使我们去医院检查。如当红细胞大量破坏发生溶血时，除了出现黄疸，在急性发作时还会有发热、寒战、头痛、呕吐、腰痛及不同程度的贫血，此时尿液不是黄色，而是呈暗红色、棕红色甚至酱油色，医学术语叫血红蛋白尿。慢性发作的溶血除了黄疸，还会有贫血、脾大、继发胆结石、肝功能受损等，有右上腹痛、消化不良等症状。各种肝细胞严重损伤的疾病除了导致黄疸发生，可伴有瘙痒及其他肝脏原发病的表现，比如乏力、食欲减退，严重者出现皮下瘀点、瘀斑和腹水甚至昏迷。如果胆汁排泄受阻，除了黄疸，此时尿液变黄明显，可呈现豆油色，而粪便颜色变浅或呈白陶土色。当胆管结石继发细菌感染时可以伴随右上腹疼痛、发热、寒战等症状。

六、明确眼黄、尿黄和皮肤黄的相关检查

（一）病史采集和体格检查

医生会详细询问患者何时开始变黄，是否有其他不舒服，尿色的情况，变黄之前吃过什么食物、药物，是否外出旅游，既往是否有肝病、胆结石等疾病，是否有腹部手术史，家里亲人是否有类似变黄的情况，同时针对性地进行体格检查。这些都会有助于医生进行判断。所以，患者应耐心配合，如实陈述。

（二）常见辅助检查

导致黄疸的疾病多样，通过病史采集和体格检查，医生通常会对黄疸的可能原因做出初步判断，有针对性地开展检查。

常规的检查项目有血液检查，包括肝功能，可以了解肝细胞有无损害、血清胆红素浓度高低、血清胆红素浓度升高的类型及肝脏合成功能等情况；血常规、外周血涂片及血清结合珠蛋白，可以了解有无贫血，通过红细胞碎片及血清结合珠蛋白来判断有无溶血。影像学检查，如腹部超声检查是了解肝脏、胆道病变性价比较高的检查；腹部CT、磁共振胰胆管成像可以弥补腹部超声在诊断胆道、肝脏疾病时的不足；内镜逆行胰胆管造影（ERCP）既可以用于胆道梗阻性疾病的诊断，又可同时进行胆管及胰管的取石治疗。除了常规检查外，肝脏穿刺活检取肝组织送病理科进行专业的病因分析，有助于探索黄疸的病因，是专科医生信赖的肝病检测手段之一。此外，部分遗传病需要借助基因检测帮助疾病诊断，比如吉尔伯特综

合征等遗传代谢性疾病。

七、眼黄、尿黄和皮肤黄的治疗

首先，患者应稳定情绪，避免过度焦躁，及早到正规医院而非小诊所就诊，配合医生的病史采集及相关的检查安排，尽快明确病因，根据医生的建议决定是否住院治疗。其次，避免饮酒，避免轻易使用所谓的保健品、偏方，使病情复杂化。

具体的治疗措施因病因而异。总体而言，对因治疗是根本，辅以对症支持治疗。溶血性黄疸多为血液系统疾病，需要血液科专科医生制定治疗方案；肝细胞性黄疸除了要针对肝细胞损伤的病因治疗，还要结合病情使用保肝、退黄治疗；梗阻性黄疸的治疗需要尽可能解除梗阻因素，通畅胆汁排泄的通道。

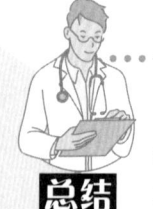

总结

眼黄、尿黄和皮肤黄是黄疸的特征性表现，其本质是血清胆红素浓度升高引起的皮肤、巩膜等处的黄染，但也可见于其他情况，如尿黄可以是饮水过少或水分丢失过多后机体生理调节的结果；食入过量富含胡萝卜素的食物或长期服用含有黄色素的药物也可引起皮肤变黄。在众多情况下，最应该警惕的就是病理性黄疸。病理性黄疸根据病因可分为4类，包括溶血性黄疸（如蚕豆病、蛇咬伤等）、肝细胞性黄疸（如病毒性肝炎、原发性胆汁性胆管炎等）、梗阻性黄疸（如胆管结石、胆道寄生虫感染等）及基因缺陷引起的遗传性高胆红素血症（如吉尔伯特综合征、罗托综合征等）及遗传性胆汁淤积性肝病（如进行性家族性肝内胆汁淤积症、先天性胆道闭锁等）。这些情况建议到专科门诊就诊和明确病因，如考虑为病理性黄疸，建议积极配合治疗，降低重要脏器受累的风险。

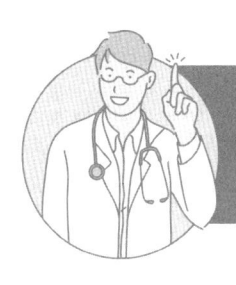

口臭，难道是肝脏在"报警"？

王医生今日在门诊接诊了一位特殊的患者，该患者主要因长期口臭就诊。患者极为困惑地说："王医生，我在日常生活中很注意个人卫生，饭后及时刷牙，定期洗牙，也没有口腔溃疡这些疾病，但就是有顽固性口臭，怎么都解决不了，给我的工作、生活带来了极大的不便，这究竟是怎么回事啊？"王医生询问了患者的一些基本生活习惯，并为患者开具了肝功能、肾功能、胃镜等检查，告知患者："口臭现象普遍存在，原因不局限于口腔方面的问题。"

患有口臭是部分人生活中的困扰，甚至严重影响人们的正常社交及心理健康。口臭是如何产生的，病因有哪些，它与肝脏有什么关系，口臭又能如何预防、治疗呢？接下来，王医生将一一为大家解答。

一、什么是口臭

口臭是指从口腔或其他充满空气的空腔中如鼻、鼻窦及消化道经口散发出的臭味。目前世界卫生组织已将口臭作为一种疾病来进行报道。引起口臭的主要物质是挥发性硫化物，硫化氢（臭鸡蛋味）和甲硫醇（粪臭味）是其中的主要成分（占其体积分数90%以上），其次还有胺、芳香族化合物、短链脂肪酸、中链脂肪酸或有机酸等。

二、口臭的分类

目前，国际上将口臭分为三大类：真性口臭、假性口臭和口臭恐惧症（见表2）。

假性口臭是指患者诉说自己有口臭，但其他人感觉不到患者认为的口臭，同时检查结果不支持口臭诊断。口臭恐惧症就是真性口臭或假性口臭患者通过治疗后，口臭的临床症状已消失，但患者心理障碍未消除，仍希望继续治疗。上述两者与精神、心理因素有关。前者较轻，通常可以通过口腔卫生保健来缓解，后者较重，通常需要心理医生的辅助治疗。

真性口臭是指他人能感觉到的来自口腔的明显异味，检查结果也支持口臭的诊断，也就是真的有口臭，可进一步分为生理性口臭和病理性口臭。生理性口臭是指机体无病变，主要由不良生活、卫生习惯或药物等环境因素改变而引起的短暂口臭。病理性口臭是由机体的病理性改变引起的，根据病变部位又可分为口源性口臭（或口内口臭）和非口源性口臭（或口外口臭）。

表2 口臭的分类与常见情况

分类		疾病举例
真性口臭	生理性口臭	晨醒口臭：睡眠时唾液流量和口腔活动减少，细菌代谢活跃增加，从而产生更多的异味，在刷牙和进食后口臭即可消失 饥饿口臭：饥饿时口腔黏膜细胞可分泌带有异味气体的物质 月经期口臭：子宫内膜坏死脱落产生挥发性物质，先进入血液循环再经肺泡气体交换呼出，出现口臭现象 某些食物及药物引起口臭：吃葱、蒜、萝卜、甲硝唑等也可以引起暂时性口臭
	病理性口臭	口源性口臭（约90%） 在患有牙周炎、牙龈炎、龋齿、阻生齿、口腔溃疡等口腔疾病时，细菌堆积后可代谢食物残屑和脱落细胞而产生挥发性的硫化物和有机酸等带有臭味的物质，从而引起口臭 非口源性口臭（约10%） 消化系统疾病：反流性食管炎、胃炎、晚期胃癌等，可因分泌物腐败、发酵而产生臭味 呼吸系统疾病：鼻炎、咽炎、支气管炎、肺部肿瘤，可引起口臭 其他系统或全身性疾病：肾衰竭、肝硬化及糖尿病酮症酸中毒等疾病产生一些臭味物质进入血流，通过肺换气从呼吸道呼出产生口臭
假性口臭		与精神、心理因素有关
口臭恐惧症		与精神、心理因素有关

三、真假口臭如何辨别

以下是几种简单的口臭自我检查方法：①双手捂住口鼻，形成一个相对密闭的空间，哈气，闻呼出的气体是否有异味。②清洁手腕，用舌尖垂直轻舔手腕数秒，等液体风干后，在距其3 cm处闻闻有没有味道。③用一次性的塑料小勺在舌背上轻刮几下，5秒后放到鼻前判断，这种方法比较适合检查来源于舌头后部的口臭。注意在检查前不要吃刺激性食物，如大蒜、洋葱、韭菜等，也不要用有香味的化妆品，检查前2小时尽量不要抽烟、喝酒、进食，以免干扰判断的准确性。

如果无法自行判断，或连续多次、长期都能自己检查出口臭，很可能已患有口腔或其他疾病，需要及时就医，以免耽误病情。可先到口腔科就诊（部分医院开设了口臭专科门诊），接受专业性的口臭诊断检查。如果排除了口腔原因，口腔医生会建议患者转诊到综合医院继续接受治疗。

四、引起真性口臭的原因

前面提到的口源性口臭，与牙周病和舌苔关系密切。人体消化道和呼吸道通过口腔与外界相通，这些部位的疾病如咽喉部、鼻部、肺部感染性疾病和胃肠道疾病可以引起非口源性口臭；还有一些疾病的病变部位虽然未直接与口、鼻腔相通，但在疾病状态下产生的挥发性致臭物质可以随血液运输到肺部，以呼气方式排出，也能引起非口源性口臭，如肝病、糖尿病等。

（一）生理性口臭

生理性口臭是由不良生活习惯引起，如长期不刷牙致使大量的食物残渣长时间嵌塞于牙周及舌体缝隙，食物残渣经发酵、分解产生大量硫化物等挥发性物质而形成口腔异味。一些食物，如大蒜、洋葱等辛辣刺激性食物，都含有挥发性的硫化物，可引起口臭。

（二）病理性口臭

1. 口源性口臭

口源性口臭是由口腔疾病引起的，如龋齿、牙残根、残冠、牙髓坏死、牙周脓肿、牙龈炎、口腔黏膜溃烂、舌体病变等口腔疾病能使产生挥发性硫化物的革兰氏阴性细菌大量增加，从而引起口臭。

2. 非口源性口臭

（1）胃肠道疾病。口臭也可能由胃肠道疾病引起。如胃食管反流病，反流物的异味及反流造成食管黏膜破溃后细菌滋生均可引起口臭；消化性溃疡、急性胃炎、慢性胃炎多因幽门螺杆菌感染与胃内食物相互作用而形成酸腐味气体；胃动力不足、胃排空时间延长等情况，如消化不良、幽门梗阻，使食物在胃内大量堆积，与胃酸发生反应再进一步发酵产生气体；

若肠道功能紊乱，发生便秘等，也可导致肠道内食物残渣堆积，产生毒素并积滞生热产气，毒素经肠道壁吸收入血可导致其他脏器的损伤，而气体上行经口鼻排出形成口臭。

（2）其他疾病。呼吸道疾病（如急性化脓性扁桃体炎、慢性上颌窦炎、萎缩性鼻炎、气管炎、肺脓肿等）中细菌腐败降解脱落的上皮细胞，可产生硫化物释放到口腔，引起臭味；糖尿病患者葡萄糖利用障碍，转而利用脂肪供能，该过程中附带产生酮体，酮体中的丙酮随血液循环进入呼吸系统经肺呼出，可产生烂苹果气味；尿毒症患者由于排出尿素功能变差，口腔及身体可产生氨臭味（尿骚或鱼腥的气味）。

五、口臭与肝脏的联系

（一）西医层面

肝病是引起口臭的一个重要的非口源性病因。肝脏本身参与了糖、脂质、蛋白质的代谢，与机体的免疫功能、体内有毒物质的降解等功能密不可分。当肝功能受损时，会引起口臭。

1. 肝臭

肝病患者呼吸时，可嗅到一种烂苹果和臭鸡蛋的混合气味或为鱼腥样伴有芳香甜味的气味，即肝臭，主要见于严重肝病的患者，如肝硬化患者，尤其是肝衰竭、肝性昏迷的患者。肝功能严重障碍影响了蛋氨酸的分解，使蛋氨酸释放氨气的同时生成较多的二甲基硫和甲硫醇，后两种物质在体内大量潴留，在呼吸和排尿时就容易散发出类似臭鸡蛋气味。同时，当合并胰岛素抵抗使得葡萄糖利用障碍时，机体转而利用脂肪供能，使得血酮体生成增多，经肺呼出后可产生烂苹果气味。

2. 引起口源性口臭

有研究发现，慢性肝病如非酒精性脂肪肝、肝硬化、肝癌等患者，合并牙周炎的发生率较高，而牙周炎是导致口源性口臭的常见病因。

3. 继发肠道病变引发口臭

肝脏属于消化器官，与胃肠道的消化功能存在密切联系。慢性肝病患者常存在消化不良、腹胀、早饱等症状，这些症状与胆汁分泌和胃肠道的蠕动、消化功能减退有关；当肝硬化失代偿时，肝脏门静脉高压使胃肠道淤血水肿及腹水形成，腹内压升高，都会削弱胃肠道的食物消化和蠕动功能，继而肠道内消化液、食物残渣堆积，经肠道细菌分解、产气后，带有异味的气体经口排出而引起口臭。

（二）中医层面

中医言"肝主疏泄"，是指肝具有疏通、舒畅、条达以保持全身气机疏通畅达、通而不滞、散而不郁的作用。肝主疏泄是保证机体多种生理功能正常发挥的重要条件。肝的疏泄功能主要表现在调节情志、促进消化、疏泄气机、疏泄津液等方面。

肝主疏泄是保持脾胃正常消化、吸收的重要条件。肝对脾胃消化、吸收功能的促进作用，是通过协调脾胃的气机升降和分泌、排泄胆汁而实现的。在脾胃方面，胃气主降，受纳腐熟水谷以输送于脾；脾气主升，运化水谷精微以灌溉四傍，脾升胃降构成了脾胃的消化运动。肝的疏泄功能，既可以助脾之运化，使清阳之气升发，水谷精微上归于肺，又能助胃之受纳腐熟，促进浊阴之气下降，使食糜下达于小肠。若肝失疏泄，犯脾克胃，必致脾胃升降失常，临床上除具肝气郁结的症状外，既可出现胃气不降的嗳气脘痞、呕恶纳减等肝胃不和症状，又可出现脾气不升的腹胀、便溏等肝脾不调的症状。在分泌排泄胆汁方面，中医言胆附于肝，内藏胆汁，胆汁具有促进消化的作用。肝的疏泄功能正常，则胆汁能正常地分泌和排泄，有助于脾胃的消化吸收功能；如果肝气郁结，影响胆汁的分泌和排泄，可导致脾胃的消化吸收障碍，出现胁痛、口苦、纳食不化，甚至黄疸等症状。

若长期生活作息不规律、情绪积滞可因肝疏泄功能异常而肝火旺盛。因肝火旺盛具有升腾上冲、消耗阴液、灼津成痰、胃气上逆，使物质腐败等特点，临床常见面红目赤、舌苔黄腻、头胀头痛、烦躁易怒、失眠、口干喜冷饮、尿黄、便秘等症状。对于急、慢性肝炎等肝病患者，因肝胆湿热，患者可感到口苦、口干，口气明显变重。

六、预防及治疗口臭

（一）预防口臭

主要是保持口腔卫生及形成良好的生活习惯。餐后及时清洁口腔有利于食物残渣清除，预防牙垢、牙石形成，并注意清洁舌体，以便更好地预防或减少口臭的形成。若口腔已形成牙垢或龋洞内食物积留难以清除，可于正规口腔医院进行定期清洁等治疗。平时可食用新鲜水果和蔬菜补充维生素；喝菊花枸杞茶降火明目；多吃清肝泻热食物，如苦瓜、西红柿等；中医认为肝脏喜畅达而恶抑郁，故要保持良好心态，积极面对生活。生活中尽量避免辛辣刺激性食物，避免油炸、肥腻食物，戒烟、限酒，规律作息并适度运动，这些均是预防口臭的重要措施。

（二）口臭的中西医治疗

中医方面主要是保持肝疏泄功能的正常运行，可服用龙肝泻胆丸、健胃消食片、牛黄上清丸等药物或相应汤剂。

西医方面主要是解决各种临床病症。对于生理性口臭，不存在确切的病变，可向口腔医生咨询专业性的口腔卫生指导，形成正确和良好的口腔卫生习惯。对于假性口臭和口臭恐惧症患者，除了保持口腔卫生外，还需要进行心理辅导治疗。对于口腔疾病或其他疾病引起的口臭，需要针对病因治疗，切断口臭产生的根源。若口臭由炎症性疾病引起，如牙周炎、牙周脓肿、化脓性扁桃体炎等，则使用抗炎药物治疗，口臭可随炎症的好转而消失；若由胃肠道功能紊乱引起，可于消化内科就诊，服用促进胃肠动力的药物；若伴有幽门螺杆菌感染，应行正规抗菌治疗；若存在肝炎、肝硬化等肝病，主要以治疗原发病为主，口臭等伴随症状可随原发病治疗情况而发生变化。

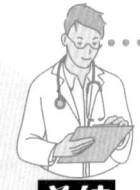

总结

口臭是指从口腔或其他充满空气的空腔中如鼻、鼻窦及消化道所散发出的臭味。口臭可分为真性口臭、假性口臭和口臭恐惧症。假性口臭和口臭恐惧症与精神、心理因素有关，前者较轻，通常可以通过口腔卫生保健而缓解；后者较重，通常需要心理医生的辅助治疗。真性口臭又分为生理性口臭和病理性口臭，前者不存在客观的病变，通过养成正确和良好的口腔卫生习惯可改善；后者多与口腔疾病相关，即口源性口臭，致臭物质主要是硫化氢和甲硫醇。还有约10%的非口腔疾病也可以引起口臭，被称为非口源性口臭，致臭物质主要是二甲基硫。肝病引起的口臭属于非口源性口臭。严重肝病患者可出现肝臭，其机制可能为肝功能严重障碍，影响了蛋氨酸的代谢并使糖代谢紊乱，使体内产生了较多的臭性硫化物（二甲基硫和甲硫醇）和丙酮，患者在呼吸时就容易散发出类似烂苹果和臭鸡蛋的混合气味或者是鱼腥样伴有芳香甜味的气味。另外，当肝病继发口腔疾病和影响胃肠道功能时也能引起口臭。在日常生活中需注意口腔卫生并养成良好的生活习惯，这是预防口臭发生最基本且有效的措施。对于病理性口臭，需及时就医，接受正规诊疗，才能从根本上解决口臭。

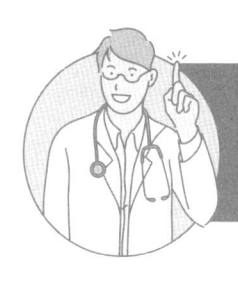

最近厌油、胃口差，和肝脏有关吗？

肝炎门诊诊室中，向医生跟往常一样等待着下一个患者就诊。这时，一名患者极不情愿地被家属拉进了诊室，还没坐下，患者就大声喊道："我说了我没病，你们非要我来看病！"向医生见状一边安抚患者一边询问情况，患者这才解释道："向医生，我平常经常锻炼身体，身体一向很好。虽然最近总感觉厌油、胃口差，但这种都是小毛病，没什么事，休息一下就好了。我家人非要拉我来看看。"患者家人听后无奈地解释："向医生，他晚上睡不好觉，脸色越来越差，胃口也不好，所以我很担心，您看看这到底是怎么回事？"经过详细的问诊和检查，向医生觉得这名患者可能存在肝炎。

食欲下降、厌油是日常生活中的常见症状，虽然会引发不适，但往往不被重视。事实上，这些症状是身体受到疾病侵袭发出的"求救信号"，不容小觑。下面重点科普"厌油、胃口差"这两个易被忽视的"求救信号"。

一、厌油和胃口差概述

厌油，从字面意思理解就是对油脂多的食物产生的一种反感，重者一看到油脂性食物就感恶心、欲吐。胃口差，医学术语叫食欲下降，表现为饥饿感减退或丧失、早饱，或进食的主观意愿减退或完全丧失。两种症状可以单独出现，也可以同时发生，是消化系统疾病的常见症状，但也可以是其他系统疾病的继发症状，可以由器质性疾病引起，也可见于功能障碍性疾病。在生活中，人们习惯性认为厌油、胃口差休息一下就好了，不当回事，但这些看似小打小闹的症状背后很可能隐藏着大隐患。

二、引起厌油和胃口差的因素

（一）疾病因素

1. 消化系统疾病最常见

（1）胃肠疾病：如急性胃炎、慢性胃炎、肠炎、消化性溃疡、幽门梗阻、胃癌、肠癌、阑尾炎等。

（2）肝胆胰疾病：如急性肝炎、慢性肝炎、肝硬化、肝癌、胆囊炎、胆石症、胰腺炎等。

2.全身其他系统疾病

（1）泌尿系统疾病：如慢性肾炎、肾盂肾炎、肾功能不全等。

（2）心血管系统疾病：如右心衰竭、全心衰竭、心律失常等。

（3）内分泌系统疾病：如甲状腺功能减退症、肾上腺皮质功能减退症、类癌综合征等，以及电解质紊乱如严重的低钠血症、低钾血症、高钙血症等。

（4）感染性疾病：如呼吸道、泌尿系统的急性或慢性细菌、病毒、寄生虫感染。

（5）恶性肿瘤：不明原因的食欲下降或进行性消瘦，是恶性肿瘤的重要症状之一，有时还是某些肿瘤的首发症状。大多数癌症患者出现此症状时已处于晚期。

（6）精神、心理疾病：如神经性厌食、抑郁症、精神创伤、情绪性食欲减退等。精神紧张、焦虑、恐惧可引起食欲减退，在精神因素解除后食欲即可恢复。常见于青少年，尤以女性多见，病前性格大多具有拘谨、刻板和强迫性人格特征。

（二）非疾病因素

（1）妊娠时期，由于激素变化也会出现厌油、胃口差等早孕反应。

（2）有些药物的毒副作用也会引起食欲下降，如吗啡、可待因等药物可直接作用于中枢而引起恶心、食欲下降。红霉素、磺胺类抗菌药物等作用于胃肠道引起恶心、食欲减退。抑制食欲的减肥药物、抗肿瘤药及其他对胃肠道有刺激作用的药物均可引起食欲减退。

（3）部分老年人随着年龄的增长，胃肠功能不断减弱，会出现食欲下降的现象。

（4）生活环境突然改变、高温高湿环境、高原反应等。如夏天气候炎热，高温环境下人的食欲下降，喜清淡饮食且厌油。

三、厌油和胃口差的发生机制

很多人都分不清楚厌油、胃口差是身体哪里出了问题，大部分均会认为没有问题或是胃出了点小问题，结果去医院仔细检查诊断后才知道，自己患的是肝病。甚至还有一些患者长期把肝病当作胃病来治，擅自服药，结果疾病发展到了肝硬化晚期或是发生肝癌，悔之晚矣。因此，早期识别厌油和胃口差是由肝脏还是其他疾病引起的至关重要，这就要求我们对其发生机制进行必要的了解。

（一）肝病患者厌油、胃口差的主要机制

（1）肝脏是人体内最大的"化工厂"，参与人体内的诸多代谢过程。在患有肝病时，肝细胞受到损害，胆汁分泌减少，身体消化脂肪的能力也就相应降低，尤其是油腻性食物难以分解，从而反射性引发食欲不佳及厌油等表现。

（2）肝病患者在出现门静脉高压等并发症时，可使胃肠道血流淤滞、蠕动减弱、消化液分泌减少，或大量腹水压迫胃肠道，使患者出现腹胀、消化不良及胃肠道排空障碍等。这些因素都会在厌油基础上加重患者的食欲下降。

（3）当患有肝病时，中枢神经系统会受到影响，从而影响到胃肠道功能，导致食量减小。

（4）在患肝病时肝细胞功能减退，人体所需物质无法很好地代谢吸收，机体制造和贮存糖的能力降低，使能量不足，令患者觉得无力；胃肠道因缺少能量，消化能力减弱，从而进一步加重食欲下降。

（二）胃、胆囊/胆道、胰腺疾病患者厌油、胃口差的主要机制

（1）胃部疾病。当胃部受到各种有害因素的长期反复刺激时，胃酸分泌异常，常常存在反酸、胃灼热、上腹痛等消化不良的症状，从而导致厌油、胃口差。患者主观上愿意吃一些油腻食物。

（2）胆囊/胆道疾病。胆囊炎患者胆囊壁变厚，胆囊内空间变窄，导致胆囊储存胆汁功能下降，在每次进食时分泌的胆汁减少；胆囊结石可以堵塞胆道，使胆汁分泌减少或排出障碍，从而导致厌油、胃口差。此外，胆道疾病引起的腹部疼痛、恶心、呕吐等不适，会进一步加重食欲下降。

（3）胰腺疾病。在发生慢性胰腺炎时，胰腺功能不全，分解脂肪的脂肪酶分泌不足，无法消化油腻食物，可导致腹痛、脂肪泻等症状，这些均能引起食欲下降。

综上，一句话总结就是：胃病是想吃吃不了，胰腺疾病是怕难受不敢吃，肝病是根本就不想吃。如果在日常生活中，患者身体反复出现这些信号，休息后仍不能缓解，还是应尽快去医院做一下相关检查，以免耽误病情。

四、如何应对厌油和胃口差

（一）养成良好的生活习惯

（1）清淡饮食。多吃一些富含维生素的水果，比如草莓、葡萄及猕猴桃等。

（2）保持合理体重，控制超重和肥胖。适量锻炼能够提高自身的免疫

力，有助于胃肠道的蠕动，能够增加食欲。同时，健康运动有助于控制体重，增加胰岛素敏感性，有利于脂肪肝、糖尿病和心脑血管疾病的预防。

（3）避免熬夜。熬夜会影响肝脏血液回流，造成肝脏自我修复能力减弱，长此以往会引起肝功能减退。

（4）控制饮酒，避免大量饮酒。

（二）保持精神放松，合理排解压力

避免工作压力特别大或者精神紧张等导致的食欲不佳。

（三）定期进行体检

通过体检，可在早期发现亚健康状态和潜在的疾病，患者尽早去医院进行调整和治疗。早预防、早发现、早诊断、早治疗自然是保障我们生活质量最经济实惠的办法。

（四）及时就诊

当出现厌油和胃口差等症状时，应首先排除过食、过饮、运动量不足、紧张或焦虑、失眠、怀孕等非病理因素。若症状持续或加重，应及时就医。

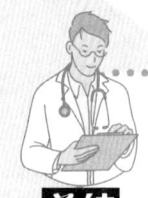

总结

厌油和胃口差是日常生活中常见的症状，受到情绪、生理状态、周围环境及疾病等诸多因素影响。非病理因素（如焦虑、抑郁、妊娠、暴饮暴食等）可引发上述症状。在病理情况下，厌油和胃口差多见于消化系统的疾病，包括胃肠、肝脏、胆囊及胰腺病变，也可由其他脏器病变或机体内环境代谢障碍继发的消化系统的功能性病变导致。一旦厌油和胃口差持续出现，需警惕疾病的可能，尤其是肝病。众所周知，肝脏是人体重要的代谢和解毒器官，也是最沉默的器官。肝脏没有任何的痛感神经，当出现问题时，早期往往没有明显的不适，导致疾病难以被发现，但症状长期反复发作容易形成慢性肝炎、肝硬化甚至肝癌，危害极大。所以，我们平时应该养成良好的生活习惯，保持精神放松，定期进行体检。一旦身体持续发出厌油、胃口差这些"求救信号"，不可大意，应及时到医院就诊。

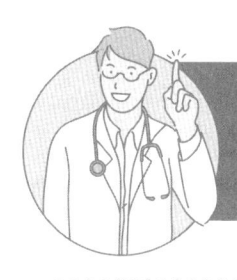

体检发现转氨酶升高，该怎么办？

近日，陈医生的一位好朋友孙某在常规体检时发现自己的肝功能报告单上面有很多向上的箭头，其中血清谷丙转氨酶那一行最明显，数值竟然高达500 U/L，超出参考值足足10倍。孙某的老婆在看到自己老公的肝功能报告单后惊慌失措，立马拉着孙某直奔陈医生的门诊。陈医生在看过孙某的肝功能报告单后，问了一句："你最近喝酒没？"孙某答道："最近生意不好做，拜访客户比较频繁，差不多隔天就要喝一顿。不过我喝得不多，每次也就三四两*白酒。"听完孙某的回答，陈医生对孙某的老婆说："你这个老公要多管管，想让他的肝功能指标正常，就不要让他喝酒。"

人们对血清谷丙转氨酶升高常存在各种错误或者不准确的认识，如不少人认为血清谷丙转氨酶升高就说明有肝炎，血清谷丙转氨酶水平越高则肝细胞损害越严重等。事实上，可引起血清谷丙转氨酶升高的原因非常多。在很多情况下血清谷丙转氨酶水平正常与否不能代表肝功能好坏与否，其水平的高低也不能准确代表损害的严重程度。接下来就聊一聊谷丙转氨酶那些事儿。

一、谷丙转氨酶概述

谷丙转氨酶是人体内的正常成分，主要存在于各种细胞中，尤以肝细胞含量最高，存在于肝细胞的细胞质中。谷丙转氨酶作为维持人类生命活动的重要物质，可参与氨基酸的分解和合成，催化某一 α-氨基酸的氨基转移到另一 α-酮酸的酮基上，生成相应的氨基酸，原来的氨基酸则转变成 α-酮酸。

整个肝脏内谷丙转氨酶的含量约为血中含量的100倍，肝细胞内谷丙转氨酶的浓度比血清高1 000~3 000倍。在正常时，只要少量谷丙转氨酶释放入血，血清中谷丙转氨酶的活性即可明显升高。比如只要有1%的肝细胞坏死，便可使血中谷丙转氨酶活性增高1倍。当肝细胞因各种原因被损害后，谷丙转氨酶可从细胞质中流出并进入血液中，因此，血清谷丙转氨酶升高是急性肝细胞损害的敏感标志。

---

* 1两=50 g。

二、血清谷丙转氨酶持续升高的危害

谷丙转氨酶本应该待在肝脏的实质细胞（肝细胞）里，但是当肝细胞遭到各种炎症的打击和破坏时，谷丙转氨酶就从肝细胞中被释放并进入血液，这时我们抽血检测肝功能就会发现血清谷丙转氨酶升高。

谷丙转氨酶是维持人类生命活动的重要物质，是具有消化作用的一种酶。因此，血清谷丙转氨酶持续升高和酶活性增强可能会损伤到胃肠平滑肌和骨骼肌，从而引起食欲减退、恶心、呕吐和肌肉乏力等不适症状。血清谷丙转氨酶升高常提示肝损伤存在，肝细胞可出现水肿、变性和坏死，进而使肝脏的某些生理功能受到影响。若患者血清谷丙转氨酶持续升高或反复波动持续时间在半年以上，往往提示慢性肝炎存在，这种慢性肝损伤若不能得到及时的控制，极可能会促进或加重肝纤维化的发生发展，进而导致肝硬化和肝癌的发生，最终使患者的生活质量下降和寿命缩短。

血清谷丙转氨酶升高常提示肝损伤存在，但是大家千万不要因为看到或听到肝损伤这3个字就吓得夜不能寐。肝病专家缪晓辉教授经常提醒我们要正确认识"损害"二字。损害，有大有小，有多有少，既可以大到或者多到几乎能把肝脏90%以上的细胞都摧毁，显微镜下见到的肝细胞简直是"一片荒凉"（损害重）；又可以小到或少到只有部分肝细胞膜的通透性增加，显微镜下只是见到肝细胞水肿（损害轻）。前者一定伴随肝功能的严重减退，医学上称为肝衰竭，处于该阶段的患者的生命属于垂危状态；后者的肝功能几乎没有受到任何影响，患者也可能没有任何不适。

三、导致血清谷丙转氨酶升高的原因

很多人会有疑问，自己又没有什么不舒服，为什么血清谷丙转氨酶会突然升高呢？大家要知道，因为肝脏本身没有痛觉神经的分布，所以当肝细胞急性损害致血清谷丙转氨酶升高时，大部分人是没有明显不舒服的感觉的。血清谷丙转氨酶升高必有原因，目前认为导致血清谷丙转氨酶升高的肝脏炎症性疾病主要有5类：即病毒性肝炎、药物性肝炎、自身免疫性肝病、酒精性肝炎和非酒精性脂肪性肝炎。

（一）病毒性肝炎

病毒性肝炎是引起血清谷丙转氨酶升高最常见的疾病，可由嗜肝病毒（如甲肝病毒、乙肝病毒、丙肝病毒、丁肝病毒和戊肝病毒等）感染引起，也可由EB病毒和巨细胞病毒等非嗜肝病毒感染引起。

（二）药物性肝炎

药物性肝炎可由各类处方或非处方化学合成药物、生物合成药物、中药、天然药物、保健品、膳食补充剂及其代谢产物所引起。安眠药、解热镇痛药、避孕药、何首乌及其成方制剂可导致肝损伤相信大家都听说过。但大家可能还不知晓，少数人使用染发剂也可能导致血清谷丙转氨酶升高，这主要是由于染发剂当中的毒素进入人体对肝脏造成了损害。

（三）自身免疫性肝病

自身免疫性肝病是因个体自身肝细胞异常免疫反应而致肝实质细胞损伤的一种自身免疫性疾病。说白了，就是机体自身的免疫系统出现了问题，变得"六亲不认"，攻击起了自身的正常肝细胞。

（四）酒精性肝炎

酒精性肝炎属于酒精性肝病的一种，常由酒精性脂肪肝发展而来，与长期大量饮酒有直接关系。白酒、红酒、葡萄酒等都含有我们所说的会引起酒精性肝炎的酒精。

（五）非酒精性脂肪性肝炎

非酒精性脂肪性肝炎是由脂肪在肝细胞内堆积过多引起的肝脏炎症，与肥胖、高脂饮食和缺乏体力活动等因素密切相关。

在日常生活当中，熬夜、运动过度或劳累、失眠、营养不足等也可能引起肝细胞损害致血清谷丙转氨酶升高。因此，个别人单纯血清谷丙转氨酶偏高，不排除由检测前饮酒过量、剧烈运动、熬夜加班、感冒或口服某些药物或保健品等原因所致，并不一定是由疾病所致。

四、血清谷丙转氨酶升高的治疗

引起血清谷丙转氨酶升高的原因很多，降低血清谷丙转氨酶的药物也非常多，但只有完善相关检查和明确病因，才能从各种各样的治疗方案中选择最合适的药物来进行针对性治疗。

如果体检发现肝功能指标血清谷丙转氨酶升高，请记得一定要及时到正规、专业的医院进行全面检查。除了要进一步完善谷丙转氨酶以外的生化指标（如血糖、血脂等）检测，还要进行诸如血常规、病毒性肝炎标志物、抗核抗体、血清甲胎蛋白和上腹部超声等必要的检查。具体用什么抗炎保肝药进行治疗，需要听从专业医生的建议，且在治疗和用药过程中宜遵循以下3个原则。

（一）选择正确、有效的抗炎保肝药

正确使用抗炎保肝药，血清谷丙转氨酶水平一般可以尽快得到有效的控制。抗炎保肝药种类繁多，而真正有效的抗炎保肝药却为数不多，在治疗过程中千万不可滥用。抗炎保肝药要根据肝损伤的发生机制和严重程度进行选择，应避免过量使用某种药物或联合使用多种药物。对于单纯血清谷丙转氨酶轻度升高（血清谷丙转氨酶水平为正常上限值的1~3倍）且不伴明显乏力和消化道症状及凝血功能减退者，通常应用一种抗炎保肝药就可以满足需要。

（二）保证足够的疗程

在抗炎保肝药使血清谷丙转氨酶恢复正常后，可逐渐减少该药物的用量，切忌突然停药。抗炎保肝药的使用时间应根据不同病因及肝损伤病变的严重程度而定，一般不少于3个月。对于某些特殊人群（如肝硬化患者），即便血清谷丙转氨酶已恢复到正常范围内，若无相关禁忌证，建议延长服药时间。

（三）针对病因采取治本措施

单纯依靠抗炎保肝治疗治标而不治本。对于血清谷丙转氨酶升高具有明确病因的，首先应该针对病因进行适当治疗，此乃治本。如对于血清谷丙转氨酶升高的慢性乙肝患者，我们必须要评估是否启动抗病毒治疗。

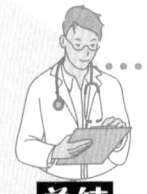

总结

谷丙转氨酶是人体内的正常成分，存在于各种细胞中，以肝细胞含量最多。在肝细胞因各种原因被损害后，谷丙转氨酶可从肝细胞的细胞质中流出并进入血液中，因此血清谷丙转氨酶升高是急性肝细胞损伤的敏感标志。但需注意的是，在很多情况下血清谷丙转氨酶水平正常与否，不能代表肝功能好坏与否，其水平高低也不能准确代表损害的严重程度。若血清谷丙转氨酶持续升高或反复波动持续时间在半年以上，往往提示慢性肝炎存在，若不能及时控制病情，极可能促进或加重肝纤维化的发生发展，进而导致肝硬化和肝癌的发生。目前导致血清谷丙转氨酶升高的肝脏炎症性疾病主要有5类，包括病毒性肝炎、药物性肝炎、自身免疫性肝病、酒精性肝炎和非酒精性脂肪性肝炎。如果发现血清谷丙转氨酶异常升高，首先应及时到正规、专业的医院明确病因。具体使用何种抗炎保肝药进行治疗，需听从专业医生的建议。总体而言，血清谷丙转氨酶升高的治疗原则是选择正确、有效的抗炎保肝药；在抗炎保肝的同时，必须针对病因治疗；抗炎保肝药的使用时间需要根据不同病因与肝损伤的严重程度而定，切忌突然停药，对于某些特殊人群（如肝硬化患者），可能需要延长服药时间。

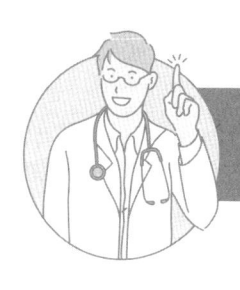

失眠会影响肝脏健康吗？

一名中年女性，诉失眠多梦，甚至有时候彻夜不眠，白天神情恍惚，已有半月。询问病史，患者说因其丈夫出轨，夫妻感情破裂，现因小孩子的抚养权及家庭财产分割问题，其近一月来情绪不稳定，易暴躁，晚上睡不着或易惊醒，同时伴有胃部隐痛、食欲不佳、舌干口苦。切脉示脉细数，苔薄白，遂辨为失眠（肝肾阴虚，阴虚火旺证）。患者经心理医生心理疏导并用以滋肝阴，降肝火兼以安神等治疗后，逐渐痊愈。

失眠和肝脏到底有着怎样的关联，如何判断自己是否失眠，怎样进行失眠的调理和治疗？以下将为大家一一解答。

一、充足睡眠可提升机体免疫力

睡眠是人体重要的生理现象。在正常睡眠状态下，人体会产生胞壁酸，该物质能促使血液中白细胞增多，巨噬细胞活跃，肝脏解毒功能增强，从而提高机体的抗病能力。同时，人在睡眠时，交感神经受到抑制，副交感神经兴奋，使得内脏各器官得到充分休息，增强器官的生理功能。

二、失眠可造成肝脏修复和排毒能力等功能异常

失眠是临床常见的一种表现，属于中医"不寐"范畴，其总病机源于《黄帝内经》提出的阴阳失衡、营卫失调、脏腑失和。在现实生活中，人们的生活、学习、工作压力大，生活节奏快，容易受到不良情绪的影响等会导致失眠或睡眠障碍。睡眠障碍则可引起肝脏损伤，肝气郁结成火，导致心神不宁难以安睡；肝气郁结还会导致胸闷胁痛，侵犯胃部就会导致没有胃口；肝火上犯又会导致睡眠障碍。患者经常有口苦、舌干、便秘、溲赤、缺乏胃口、苔黄舌红等表现。

西医则认为肝脏是机体参与物质代谢的重要器官，其代谢十分活跃，需要消耗大量的氧，同时也产生大量的活性氧自由基。机体在正常的生理状态下，氧化和抗氧化系统处于一种动态平衡，肝细胞因此得到保护。而慢性睡眠不足可以激活肝脏的氧化应激和炎症反应，加速肝细胞凋亡，引

起肝脏的损伤。有学者对小鼠进行了睡眠剥夺实验，研究发现睡眠剥夺后的小鼠肝细胞形态不规则、排列紊乱，肝细胞核与细胞质都出现了病理变化，反映肝功能受损的转氨酶也出现升高，肝脏抗氧化能力降低。还有研究报道称，睡眠障碍患者发生肝脏恶性肿瘤的风险增加。

所以，从中医和西医的角度都能得到一个较为可靠的回答：失眠会影响肝脏健康，尤其是慢性失眠。

三、持续入睡困难、睡眠质量下降是失眠症的主要特征

失眠症是以频繁而持续的入睡困难和/或睡眠持续困难而导致睡眠感不满意为特征的睡眠障碍。拆解一下，失眠症可分为以下几种情况：入睡困难、睡眠维持困难、早醒、适宜时间不肯上床、没有看护难以入眠。如果在3个月内，每周至少有3天存在以上问题，则为慢性失眠。

平时偶尔的失眠并不算睡眠障碍，偶尔睡得不太好，对身体的伤害并不是很严重。关键是精神上要放松，不要刻意地去想，顺其自然，放松心态后可以入睡。很多人在1周的工作后希望在周末能睡一个懒觉，但往往适得其反，反而醒得更早，这就是过于人为追求睡眠，导致紧张过度。因此，如果能顺其自然，放下焦虑，放空自我，何尝不是一种合理的休息？在睡不着的时候，可以静静地看一会儿书或听一会儿轻音乐，身体自然会自动调节，进入睡眠状态。

四、精力是否充沛是判断睡眠时间是否合适的关键

睡眠的时间因人而异，与年龄、季节轮换相关。一般来说，婴幼儿需要的睡眠时间为16小时，小学生、初中生需要10小时，高中生需要9小时，而普通成年人则为7~8小时。另外，睡眠的好坏不能单独由睡眠时间来决定，主要看社会功能的评价。睡眠状态通过是否消除疲劳、第2天精力是否充沛来评价。如果感觉精力旺盛，没有不舒服，就说明睡眠状态良好，也就是健康的睡眠。

五、通过自我调节和医学干预进行失眠症的调节和治疗

（一）自我调节

人体自身对睡眠有调节功能，对于偶尔出现的失眠可以通过放松心态进行自我调节。对于大多数的失眠患者，也可以通过改变自我精神状态或生活方式进行调节，一般经过一段时间后可以恢复正常睡眠。自我调节方

式主要有以下几点。

（1）规律作息。调节生活规律，制定作息时间，培养良好的睡眠习惯，尽量不要熬夜，睡前不要剧烈运动或看容易使大脑兴奋的电视节目，不要喝咖啡、浓茶等。

（2）放松身心。让自己的心情处于平静状态，做到如古人所说"先睡心，后睡身""无忧才是入睡方"。在睡前洗温水澡或用热水泡脚，或在睡前闭目静坐几分钟，调整呼吸，都有助于舒缓压力。

（3）适量运动。适量的运动能适当增加躯体疲劳感，从而提高睡眠质量。但要注意运动的时间，尽量避免在睡前2小时内运动，同时要注意运动的强度，不可超负荷运动。

（4）营造舒适的睡眠环境。应保持环境的安静，空气有一定的流通性，室温保持在20℃左右，门窗要有一定的遮光性，避免强光刺激。

（5）保持舒适的睡姿。舒适的睡姿包括枕头不宜过高，床铺要软硬适宜，睡姿虽然因人而异，但一般认为侧卧为佳，该姿势有助于放松身体。

（二）医学干预

如果通过上述调节不能有效提高睡眠质量，则应考虑采取积极的治疗，因为部分失眠是由疾病所致，特别应注意抑郁症和焦虑症。有研究统计，98%的抑郁症患者有睡眠障碍，而30%~40%的睡眠障碍症患者合并抑郁症。同样，慢性肝病患者也存在不同程度的睡眠障碍，60%~80%的慢性肝病患者称主观睡眠较差。慢性肝病患者产生睡眠障碍可能与肝功能减退后褪黑素清除障碍和机体对核心部位的体温调控有关，也可能与患者因担心疾病预后不良产生的焦虑和/或抑郁情绪有关。上述表现一方面需要由临床医生根据患者的具体情况进行对症药物治疗，另一方面也需要针对原发疾病进行治疗，同时还应为患者提供必要的心理辅导。

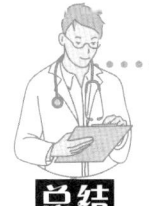

> **总结**
>
> 充足、有效的睡眠有利于肝脏得到气血滋养，保证肝功能处于良好状态。推荐成年人睡眠时间保持在7~8小时。需要注意的是精力是否充沛才是判断睡眠时间是否合适的关键。失眠症是以频繁而持续的入睡困难和/或睡眠持续困难而导致睡眠感不满意为特征的睡眠障碍，可影响肝脏健康，尤其是慢性失眠。当发生失眠时，大家可以通过自我调节或积极的专业治疗提高睡眠质量，以减少或避免因失眠而造成肝脏损伤。

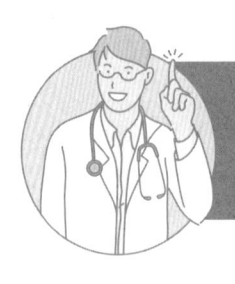

牙龈出血，是不是肝硬化惹的祸？

王女士，38岁，患乙肝10余年，一直未正规诊治，平时抽烟、喝酒、熬夜、饮食不规律。近半年，王女士感觉眼睛干涩、发痒，食欲不好，时有牙龈出血，右上腹隐痛，后来发现牙龈出血变得频繁且不易止血，磕碰后易出现皮下淤青，经期不规律，月经量较多。王女士到医院检查后发现肝功能指标血清转氨酶轻度升高，血小板计数低于正常值，超声提示肝脏回声增粗，脾脏增大，门静脉直径为1.4 cm（正常为1.0~1.2 cm），肝脏硬度值为14 kPa，腹腔少量积液，初步诊断其为失代偿期肝硬化。

分析王女士的病因可知乙肝病毒和酒精均可导致肝损伤，再加上王女士长期熬夜，导致肝脏受到多重打击，逐渐进展为肝硬化，损害因素不加控制，病情继续向前发展为失代偿期肝硬化，在此基础上还可能发生肝癌。临床上，很多肝硬化患者早期症状不明显，如果细心发现牙龈出血这样的"早期预警信号"，往往能起到"悬崖勒马"的作用。

一、牙龈出血的定义及分类

牙龈是口腔黏膜的一部分，其血管丰富，呈粉红色。牙龈出血是口腔科的常见症状之一，是指牙龈自发性的或由轻微刺激引起的少量流血的现象。据统计，大概每4个成人就有3个成人会有牙龈出血的问题。

牙龈出血可以分为被动性出血和主动性出血。被动性出血由外界的碰撞损伤牙龈毛细血管所致，比如在刷牙时用力过度，牙刷刷毛过硬及咀嚼硬物时出现的出血，在这种情况下冷水漱口后出血可自行停止。牙龈出血也见于外伤，如猛烈的撞击，包括牙齿本身折断、脱位等。牙齿本身、局部充填体或修复体边缘较长，也会造成对牙龈的慢性刺激，导致牙龈出血。主动性出血，即牙龈在受到轻微刺激或无任何刺激的情况下出现的出血现象，轻者会在吮吸、刷牙、咀嚼时唾液中带有血丝，重者在牙龈受到轻微刺激时就会出血甚至是自发性出血。

牙龈出血，是不是肝硬化惹的祸？

二、导致牙龈出血的病因

出血，简单理解就是血管内的血液"跑"到了血管外。发生出血的机制可以简单总结为在外力、致病因素如炎症等的作用下导致血管完整性被破坏，或血液中参与凝血的成分减少或功能障碍，如血小板、凝血因子的数量减少。牙龈出血也遵循这个规律。牙龈富含血管，出血时容易被发现或感知到，因此在某些情况下可以间接用来反映机体的凝血功能，对病情变化起到提示的作用。根据出血的发生机制，不难理解牙龈出血既可以由口腔疾病所引起，也可以作为口腔以外其他系统疾病的一个继发表现。

（一）口腔疾病

口腔本身疾病可导致牙龈出血。如生活中不注意口腔卫生，牙菌斑长期大量堆积形成牙石附着在牙龈边缘，就容易患牙龈炎、牙周炎等疾病，导致牙龈红肿、发炎，在这种情况下，牙龈受到刺激（如刷牙、进食等），就会出血。另外就是生长在牙龈上的肿瘤，如血管瘤、早期牙龈癌等也会导致牙龈出血。

（二）非口腔疾病

血液系统疾病（比如血友病、血小板减少性紫癜、再生障碍性贫血、白血病等）、糖尿病、心血管疾病、肝硬化、肾衰竭、脾功能亢进等疾病可导致凝血机制被破坏。抗凝药物（如华法林、阿司匹林、肝素等）、抗肿瘤药、抗生素等药物可通过阻碍某些凝血因子生成或引起血小板减少、功能障碍等干扰凝血机制。牙龈出血为继发性凝血功能障碍的表现之一。营养不良者由于饮食不当（如摄入新鲜水果、蔬菜不足等）可引起维生素C缺乏，使毛细血管脆性增加，引起牙龈易出血。此外，有些女性在月经期间会患上与雌激素相关的牙龈炎；妊娠期激素的变化也会增加患牙龈炎或牙周炎的风险，这些都可以引起牙龈出血。

三、肝硬化与牙龈出血

（一）牙龈出血与肝硬化的关系

牙龈出血有众多病因，肝硬化仅是众多病因的"冰山一角"。所以肝硬化与牙龈出血的关系可以理解为肝硬化患者可以出现牙龈出血，但牙龈出血并不等于患有肝硬化。

（二）肝硬化导致牙龈出血的机制

一方面，肝脏是凝血因子合成的重要场所，除组织因子（凝血因子Ⅲ）及内皮细胞合成的血管性血友病因子（vWF）外，其他凝血因子几乎都在肝脏中合成，当肝功能受损严重时，凝血因子的生成减少，牙龈受到外力、炎症刺激后就易出血。另一方面，肝硬化所致门静脉高压导致脾脏淤血、增生，进而出现脾功能亢进，血小板被大量吞噬和破坏，血小板减少会导致毛细血管壁的脆性增加。当血小板减少、功能受损时牙龈就会出血且出血后不易止血，一般血小板计数低于$50×10^9$/L则有出血风险。此外，牙龈出血还与免疫功能下降易发生口腔感染及使用抗凝药物等有关。

（三）肝病患者应如何看待牙龈出血

牙龈出血和肝硬化虽不能直接画等号，但当肝病患者出现牙龈出血表现时应及时就诊。对于慢性肝病患者，反复牙龈出血或出血不易止可能是肝硬化悄然降临的信号。对于已诊断为肝硬化的患者，反复的牙龈出血是提示肝硬化可能从代偿期进展为失代偿期的信号，这类患者存在消化道出血的风险。

肝脏代偿能力强，从早期的慢性肝炎到代偿期肝硬化，疾病进展隐匿，可以没有症状或症状较轻且缺乏特异性，如间歇性乏力、腹胀、右上腹不适、食欲减退等症状。上述症状多在疲劳后出现，休息后改善，不易使患者联想到是肝脏出了问题。当肝硬化进展至失代偿期时，肝功能损伤严重，症状也明显起来，可出现消瘦、面部黝黑、肤黄、眼黄、尿黄、蜘蛛痣、牙龈出血、鼻出血、皮下瘀点、瘀斑等。其实，到肝硬化失代偿阶段，更严重的情况是继发于门静脉高压的食管胃底静脉曲张破裂后发生的消化道大出血，数分钟内患者可能丢失20%以上的循环血量（>1 000 mL），如果患者抢救不及时，结局就是低血压休克、死亡，相比较之下，牙龈出血可谓是"小巫见大巫"。正因如此，如果早期通过牙龈出血及时发现肝硬化，就能对消化道出血进行提前预防。在实际临床中，部分健康意识较强的人就是因牙龈出血才发现患有肝硬化的。

（四）牙龈出血本身也非小事

普通人群及排除了肝硬化的人群不要认为牙龈不痛不痒，不影响吃饭、睡觉就不用管。牙龈出血本身也可能发生进展，可能会导致口臭、牙龈萎缩、牙龈溢脓、牙根暴露、咬合无力、牙齿松动、牙齿脱落等一系列口腔问题的出现，使牙齿快速进入"衰老"状态，处于"咬啥啥不动，吃嘛嘛不香"的痛苦中。

四、牙龈出血的正确处理方法与预防

（一）及时止血

当牙龈出血时不用太紧张，少量牙龈出血多会自行止血。当牙龈出血量较大时，可以用干棉球、纱布在出血部位进行压迫止血，压迫时长视止血情况而定，必要时可重复压迫止血。此外，当牙龈出血时也可以进行局部冷敷，比如拿冰块敷在出血对应的面颊上，或者口含冰块、冰水等都有止血的作用。

需要注意的是，如果上面这些措施都不能有效止血，或牙龈出血反复出现，或出现其他伴随的身体不适症状都需要及时前往医院，进一步明确病因，尤其是本身就有肝病的人群。对于失代偿期肝硬化的患者出现频繁或大量牙龈出血、出血不易止的情况要尽早就医，由专业医生评估是否需要补充新鲜冰冻血浆等来改善凝血功能并预防消化道大出血。

（二）预防牙龈出血

要备好软毛牙刷，轮流使用2支牙刷，这样可以使另一支牙刷有时间完全风干，减少细菌滋生，这对牙齿健康非常重要！

要正确刷牙。使用"巴氏刷牙法"：牙刷倾斜45°放于牙齿和牙龈交界处，轻轻颤动4~5次，能最有效地清洁牙齿、牙周。建议遵循"3-3-3刷牙法"，即三餐饭后3分钟刷牙，每次刷牙时间不少于3分钟。不能横向刷牙，否则会严重损害牙釉质、牙本质，使得牙龈萎缩、牙根暴露。横着刷牙还更易使食物积聚在牙与牙之间的缝隙里，长此以往同样会造成牙菌斑、牙石附着，引发牙龈出血。还可以使用牙线清除牙缝中的食物残渣与牙菌斑。定期洗牙，建议每半年至一年洗一次牙，利用超声波振荡作用清除牙菌斑、牙垢等。千万不要因为牙龈轻微出血而不敢刷牙。事实上，越是出血的牙龈，越说明有炎症，通过刷牙让牙垢、牙石被清除，有利于减少牙龈出血的风险。

除了肝硬化患者（因粗纤维食物可能导致曲张的食管胃底静脉破裂出血），其他人群可以多吃"有清洁力"的食物（如富含粗纤维的蔬菜与水果等），上述食物在被咀嚼时和牙齿表面相互摩擦，也可以起到清洁牙齿的作用。对于有肝硬化、凝血功能障碍及口服抗凝药物的患者，定期监测凝血功能对于预防出血非常重要。当然，还应当戒烟、戒酒，改正不良的生活习惯，保持身体健康。

（三）就诊策略

对于改变生活习惯和口腔卫生后仍反复牙龈出血者，应考虑至相关专科门诊就诊，尤其是患有肝病、血液系统疾病或使用抗凝药物者。就诊前，患者可记录牙龈出血有无明确诱发因素、出血时长、是否能自行止血、有无其他部位的出血（如皮下瘀点、瘀斑，口腔黏膜血疱等），女性还应关注牙龈出血与月经期有无相关性、月经量的变化，提前了解家里直系亲属有无类似情况。

无基础疾病者，可至口腔科就诊。若高度怀疑牙龈出血与所患基础疾病相关，可直接到相应专科门诊就诊，如肝病科、消化科、血液科等。若使用了抗凝药物，如华法林、阿司匹林、氯吡格雷等，一定要向医生提供此重要信息。

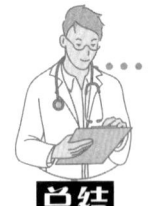

总结

牙龈出血在日常生活中很常见，背后的病因可大可小。牙龈出血可源于牙龈本身的疾病，如牙龈炎，也可能是其他疾病所导致的继发性牙龈出血。前者要在口腔专科医生的指导下系统治疗，后者不仅要治疗牙龈出血，更要治疗导致牙龈出血的原发疾病。对于肝病患者，虽然牙龈出血未必一定是肝硬化，但反复牙龈出血、出血量大且不易止者，请务必重视，及时就医，查明原因，尽早治疗，尤其是肝硬化患者，同时要有预防消化道和内脏出血的意识。

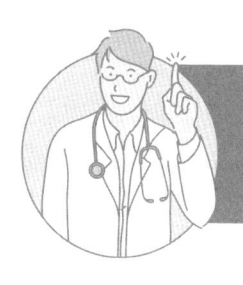

体检彩超发现肝脏小结节，严重吗？

近几日，小董因为偶尔感觉肚子右上方（所指为肝脏位置）不舒服来肝病科就诊，刘医生建议小董先抽血化验并完善腹部超声检查，小董有些疑惑："医生，我听说超声没有CT、MRI好，我能不做超声吗？"刘医生向小董详细解释原因后，小董完成了抽血化验及腹部超声检查。几天后，小董拿到了所有检查结果，其抽血结果正常，腹部超声提示肝脏上有1个小结节。小董愁容满面地找到刘医生："医生，我这个结节是肝癌吗？我只是偶尔不舒服，结节好像也不大，应该不是什么大问题吧？"刘医生向小董解释："你不要太担心，肝脏结节并不等同于肝癌，只凭超声结果尚不能一锤定音。还有需要指正一点，判断肝脏结节的'好坏'不能只通过有没有不舒服或者结节的大小，很多疾病早期都没有明显的不舒服。"经过综合评估后，刘医生建议小董定期复查，监测肝脏结节大小，暂时无须其他特殊处理。

上述对话反映出很多非医学专业人士对腹部超声和肝脏结节的认识存在一些误区。接下来我们就为大家科普腹部超声及肝脏结节。

一、肝脏结节是肝癌吗？

对仍"谈癌色变"的老百姓而言需要提高对肝脏结节的认识，要足够重视肝脏结节，但避免过度忧思、过度医疗。案例中小董的提问也反映出其对肝脏结节、肝癌概念的混淆，最重要的一点是人家需要明确肝脏结节并不等同于肝癌——前者范围更广，后者归属于前者，即肝癌仅为肝脏结节的一个组成部分。肝脏结节，也可称为"肝脏占位性病变"，通俗而言是肝脏上长了个东西。肝脏结节可分为良性结节和恶性结节。

良性结节相对而言是"好的"结节，大多生长缓慢，通过定期随访、及时处理，极少影响患者的生活质量及生存时间。良性结节包括肝囊肿、肝脏局灶性结节增生、肝硬化结节等，良性肿瘤如肝海绵状血管瘤、肝腺瘤等（见表3）。值得注意的是某些"好"的结节也有变"坏"的可能。因此体检发现肝脏结节的患者，即使结节性质为良性，也需要遵循医嘱，一般每3~6月定期复查。因为"好"结节的特性所在，若复查期间发现疾病进展，可及时处理，不必过度担忧。恶性结节主要包括肝癌、胆管细胞癌、肝转移瘤等（见表3），其生长迅速，具有侵袭性，严重影响患者的生活质量，极大缩短患者的生存时间，须引起高度重视。若超声提示有恶性结节的可能，需进一步结合血液检查（如肝功能、肿瘤标志物等）、增强CT和/或MRI，甚至肝脏穿刺活检以确诊。如果诊断明确，需尽早启动治疗。

关于超声图像，同一种疾病除其典型超声图像外也可有不同声像图表现，不同疾病也可有类似声像图，因此需要综合个体病史、症状、体征、抽血化验结果及影像学检查进行仔细的诊断和鉴别诊断。肝囊肿的典型超声表现为肝内无回声区，即为"黑色"的，可理解为肝上长了一个"水疱"；肝血管瘤典型表现为均匀高回声区，图像上呈现为圆形、类圆形或不规则的偏"白色"团块，边界一般较清晰，多普勒超声检查血流信号不明显；肝癌多表现为低回声或混合回声区，边界不清，多普勒超声检查提示结节内血供丰富，即相对于正常肝组织，在"灰色"背景下更浅的"灰色结节"团块中有"红色、蓝色"血流信号。更多内容详见表3。

表3 肝脏结节的部分代表性疾病

	代表性疾病	临床症状	超声典型表现
良性	肝囊肿	一般无不适，当囊肿较大时可出现腹胀、腹痛，也可出现囊肿破裂、出血等一系列症状	肝脏内单发或多发类圆形均匀无回声区；囊壁薄，呈高回声
	肝脓肿	可有发热、腹痛等不适	肝脏内单发或多发无回声区；壁厚薄不一，呈高回声
	肝硬化结节	代偿期可无不适，随着疾病进展出现食欲缺乏、腹胀、黄疸（皮肤黏膜黄染）、呕血等	肝脏内高回声或偏高回声结节，结节较多可出现"鹅卵石样"改变，提示肝脏回声增强、增粗、分布不均匀
	肝海绵状血管瘤	可无任何不适，较大时可出现腹胀、腹痛，也可出现破裂、出血等一系列症状	均匀高回声肿块，边界清楚；少数呈低回声，也可呈不均匀回声；肿瘤边缘见血流信号

···· 体检彩超发现肝脏小结节，严重吗？

续表

代表性疾病		临床症状	超声典型表现
恶性	肝癌	早期可无不适，随着疾病进展，可出现腹痛、体重下降、乏力等非特异性不适	肝实质内单发或多发肿块，可表现为不均匀低回声、等回声、高回声或混合回声，其中以低回声及混合回声多见；肿瘤周围常有环形低回声带
	肝转移瘤	除原发肿瘤症状外，可有腹胀、腹痛、体重下降等不适	肝脏内多发高回声或低回声结节，可呈现"牛眼征"，即肿瘤中央坏死液化呈低回声，周围为实性的高回声或稍低回声区

注：超声是肝囊肿、肝脓肿首选的影像学检查方法。上述所提到的超声表现为代表性疾病的常见表现，实际情况可能有所差异。

二、如何进行肝脏超声检查

超声波为频率超过20 000 Hz的声波，是人耳听不到的声音。超声成像是利用超声波的物理特性和人体组织声学参数进行成像，即通过探头发出超声声束并接收、处理不同组织或不同性质病变反射的信号（回声）进而形成声像图。超声检查可分为A型超声（一维超声）、B型超声（二维超声）、M型超声、D型超声、三维超声、四维超声、超声弹性成像、超声造影等。

组织回声根据组织结构密度由强至弱可分为强回声、高回声、等回声、低回声和无回声等。从图像颜色的呈现来看，强回声如骨骼、结石表现为"白色"；无回声如腹水、囊液表现为"黑色"；由强回声至无回声，颜色由"白""灰""黑"等逐渐过渡，也可表现为混合回声，即"白""灰""黑"其中两者或三者同时存在。

通过肝脏超声检查，医生及患者可以获得肝脏结节大小、形态、组织内部回声等信息，以协助评估结节及其他病变的性质。二维彩超为D型超声的一类，顾名思义为"彩色的超声"，即在二维超声的基础上，利用多普勒原理，根据采集的血流信息以红色、蓝色等颜色处理后叠加于二维超声图像，获取血流信号，红色表示血流方向朝向超声探头，蓝色表示血流方向离开超声探头，提示结节的血供情况，较普通二维超声有更强的诊断价值,目前应用也更广泛。

三、超声检查的诊断价值真的不如CT和MRI吗?

超声检查并非万能,小董对超声检查是否可靠抱怀疑态度可以理解,但其较CT、MRI有着独特的优势。CT平扫检查存在放射性损伤;MRI检查不适用于某些体内装有支架、心脏起搏器、人工耳蜗或骨折固定钢板等金属物品的人群且耗时较长。增强CT、增强MRI检查是静脉注射造影剂后进行的CT、MRI检查,部分患者对造影剂过敏或肾功能存在异常等情况而使用受限。相比较而言,超声为无创、无辐射检查,还具有价格便宜的优势,所以适用人群广泛、可重复性好,可用于慢性疾病的定期复查。对于一些早期肝脏病变,即使行CT、MRI等影像学检查,结果也可能为阴性,此时腹部超声作为常规筛查手段性价比高,也可指导疾病的进一步检查和治疗。腹部超声尤其有助于评估肝脏囊性病变、胆管扩张等,对肝脏弥漫性实质病变如脂肪肝、肝硬化,肝脏结节如肝海绵状血管瘤、肝腺瘤、肝癌等也有较强的指导意义,尤为重要的是直径>1 cm的肝脏结节可在超声检查中被发现。随着超声技术的发展、医学人才的引进,直径< 1cm的结节也有望被早期发现。因此腹部超声在疾病筛查中有极高的临床应用价值,腹部超声无愧于其"侦察兵"的称号。这也是接诊医生建议小董先行腹部超声的依据。

四、肝脏结节的治疗

本案例中,小董以为自己肝脏结节不大,所以问题也不大,这种想法并不恰当。肝脏结节的大小是相对来说的,在不同肝脏结节疾病中分类标准不同。如结节性肝硬化,小结节性肝硬化的结节直径多为1~3 mm,大结节性肝硬化结节直径一般为3 mm至3 cm;肝海绵状血管瘤结节,直径<5 cm者为小血管瘤,直径超过5cm、不超过10 cm者为大血管瘤,直径>10 cm者为巨大血管瘤;肝癌结节,直径≤2 cm者为微小肝癌,直径超过2cm、不超过5 cm者为小肝癌,直径超过5cm、不超过10 cm者为大肝癌,直径>10 cm者为巨大肝癌。

肝脏结节大小与治疗息息相关。肝囊肿、肝炎性结节、肝海绵状血管瘤等良性结节,当直径<5 cm且无临床症状时,不需药物或手术治疗,定期随访即可;当良性结节直径≥5 cm和/或导致明显临床症状如腹痛、腹胀、恶心、乏力等,可针对相关疾病行药物或手术治疗。肝腺瘤虽然是一

种良性结节，但易出血、恶变，所以一旦确诊需早期手术切除。肝脏恶性结节一旦被发现，应立即进行全面评估，包括肿瘤分期、患者基础情况、能否耐受手术等。早期肝癌首选手术切除，晚期以放疗、免疫治疗或靶向综合治疗为主，不同治疗方案可以根据不同病情联合使用。

五、预防肝脏结节的发生及恶变

没有症状并不代表结节为良性，不代表疾病不严重。肝硬化、肝癌早期都没有明显症状，一旦出现严重症状，代表疾病已发展至晚期。良性肝脏结节也存在一定恶变概率，高危人群更应重视，如年龄>40岁者、酗酒者、慢性肝炎（如乙肝、丙肝、脂肪肝等）患者、肝硬化患者、有肝癌家族史及其他肿瘤病史的患者。

为了预防肝脏结节的发生及恶变，首先需要养成良好的生活习惯，如戒烟、戒酒、饮食清淡、适量运动，保持良好心态。为预防乙肝病毒感染引起的相关肝炎、肝硬化、肝癌等，可及时接种疫苗，切断人与人之间水平传播或母婴传播途径，最重要的是定期体检、早期筛查，若有异常定期随诊、及时处理、按时服药，做到早发现、早诊断、早治疗，提高患者的生活质量。

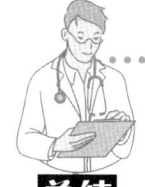

总结

当超声检查提示肝脏结节时，记住先不要慌张。肝脏结节并非等同于肝癌，肝脏结节可分为良性结节和恶性结节，即"好"的结节和"坏"的结节。部分"好"的结节甚至不需要任何治疗措施，其不影响生存时间，不需要过分焦虑。但"好"的结节也存在变"坏"的可能，患者需要定期复查、及时处理。"坏"的结节并非全部都能手术治疗，必须根据病情选择合适的治疗方案，以提高患者的生活质量，延长患者的生存时间。同样重要的是，许多肝脏疾病早期没有症状或没有明显症状，容易被大家忽略，一旦被注意到往往提示病情发展到晚期，治疗效果不佳，因此需要定期体检，做到疾病早发现、早诊断、早治疗是极有必要的。

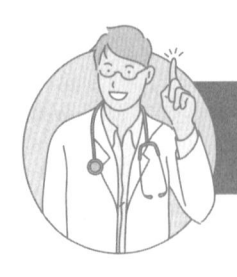

肝病患者能熬夜吗？

在肝炎门诊诊室中，陈医生正在叮嘱面前的患者要规律复查，在日常生活中也要好好休息，少熬夜。这时患者有点不好意思地问："陈医生，我平时没有别的爱好，就是喜欢在网上刷些小视频，晚上经常熬到一两点才睡觉，但我午休时间较长，每天加起来大概有七八个小时的睡眠时间。我听说成年人每天七八个小时的睡眠时间是足够的，对于像我这样的肝病患者来说，这个说法也适用吗，我这样的情况算不算是好好休息呢？"陈医生微微一笑，说道："其实我们提倡的是优质睡眠，除了睡眠时长以外，睡觉的时间也很重要。"

肝脏作为主要的代谢中枢，参与体内的新陈代谢、生物转化、解毒等反应过程，它可以合成一些对身体有益的物质，并且分解一些对身体有害的物质。那么，熬夜会对这个重要的脏器会产生什么影响，肝病患者可以熬夜吗？在大力提倡早睡的环境下，对于"肝病患者是否可以熬夜"的疑问许多人会毫不犹豫地回答不可以，但是问其原因，估计只有少部分人能够说明，那接下来我们就来科普一下肝病患者不可以熬夜背后的原因。

一、昼夜节律和生物钟

提到熬夜，不可避免地要提到另外两个重要的概念——昼夜节律和生物钟。

为了更好地适应地球自转形成的昼夜变化，人体的各种生理活动在长期的进化过程中逐渐形成了昼夜节律性。如我们的睡眠觉醒周期、血压、血脂、心率、体温、激素分泌、肝功能、肾功能、免疫调节等都具有昼夜节律性。研究发现，人体内的细胞和器官也具有昼夜节律性，大致以24小时为周期，由生物钟产生、调节并维持。生物钟就像一个位于身体内的"计时装置"，提醒我们什么时候应该做什么，让我们的各种生命活动具有节律性。

二、肝脏昼夜节律紊乱的危害

肝脏作为全身新陈代谢的枢纽，承担了调节糖、脂质、蛋白质的代谢，胆汁和凝血因子的合成及解毒的重任。研究表明，肝脏中进行的各种生理活动几乎都受到了生物钟的调控而具有昼夜节律性。外在因素如夜间轮班、不规律的生活作息等可以导致生物钟调节系统出现紊乱，扰乱机体的昼夜节律，继而将牵动体内许多生理功能的紊乱，出现睡眠障碍、内分泌失调、免疫功能下降，损害健康甚至诱发代谢性疾病。

（一）血糖调节功能减弱

肝脏可以通过重新合成葡萄糖，以及将葡萄糖与肝糖原相互转化而参与调节人体内的血糖水平，而控制这些反应的基因的表达水平有着明显的昼夜节律。有研究发现，当特异性敲除小鼠肝内生物钟相关调节基因时，与正常小鼠相比，基因敲除后的小鼠肝脏内部分葡萄糖代谢调节基因的表达失去了正常的昼夜节律，基因敲除小鼠的葡萄糖转运功能存在缺陷，使得小鼠在每日空腹阶段出现低血糖。

（二）脂质代谢过程受损

肝脏是人体内脂质代谢的重要场所。目前许多研究已证实生物钟基因紊乱可以导致脂肪堆积及氧化应激等，与非酒精性脂肪性肝病发病密切相关。也就是说，昼夜节律紊乱可能在该类肝病的发生发展中发挥着重要作用。此外，脂质代谢异常会使相关的中间产物和终产物异常积累，导致脂肪在体内异常分布，包括肝细胞脂肪变性及血脂异常。胆汁酸是胆汁的重要成分，它可以帮助人体消化脂质，肝脏内胆汁酸的合成也具有昼夜节律，该节律异常也会在一定程度上影响人体的脂质消化功能。

（三）解毒、合成功能障碍

肝脏像一个"垃圾处理厂"，可以将人体内的有毒有害物质进行处理，将分解后的一部分物质再次利用，而另一部分则继续发生反应，最后排到体外。在这个处理过程中，许多关键的"工人"——解毒酶也受到昼夜节律的调节，所以当人体的昼夜节律发生变化，这些酶的功能也会受到影响，使肝脏的解毒功能出现缺陷。另外，肝脏同时参与合成凝血因子、白蛋白等对机体有重要作用的物质，而这些反应过程也在不同程度上受到生物钟基因的控制和调节。

三、熬夜对肝脏的危害

看到这里可能有读者会说，上面的一些异常反应都是由生物钟紊乱或基因表达改变引起的，仅仅熬夜就能让我们的基因表达发生改变吗？答案或许有点不可思议，但长期熬夜的确可以改变我们的生物钟基因的表达，导致昼夜节律的紊乱。

熬夜会使人睡眠不足，目前认为睡眠时机不当也归属于睡眠不足，也就是说，无论是晚上熬夜还是白天补觉都属于睡眠不足。一项对小鼠的研究发现，长期睡眠不足会使小鼠发生大脑神经元变性和神经营养不良。另一项研究发现，1周睡眠不足的人与1周睡眠充足的人相比，711个基因会发生上调或下调，睡眠不足还会使具有昼夜节律表达谱的基因数量从1 855个减少到1 481个，并且还降低了这些基因表达的昼夜节律幅度。总而言之，睡眠不足会改变人类细胞中的基因表达，降低基因表达的昼夜节律幅度，从而使得人体内的许多生理生化反应受到影响，在一些疾病的发生发展中发挥着作用。

肝病是包括了肝炎、脂肪肝、肝硬化和肝癌等多种疾病在内的一大类疾病的总称。一般认为肝病患者的肝功能处于即将发生损伤的临界状态或是已经发生损伤的状态。熬夜不仅增加了肝脏的工作负担，加速肝细胞的损害，还打破了肝脏固有的昼夜节律，导致生物钟调节紊乱，生物钟基因表达异常。严重者可引发肝脏局部或全身性疾病，也能加重原有肝脏疾病的进展。正可谓"牵一发而动全身"，仅仅一个改变就能引起一系列连锁反应，所以不能低估长期熬夜对肝病患者产生的影响。

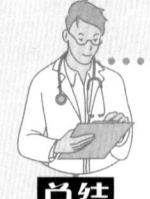

总结

为了更好地适应地球自转形成的昼夜变化，人的睡眠觉醒周期在长期的进化过程中逐渐形成了昼夜节律性。熬夜可以导致生物钟调节紊乱，生物钟基因表达异常，扰乱机体的各项生命活动的正常进行，损害健康甚至诱发疾病。但不少人存在"只要每天睡足够的时长就对身体健康没有影响"的误区。即使是健康成年人，长期熬夜也会对其身体造成不可逆的损伤。对于肝脏，长期熬夜不仅增加了其工作负担，加速肝细胞的损害，还打破了肝脏固有的昼夜节律，引起肝脏的血糖调节功能减弱，脂质代谢异常及解毒、合成功能障碍，严重者可引发肝脏局部或全身性疾病，也能加重原有肝脏疾病的进展。因此，建议肝病患者合理安排作息，在合适的时间入睡，保持足够的睡眠时长，避免过度劳累。《黄帝内经》等中医典籍上也有关于肝病的养护建议，包括恬淡虚无，志闲少欲，精神内守，心安不惧，谨和五味，食饮有节，起居有常，不妄作劳。

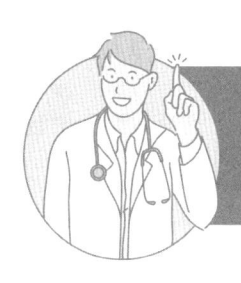

肝炎会传染吗？一文为你讲清！

小帅是一名中学生，近几年沉迷网络游戏，时常偷偷熬夜至深夜才依依不舍地睡觉，是一个名副其实的"夜猫子"。近1个月，小帅觉得胃口慢慢变差，右上腹隐隐有闷胀感，而且小便颜色比平时要深。在父母的陪同下小帅来到医院检查，发现肝功能异常，血清转氨酶和胆红素指标都升高。进一步检查，发现小帅的乙肝病毒表面抗原阳性，顺藤摸瓜，再进一步的化验结果显示小帅的HBV-DNA为阳性，并且病毒载量较高。小帅被确诊为乙肝。

提到肝炎，小帅突然想起爸爸曾告诉他，奶奶好像就是因为肝炎去世的。这不由得让小帅大惊失色，认为自己"必死无疑"了。他的心里不禁冒出一连串疑问：什么是肝炎，我是怎么得上乙肝的，这个病真的一点救都没有了吗？相信不少人都被这样的疑问困扰过，不要着急，让我们一起从下面的肝炎相关知识中找到答案。

一、什么是肝炎

在体检时我们可能会被医生告知："你的血清转氨酶升高了，可能是肝炎。"这时大家往往会觉得害怕，一方面在家人、朋友、同事间羞于谈及，另一方面又担心会传染给家人及周边的人，同时又害怕自己的病情进展，往往心理负担极重。这反映了普通大众对于肝炎的认识非常模糊。

到底什么是肝炎呢？肝炎，意味着肝脏存在损伤及炎症反应。肝脏是一个实质性器官，是人体进行新陈代谢的重要脏器，同时也是人体抵御感染的重要免疫器官之一。当肝脏发生坏死性炎症时，它的功能就会受到影响。炎症较轻者不一定有症状，损伤较重者就会出现疲乏、腹痛、黄疸等症状。

肝炎可依据病程长短分为急性肝炎和慢性肝炎，一般在6个月以内者称为急性肝炎，超过6个月则称为慢性肝炎。急性肝炎可能会自行痊愈，也可能发展为慢性肝炎，在一些极端情况下也会表现为急性肝衰竭。病程较长的慢性肝炎有可能进展为肝硬化、慢性肝衰竭或者肝癌。

目前常见的肝炎及其病因有：病毒感染引起的病毒性肝炎；酗酒引起的酒精性肝炎；代谢紊乱导致的非酒精性脂肪肝；异常自身免疫反应介导的自身免疫性肝炎；某些化学药物、传统中药及保健品等引起的药物性肝炎；遗传代谢性肝病，如肝豆状核变性等引起的肝炎等。

二、肝炎会传染吗？

对于"肝炎会传染吗？"这个问题，不能一概而论。简单地回答会与不会，都不够准确。上述提及的众多肝炎中，除了病毒性肝炎，其他肝炎均无传染性。病毒性肝炎也分为嗜肝病毒性肝炎和非嗜肝病毒性肝炎，通常我们所说的病毒性肝炎，更多侧重于嗜肝病毒性肝炎。常见的嗜肝病毒性肝炎是甲肝、乙肝、丙肝、丁肝、戊肝这5种病毒性肝炎。这5种病毒性肝炎各有各的特点，它们的传播方式也不尽相同。甲肝和戊肝主要通过消化道传播，但乙肝、丙肝和丁肝主要经血液传播。感染乙肝病毒、丙肝病毒、丁肝病毒均可导致肝硬化、肝癌的发生。我们常常发现肝硬化、肝癌容易在家族中聚集，这是因为这类肝炎容易在家庭成员中传播，感染病毒后疾病经过漫长的进展而发展成肝硬化、肝癌，而不是因为遗传或者肝硬化、肝癌本身会传染。

这5种病毒性肝炎到底是如何传染的？下面细细道来。

（一）甲肝

首先介绍的是由甲肝病毒感染引起的甲肝。甲肝病毒是1973年由Feinstone等应用免疫电镜方法在急性肝炎患者的粪便中发现的。其主要通过消化道（粪-口）途径传播，粪便污染饮用水、食物、玩具等均可引起传播和流行。水源或者食物污染可致该病暴发流行。1988年上海甲肝流行就是因为大量人群食入了未煮熟的毛蚶，而毛蚶体内富集了大量甲肝病毒引起的。

甲肝是自限性疾病，患者感染之后还能获得持久的免疫力，其预后较好。大约85%甲肝病毒感染者在3个月内康复，在感染6个月后，几乎所有感染者完全康复。急性期患者和隐性感染者均可作为传染源，没有太多明显症状的隐性感染者的数量远远大于有乏力、恶心、呕吐等症状的患者。感染者的粪便排毒期在起病前2周至转氨酶高峰期后1~4周。

2008年起国家将甲肝疫苗纳入免疫规划，接种甲肝疫苗是预防该病最经济有效的方式。在我们的日常生活中，要养成良好的卫生习惯，不进食未煮熟的食物，做好食物料理环境卫生，饭前便后要洗手，减少病从口入的风险。

(二) 戊肝

戊肝由戊肝病毒引起。戊肝病毒也是通过电镜在患者粪便中发现的，只是它被发现的时间较晚，1983年才被发现，1989年通过分子克隆技术才获得其互补DNA（cDNA）。它和甲肝一样，也是主要经粪-口途径传播的急性病毒性肝炎。但是它也有一些自身的特点。急性戊肝病毒感染多为无临床症状或症状轻微，患者一般可自行康复；5%~30%感染者可表现为急性黄疸型肝炎；部分特殊人群，如孕妇、慢性肝病患者和老年人等感染戊肝病毒后，肝损伤较重，甚至进展为肝衰竭，其病死率较高。戊肝暴发流行均由粪便污染水源所致，散发多由不洁食物或饮品引起。

值得一提的是，2012年全球的第1支戊肝疫苗在我国诞生，接种疫苗是最好的预防戊肝的方式。部分民众对于戊肝的认识还很不够，所以戊肝疫苗的接种率还是较低。

(三) 乙肝

乙肝由乙肝病毒引起。在我国，乙肝是感染率最高、危害最大的病毒性肝炎。

乙肝是通过母婴、血液（包括皮肤和黏膜微小创伤）和性接触传播。当血液中乙肝病毒含量很高时，微量的污染血进入人体血液系统即可造成感染。同时人的唾液、汗液、精液、阴道分泌物、乳汁等体液中也都检测到乙肝病毒的存在。理论上来说，这些含有病毒的血液一旦有机会突破人体皮肤、黏膜等屏障，也有机会造成乙肝病毒感染。

在我国，自幼患乙肝者多是经母婴传播被感染，占40%~50%，其主要发生在围生期，通过乙肝病毒阳性母亲的血液和/或体液传播。母亲的乙肝病毒水平越高，就越容易将乙肝病毒传播给新生儿。年龄<1岁的婴儿感染乙肝后，90%会转为慢性肝炎，但经过规范的母婴阻断后，母婴传播率低于5%。母婴阻断主要预防产前、产时和产后感染，是预防乙肝最安全、有效的措施。自从我国大力推行新生儿乙肝疫苗免费接种以来，乙肝感染率已经大幅度降低。成人主要通过血液和性接触传播，包括输注未经严格筛查和检测的血液和血液制品，不规范的血液净化，其他不规范的有创操作（如注射、手术及口腔科诊疗操作等）和无防护的性行为等。乙肝病毒也可经破损的皮肤或黏膜传播，如职业暴露、修足、文身、打耳洞、共用剃须刀和牙具等。成人感染乙肝后多表现为急性肝炎。

乙肝不通过呼吸道和消化道传播。因此，日常学习、工作或生活接触，如在同一办公室工作（包括共用计算机等）、握手、拥抱、同住一个宿舍、在同一家餐厅用餐和共用厕所等无血液暴露的接触，不会感染乙肝病毒。流行病学和实验研究未发现乙肝病毒能经吸血昆虫（蚊和臭虫等）传播。

在这里，科普下乙肝两对半。对于乙肝的确诊，一般筛查"乙肝五项"，即通常所说的乙肝两对半。乙肝两对半是由乙肝病毒表面抗原（HBsAg）、乙肝病毒表面抗体（HBsAb）、乙肝病毒e抗原（HBeAg）、乙肝病毒e抗体（HBeAb）和乙肝病毒核心抗体（HBcAb）组成。人们通常所说的"大三阳"是指HBsAg、HBeAg及HBcAb阳性，这提示乙肝病毒仍处在活跃状态。在这个时期，患者往往具有较高的HBV-DNA载量，具有较强的传染性。"小三阳"是指HBsAg、HBeAb及HBcAb阳性，此时的HBV-DNA滴度较低，提示乙肝病毒传染性较弱。如果HBsAg阳性的话，专科医生通常建议进行病毒载量检测以指导下一步治疗。达到抗病毒治疗指征并经过规律口服核苷（酸）类似物和/或皮下注射干扰素治疗，可最大限度抑制病毒复制，延缓和减轻肝脏损害，阻止肝硬化、肝癌及其他并发症的发生，改善患者的生活质量和延长其生存期。随着科学的发展，在医疗技术高度发达的今天，部分慢性乙肝是可以实现临床治愈的。

（四）丙肝

丙肝由丙肝病毒感染引起。丙肝病毒像一个沉默的"杀手"，在感染丙肝病毒后，患者一般不会出现明显症状，然而一旦出现症状，往往提示病情已经进展为肝硬化甚至肝癌阶段。现阶段丙肝的主要传播途径与乙肝类似，主要包括：①经破损的皮肤和黏膜传播；②母婴传播；③性接触传播；④接受丙肝病毒阳性的器官移植。感染丙肝病毒后55%~85%的人群会转为慢性肝炎。

对于丙肝的诊断，不能单靠症状来发现，而是更应强调早期筛查。丙肝的确诊依赖丙肝抗体及病毒载量检测。目前无丙肝相关疫苗进行预防，只能通过避免高危行为来降低感染风险，同时也无安全阻断母婴传播的措施。幸运的是丙肝是可以被治愈的，患者经过规范的直接抗病毒药物治疗，可使治愈率提高到95%以上，且患者治愈后无传染性。

（五）丁肝

比较陌生的丁肝病毒是一种缺陷病毒，需要借助乙肝病毒来完成其生命周期并导致肝损伤。丁肝可导致罕见的急性和慢性肝炎。急性丁肝病毒感染可能与急性肝衰竭有关，而丁肝病毒持续感染，病情严重者可进展为肝硬化、肝癌。

丁肝病毒是一种缺陷病毒，一般无法独立存在，需要借助乙肝病毒才能存活。目前有5%~20%的乙肝病毒感染者同时感染丁肝病毒。这类人群可同时感染2种病毒，也可以是在感染乙肝病毒的基础上再被丁肝病毒感染，以后者较多见。2种病毒合并感染多表现为急性感染，症状较轻。2种病毒重叠感染大部分表现为慢性肝炎急性发作或病情恶化发展为重症肝炎。检测是否感染丁肝，需进行抗-HDV抗体和HDV-RNA检测。目前，丁肝病毒感染尚无有效的治疗方法，也无特异性预防丁肝的疫苗，临床以护肝对症治疗为主。丁肝病毒感染的关键在于预防，避免感染乙肝病毒也就预防了丁肝病毒感染。

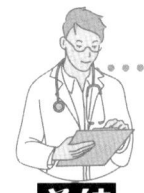

总结

首先，不是所有的肝炎都有传染性，酒精、药物、自身免疫及遗传代谢等因素引起的肝炎是没有传染性的，所以不要看到有黄疸的肝炎患者就避而远之。其次，有传染性的肝炎主要是病毒性肝炎，甲肝、戊肝主要经消化道传播，乙肝和丙肝主要经血液、性接触和母婴传播。针对前2种肝炎，要注意好手卫生及入口食品的卫生安全，高危人群积极接种疫苗可在很大程度上避免被感染；后2种肝炎则通过安全的性生活，避免共用针具、针头及科学的母婴阻断等措施来降低感染风险。最后，再次声明，与乙肝、丙肝、丁肝患者进行正常交流沟通是不会被传染的，大家不用过于担心。让我们一起携手，科学地防控肝炎！

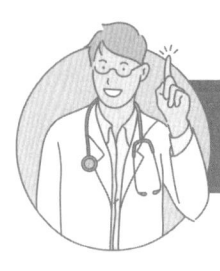

肝病患者，少量饮酒行不行？

小张是一家企业的销售人员，有段时间他几乎每天都陪着客户喝酒，甚至一天得赶2~3场应酬，自认为酒量非常不错的他也有些吃不消。一次酒席之后，小张感觉全身不舒服，没有食欲，肚子也疼，看了看镜子，发现自己的眼白有些发黄，察觉不妙的他赶忙去了医院。在经过一系列检查后，小张被诊断为酒精性肝炎。而有着20余年酒龄的老赵，10余年前被检查出有酒精性脂肪肝，从而被建议戒酒。但因为没什么症状，心存侥幸的老赵平时总是忍不住贪饮1~2杯，偶尔老友相聚，一开心也会多喝一些。后来老赵发现自己肚子有些胀，身上的一个小伤口很长时间都止不了血，再去医院检查时，他已经有晚期的酒精性肝硬化了。

像小张那样酗酒会给肝脏带来损伤，而像老赵这样少量饮酒也出现了严重肝病，这是为什么呢？接下来就给大家详细地科普一下。

一、酒精与肝脏之间不得不说的故事

（一）饮酒是如何毁掉肝脏的

饮酒对肝脏的影响还得从肝脏的功能说起。肝脏是人体的"化工厂"，我们从食物中摄取吸收的营养素，包括碳水化合物、脂肪、蛋白质，都需要肝脏来进一步加工处理，才能产生人体活动所需的能量，合成许多人体正常运转所需要的蛋白质。肝脏还可以分泌促进脂肪消化的胆汁。此外，无论是来自体外的有害物质，还是体内产生的代谢"垃圾"，肝脏都可以降低或者消除它们的毒害作用，这便是肝脏鼎鼎大名的解毒功能。

酒精作为外来的有害物质，对它的处理任务自然就落到了肝脏头上。总体而言，处理酒精可分为2步，首先把酒精变成乙醛，然后把乙醛变为乙酸。但人和人不能一概而论，有些人第一步就走不顺当，容易造成酒精堆积，稍微喝点酒就会感觉昏昏沉沉。有一些人走第二步很困难，容易造成乙醛堆积，所以他们喝酒之后会脸红。需要注意的是，乙醛可与肝细胞内蛋白质结合进而产生直接损伤肝脏的作用，还会诱导机体免疫系统攻击自身肝细胞。所以喝酒容易红脸的人，酒精对肝脏的伤害往往更严重。此外，酒精的代谢并非只是表面上的2步，在生成乙醛和乙酸的过程中，还会产生其他一些对肝脏有害的物质，如可导致肝损伤的活性氧。在肝细胞不断处理酒精的过程中，活性氧成分不断累积，就像"火上浇油"一般，给肝脏带来损伤。不仅如此，酒精来到肝脏之前，首先经过了肠道，它会使肠道变得脆弱，这让原本安心居住在肠道的细菌们开始"蠢蠢欲动"，纷纷突破肠道屏障，随血液抵达肝脏，从而引起损伤。

（二）如有肝病还饮酒，无疑是引火自焚

肝病常常是一个由轻到重的过程，从开始的肝脏轻微损伤到肝脏炎症再到肝纤维化甚至肝硬化，最后到可怕的肝癌。当肝脏已经受到损伤的时候，如若放任不管，甚至还继续饮酒，无疑是雪上加霜，给肝脏带来更大的负担。

上述案例中的酒精性肝病，是根据患者的饮酒史而诊断。已经被诊断为酒精性肝炎的小张如果及时戒酒和治疗，恢复健康的希望很大。10余年前检查出酒精性脂肪肝的老赵如果及时戒酒，肝脏的病变也还可以逆转，然而等疾病发展到酒精性肝硬化的时候，病情已不容乐观。

除了酒精，病毒感染也能引起肝炎，称为病毒性肝炎，乙肝和丙肝等便是属于这一类别。还有一种常见的肝病是营养过剩引起的肝脏损伤，被称为非酒精性脂肪肝（排除大量饮酒导致的脂肪肝）。那么饮酒对这些肝病会有怎样的影响呢？答案是饮酒会加快这些肝病的进展。研究显示患者在患有各种肝病的基础上饮酒，即使少量或者适量饮酒，都会促进肝病向肝硬化和肝癌发展，使患者的预后变差。肝病患者饮酒，不可不慎。

二、少量饮酒也有害

（一）少量饮酒的标准

有一种有趣的说法，有些健康的人，即使不主动喝酒，身体也在自己"酿酒"。何解？有一种罕见的疾病叫"自动酿酒综合征"，患者只是喝了杯果汁就可能酩酊大醉；在日常生活中，对着酒精测试仪吹口气，也显示血液中酒精浓度超标而无法驾驶，甚至在数年后出现了肝脏的损伤。其罪魁祸首其实是存在于每个人肠道中的微生物。很多微生物都可以利用肠道中的碳水化合物产生酒精，不同于"自动酿酒综合征"的极端情况，健康人肠道中微生物的酒精产量很少。在非酒精性脂肪肝患者肠道中高酒精产量的微生物比健康人更常见。该发现从侧面说明了少量饮酒对健康的弊端。

在实际生活中提到的少量饮酒，其饮入的酒量较微生物的产量往往更多。不同机构提出的"适度、少量饮酒"的具体标准并不一致。美国国家酒精滥用与酒精中毒研究协会建议男性每日酒精摄入不超过28 g，女性则不超过14 g。28 g酒精换算成日常生活中的酒，约是66 mL白酒、292 mL红酒、700 mL啤酒。而英国首席医疗官提出的饮酒标准则建议成年人每日摄入酒精不超过20 g。

（二）少量饮酒是否有益健康？

尽管存在"适度、少量饮酒"的定义，一项于2018年发表在权威医学期刊《柳叶刀》的大规模研究彻底否定了"适度、少量饮酒对健康无害"这一观点。研究指出酒精不存在安全剂量的概念，哪怕是少量的饮酒，也会对健康造成不利影响。

"适度饮酒有益"的证据，来自某项研究中的发现——相较于完全不饮酒者，"适度、少量饮酒"的人群更加不易患糖尿病和心血管疾病。其中红酒尤其受关注。有观点认为，饮酒尤其是红酒，可以改善人群的认知功能，预防老年痴呆，而白藜芦醇作为红酒中的一种成分，也的确被发现能预防癌症和糖尿病。而与之正面冲突的研究认为，"适度、少量饮酒"者有更健康的生活方式，才是有益健康的真正原因。相较于戒酒者，研究中"适度、少量饮酒"者的生活方式往往更健康。可能的解释是，酒精是一种成瘾物，坚持少量饮酒的人群或许具有更强的意志力而并不贪杯，他们也更加自律，有着更多的锻炼时间，也更少抽烟。而每日饮用红酒的人群，可能有着更加优渥的物质生活，该类人群往往也有更高的教育程度，这可能是他们认知功能更佳的原因。也就是说，少量饮酒有益健康，可能只是藏于其中的健康生活方式等其他因素所带来的假象。更多的研究也直接证实少量饮酒对心血管疾病、糖尿病、认知功能水平下降和癌症等不良后果都有促进作用。大家不能忽视的是，酒精被国际癌症研究机构列为一类致癌物，而至今的相关研究中，几乎均认同酒精可以提高癌症的风险。至于刚刚提到的红酒里具有预防癌症等作用的白藜芦醇，通过吃葡萄也可以获取，为什么非得喝红酒呢？何况，无论是白酒、红酒还是啤酒，都是酒精饮料，只是一般来讲，白酒度数最高、红酒次之、啤酒最低。所以在"适度、少量饮酒"对健康也不利的观点下，不管白酒、红酒还是啤酒都是"坏朋友"，更何况是对于有肝病的患者。

三、道理好懂，事情难做

即使健康人，少量饮酒都对健康有害，更不用说有肝脏基础疾病的人了，所以戒酒是最好的选择。在日常诊疗中，无论何种原因的肝病，医生都会建议患者戒酒，因为即使少量饮酒也会促进肝病加重。当然健康人也应当尽量不饮酒，健康的生活方式，可以保护我们远离包括肝病在内的很多疾病。何谓健康的生活方式，不过就是适度锻炼，均衡饮食，一言以蔽之，"管住嘴，迈开腿"。

道理或许容易明白，但更为重要的实际行动往往需要付出努力。就像即使明白饮酒对身体的伤害，可要做到滴酒不沾，却也不是容易的事情。"感情深，一口闷"，在现实生活当中，总有一些场合让我们很难拒绝喝酒，但如果已经是肝病患者，还请坚定地对喝酒说不！

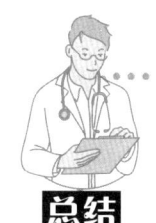

总结

在有着数千年酒文化的中国，饮酒是个敏感话题。大量酗酒对身体有害目前已经得到广泛认同，比如可以导致急性胃炎、肝损伤、急性胰腺炎等；长期大量饮酒则可导致慢性肝病，如酒精性脂肪肝等。不少人的脑海中想必存在"适度、少量饮酒有利于健康"这一观念，诚然一些研究结果认为少量饮酒或适度饮酒对冠心病、糖尿病有预防作用或对患者有保护作用，但是相关研究或多或少存在瑕疵，不能令人完全信服，而更多、更高质量的研究结果认为，哪怕是少量的饮酒，也会对健康造成不利影响。

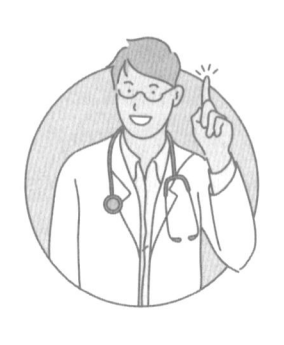

第四章 守护肝脏行动指南
——科学防治肝脏疾病的实用策略

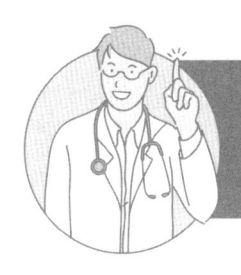

改变不良生活、工作习惯，呵护肝脏健康

年仅30岁的李先生，近几个月明显感觉疲劳、尿色变黄甚至出现不明显原因黑便，医生建议他立即住院治疗。经检查发现，李先生患有严重的肝硬化和食管胃底静脉曲张。李先生没有病毒性肝炎的病史，是什么原因导致的严重肝脏损伤呢？经询问得知，原来李先生因工作原因经常应酬饮酒、熬夜，近年来多次体检发现血清谷丙转氨酶升高和脂肪肝，但是他并没有改变自己的不良生活习惯，最终导致了严重的肝硬化。

随着生活水平的提高和生活方式的改变，不良的生活和工作习惯现在已经成为引起肝脏损伤的主要因素。据调查统计，每年因酗酒、不良膳食等因素而发生肝脏损伤的人数高达200万。因此，我们要改变不良的生活和工作习惯。常见引起肝脏损伤的不良生活和工作习惯有哪些呢？接下来为大家科普。

一、经常熬夜

对于当代人来说，每天的工作日程都被安排得满满的，熬夜工作更是家常便饭，越来越多的白领熬夜族成为肝病"接班人"。在门诊上医生经常会遇到没有肝脏基础病的人在熬夜后出现转氨酶异常升高。对经常熬夜的人群进行调查，结果显示他们出现肝脏损伤的概率高于一般人群。长期熬夜会造成肝功能紊乱、效率降低，最终由于肝脏负荷过重而引发各种病变。

因此，按时就寝是保护肝脏的"良药"，这是因为睡眠期间包括肝细胞在内的所有细胞开始自我修复，可增加肝脏的血流量，使肝脏得到更多的血液、氧气及营养的供给。如果睡眠时间不足，该休息的时候不休息，就会引起肝脏血流相对不足，影响肝细胞的营养滋润，导致抵抗力下降。中医认为，晚间11点到次日凌晨1点为肝脏的工作时间，如果这个时间不睡觉，就会使肝脏的工作负荷变大，久而久之，损伤肝脏。

二、经常饮酒

肝脏作为人体最大的消化器官，具有合成、解毒、代谢等功能。酒的主要成分为酒精，其在体内代谢成为乙醛等有害物质，通过肝脏解毒后被排到体外。但肝脏的解毒能力是有限的，且酒精及其分解产物对肝脏具有直接的毒害作用，因此长期饮酒可造成肝脏损伤，影响肝脏的正常代谢及功能。

我国制酒历史源远流长，有很多人把饮酒当作爱好，认为喝酒能让自己放松，减轻生活的压力。实际上，酒精给肝脏带来的伤害是非常大的。如果一个成年人每天摄入酒精量超过100 mL，5年之后很大可能会发展成为酒精肝，如果继续饮酒，肝硬化及肝癌的发生概率大增。酒精对我们肝脏造成的伤害不容忽视，想要肝脏健康，我们就应该做到戒酒或者控制酒精的摄入量。

三、不良饮食习惯

相信每个人都对脂肪肝不陌生。据调查，脂肪肝在我国人群中的发病比例超过了1/6，患病率仍在不断地升高，而且有年轻化的趋势。脂肪肝若不及时控制，部分患者会进展为肝硬化、肝癌等终末期肝病。除此之外，心血管疾病和代谢性疾病在脂肪肝患者中的发病率是普通人群的2~4倍，大大增加了脂肪肝给患者带来的疾病负担。因此，千万别以为脂肪肝是小问题。

不良的饮食习惯和生活方式是导致脂肪肝的主要因素。随着经济水平的提高及生活方式的改变，我国居民的膳食结构和营养组成发生了明显的变化，餐桌上少不了大鱼大肉，而进食谷类食物的量却呈下降趋势。过量进食、吃零食、喜爱甜食和荤食、常吃夜宵和不吃早餐等不良饮食习惯比比皆是，而且有这类习惯的人群往往不爱运动。人体主要通过体力活动消耗热量，没有被消耗的热量将会被转化为脂肪储存。

生活方式干预和体重管理是预防脂肪肝的首选方法。为了降低脂肪肝的发生率，我们要制订科学合理的饮食计划，调整膳食结构，要坚持以植物性食物为主，动物性食物为辅，热量来源以谷类食物为主的传统膳食方案，避免高热量、高脂肪、高蛋白、低纤维的膳食结构缺陷。同时我们要纠正不良的饮食习惯，避免吃得多、吃得快、吃零食、吃甜食、吃夜宵等不良习惯。还应保证每天适量的有氧运动。这样我们可以避免发生脂肪肝。

四、用药不谨慎

想必大家都听说过"是药三分毒"，药物能治病的同时也能致命。肝脏是人体最大的解毒器官，大多数药物都需要在肝脏代谢，这也导致不良反应频频发生，药物性肝损伤便是其中之一。药物性肝损伤是指各类处方或非处方的化学药物、生物制剂，以及传统中药、天然药、保健品、膳食补充剂等所致的肝损伤。在药物的使用过程中，因药物本身、代谢产物或患者特殊体质对药物的超敏感性及耐受性降低，都会导致药物性肝损伤的发生。在我国更多的是中药导致的药物性肝损伤，国内报道较多的与肝损伤相关的中药有雷公藤、何首乌、土三七等。大部分人认为中药和保健品是低毒甚至是无毒的，导致它们在一定程度上被不合理使用和滥用，殊不知中药和保健品成分复杂，若使用不当，亦会增加肝损伤的风险。

如何减少药物对肝脏的损伤？首先，我们应该严格按医嘱或说明书服用药物。服用处方药，务必和医生确认好用法、剂量、疗程，按医生规定的频率定期复查；去药店购买非处方药，务必按照说明书或药师的建议服用，尤其是含有对乙酰氨基酚的解热镇痛药，其特别容易引起肝损伤，千万不能过量服药。其次，不吃来路不明、成分不清的保健品、补品、土方，中药尽量到大型正规的中医院或中药店购买，遵医嘱服用。最后，如果近期服用了药物之后出现乏力、恶心、胃口变差、腹部不适，以及皮肤、巩膜变黄，尿色加深等症状，请及时就诊检查。

五、食用变质食物

勤俭节约虽然是良好的习惯，但是过于节俭，却可能给身体带来不必要的伤害。不少人为了节俭，会将面包、水果等食物的发霉部分去掉，剩下的部分继续吃，或者习惯性留下未吃完的饭菜。实际上，这些做法是不提倡的。因为食物如果得不到低温、密封的储存条件，在很短时间内细菌就会大量繁殖，在食物储存过程中也会产生亚硝酸盐等有害物质。除此之外，霉变食物还会产生黄曲霉毒素，它对肝脏有强烈的致癌作用。

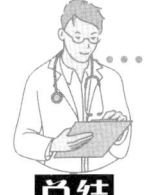

总结

拥有一个健康的肝脏对我们每个人而言都非常重要。现如今不良的生活习惯已经成为肝脏损伤的病因之一，例如长期熬夜、经常饮酒、膳食结构不恰当、滥用药物、食用变质食物等。因此，改变不良生活习惯，不服用伤肝的药物，不吃伤肝的食物，不做伤肝的事情，拥有健康的生活方式，才能拥有一颗健康的"小心肝儿"。

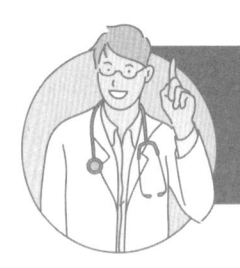

教你正确认识和挑选保健食品，别再踩坑！

北京某医院收治了一位30岁的刘女士，她患有肝衰竭，唯有接受肝脏移植手术才有一线生机。追因溯果，原来是由"保健食品"引发的。早在几年前，刘女士就在朋友的推荐下开始服用"保健食品"。经过长年累月的"保养"，刘女士开始出现浑身无力、吃不下东西、恶心症状。到医院做完检查后，刘女士的病因也逐渐明了——肝损伤。幸运的是发现时间较早，经过一段时间的治疗，刘女士的各项指标开始恢复正常。但病情刚有好转，刘女士就听说有一款新型"保健食品"可以治疗她现在的病，于是刘女士听取了朋友的建议又开始服用新的"保健食品"。时隔不久，医生就又在急诊室见到了刘女士。这次，刘女士可没之前那么幸运了，直接被诊断为肝衰竭。

刘女士的事例让人在惋惜之余又心生疑惑，这么好的"保健食品"怎么会导致如此局面？随着社会经济的进步和人们对健康要求的提高，"保健食品"开始活跃在大众的视野里。面对市面上各种各样、层出不穷、良莠不齐的"保健食品"，面对花式各样的广告推销，你确定你吃的真的是"保健食品"吗？

一、什么是真正的保健食品？

我们需要明确一个概念，到底什么样的食品才能算得上是真正意义上的保健食品呢？其实国家早在2005年的《保健食品注册管理办法（试行）》中就对此有了明确的定义：保健食品，是指声称具有特定保健功能或者以补充维生素、矿物质为目的的食品。即适宜于特定人群食用，具有调节机体功能，不以治疗疾病为目的，并且对人体不产生任何急性、亚急性或者慢性危害的食品。这与我们传统理念中的"保健品"是不一样的。目前对于所谓的"保健品"是没有一个明确的法律层面上的定义的，故多数人会有所混淆，也让某些不法商家钻了空子，使很多人谈"保健品"色变。

二、保健食品真的可以吃吗？

保健食品首先要具备4项属性：食品属性、功能属性、非药品属性、安全性。真正的保健食品首先作为食品是可供大众食用的，且是无毒无害的，不会对人造成急、慢性的损伤，同时还会给受众群体带来一定益处。所以真正的保健食品大家是可以放心食用的。而那些自称"保健食品"的伪劣产品能否放心食用就得打个问号了。

三、保健食品适合哪些人群？

什么样的人群可以吃保健食品呢？要强调的是保健食品不是药品，不能用于治疗疾病目的，更不能代替治疗药物。正如案例中刘女士想借着"保健食品"来治疗自己的肝损伤，结果显而易见，差点断送了自己的性命。所以，在生病时我们需要及时就医，按医嘱用药，绝不要妄想保健食品可以治病救命。保健食品作为膳食补充剂，仅仅具有保健功能，在膳食中的某些营养成分不足时，我们可以在一定程度上依靠保健食品来补充维生素或矿物质等，但如果你是在饮食等各方面都正常的成年人，那么你没必要额外去补充保健食品。

那我们可不可以用保健食品来代替正常饮食呢？答案显而易见，也是不可以的。毕竟保健食品及相对应的成分都是有限的，是完全不足以代替我们的正常饮食的。

四、如何选择适合自己的保健食品？

保健食品的标签和说明书囊括了该产品的原料、辅料、主要功效、成分及含量，还详细介绍了保健功能是什么，适宜哪些人群，哪些人群是不适合使用的，食用方法及用量，在食用过程中需要注意什么，保质期多久，以及产品注册和生产等相关信息。根据产品相应的保健功能，结合自己的身体健康状况，有针对性地选择保健食品。任何保健食品都有一定的适宜人群，在选择时应该格外注意，尤其是妇女、儿童、老年人等特定人群，在选择保健食品时需要格外谨慎。

保健食品的功效都是温和且缓慢的，起到"润物细无声"的效果，且仅具有限的保健功能，如增强免疫力，缓解体力疲劳，辅助降脂、血糖等。如果有人向你推荐一款"保健食品"，声称其功效多样，包治百病，且效果立竿见影，那你就要好好分辨了。你不要轻信产品的夸大宣传，无论是进口产品，还是新时代的高科技产品，如果你相信了，很有可能就走进了这些噱头暗藏的陷阱里。

五、如何选择合法安全的保健食品，避免上当受骗？

我们在购买保健食品时，首先要确保购买途径合法正规，尽可能选择到正规商场、超市、药店等经营单位购买，并索要发票等销售凭据。不要轻信朋友推荐的特殊渠道，不要轻信假借"健康讲座""免费体检""专家义诊"等之名进行的非法传销活动，更不要通过上述销售途径购买"保健食品"。

此外，外包装上的"蓝帽子"是我国保健食品唯一合法认证的标志，它是由国家相关主管部门审批认证的保健食品标志。在保健食品领域，"蓝帽子"就是通行证明，象征着质量保证。"蓝帽子"标志下面以"国食健字G"或"国食健字J"开头的即保健食品批准文号，"G"是指国内生产，"J"代表进口产品。在选购保健食品时要看清、认准包装上的保健食品"蓝帽子"标志及保健食品批准文号。如果在产品的外包装上没有看到上述标志及批准文号，那么千万不要轻易购买，更不要食用。同样，如果你购买的保健食品外包装上，只有简单潦草的产品介绍，既没有明确的产品成分，又不包含生产厂家、地址等必要信息，那么此时你就要怀疑这一产品的真伪了。我们可以通过批准文号到国家市场监督管理总局官方网站进行查询，如果该保健食品的所有信息与其在官方网站上的内容一致，那么它就是一款值得相信的保健食品。如果你发现该款产品与宣传不符，在官网上根本没有相关的产品注册信息，此时你可以拨打12331进行投诉，以免更多的人上当受骗。

正如大家所了解的那样，目前在保健食品相关消费市场中确实存在很多问题，主要表现在以下方面：以次充好、以假乱真，没有保健食品专用的"蓝帽子"标志；无限放大功效，仅有一种功效说成多种功效，辅助功能说成治疗功能；无中生有，甚至非法添加；成本极低，却高价出售。诸如此类的问题比比皆是。所以在日常生活中，我们要练就一双"火眼金睛"，认准专业标志，从专业渠道购买，注意辨别其标注的功能是否为国家允许的保健功能，根据自身需要选择适合自己的保健食品，学会正确认识和看待保健食品的作用，避免自己及家人上当受骗。

●●● 教你正确认识和挑选保健食品，别再踩坑！

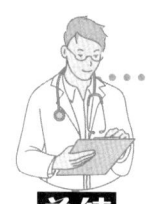

总结

随着我国经济的发展和人民生活水平的不断提高，人民对身体健康也有了更高的要求，除了正常的医院诊疗以外，保健食品开始出现在大众的视野里。对于如何选择真正的保健食品，首先，要知道它的适用人群，不能盲目跟风；其次，要结合自己的健康状况去选择适合自己的保健食品，不要轻信"包治百病"的保健食品；最后，我们在购买保健食品时，要到合法正规的经营单位购买，认准正规保健食品的标志，避免上当受骗。当然在日常生活中，要保持一个健康的生活习惯，不要妄想在舍弃均衡饮食后，仅寄希望于吃保健食品达到健康目的。应从自然食物中获取各种营养成分，毕竟保健食品只能作为一种强化手段，回归健康的生活方式，养成规律作息、少熬夜、均衡饮食、适量运动的良好生活习惯，同时保持积极乐观的心态，这些才是健康之本。

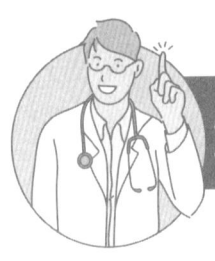

怎样锻炼才能更好地保护肝脏？

在肝炎门诊诊室中，陈医生熟练地为面前的患者开好抗病毒药物并叮嘱下个月该复查了。这时，患者困惑地问道："陈医生，我是一个运动爱好者，平时坚持跑步，每次跑10 km左右，速度6~8 km/h，每周2~3次，跑完后感觉神清气爽。但自从知道自己得了乙肝，有点担心运动过度，我该怎么运动才不会增加肝脏负担呢？"陈医生微微一笑，说道："已经有好几个患者向我咨询过跟您类似的问题了，看来有必要跟大家做个运动科普。"

众所周知，锻炼有益于身体健康，可以促进人体的新陈代谢，增强免疫力，调节负面情绪。对于慢性肝病患者，适度锻炼可以改善失眠，减轻肝脏淤血，改善肝功能，还有助于改善大脑皮质和自主神经系统对肝脏的调节功能。但运动也是有讲究的，就是要"适度锻炼"。下面就给大家科普一下这个广受关注的话题——如何锻炼才能更好地保护肝脏？

一、知己知肝

（一）运动前先进行必要的医学检查

在运动前，建议先到正规医院的专科门诊进行问诊和完善必要的医学检查，了解机体各脏器的健康状况、已患疾病的严重程度及有无运动禁忌证。对于肝病患者，要大致了解肝病病因、疾病进展的时期、肝脏病变的严重程度等才能明确当下能不能运动、运动量多大、运动多久，做到有的放矢。

（二）运动是否能治疗所有脂肪肝？

很多人都知道运动可以治疗脂肪肝，殊不知，脂肪肝也分多种类型。运动是非酒精性脂肪肝的有效治疗措施，也就是我们平时理解的因为长期摄入大量油脂性食物、营养过剩导致的脂肪肝。但对于其他原因导致的脂肪肝，如饮酒、药物、营养不良、妊娠等，关键是对因治疗，运动不仅无效，还可能有害。所以，脂肪肝患者在运动前先要明确所得脂肪肝的病因，不可盲目运动。

（三）肝硬化患者还能运动吗？

答案是肯定的。肝硬化并非运动的绝对禁忌证，适度运动还能改善患者的疲劳感，避免肌肉减少、力量减弱、运动能力下降，提升健康相关生活质量等。不过肝硬化患者获益于运动锻炼的前提是不增加肝脏不良事件的发生风险，如消化道出血、肝性脑病等。故运动前需要在医生的帮助下评估肝硬化的严重程度，有无食管静脉曲张及出血风险，是否需要药物或食管曲张静脉套扎来预防出血。

（四）得了肝病要注意休息，那锻炼何时开始？

一些病毒性肝炎患者，尤其是慢性乙肝患者，经常困惑自己该不该运动。他们想要运动，又怕运动加重病情，得不偿失。其实，得了肝病，尤其是慢性肝病，休息是必要的，但适当锻炼也是必需的，何时锻炼主要由肝病的时期来决定。对于急性肝炎或慢性肝炎活动期的患者，如果血清谷丙转氨酶明显升高，伴有全身乏力、食欲差、恶心、呕吐等症状，则强调卧床休息，待黄疸消失、血清谷丙转氨酶恢复正常、症状消失后，可逐步恢复运动。对于肝脏病变轻、病情稳定的患者，则要坚持适度锻炼，不可过分强调休息。为了便于读者对运动和休息有一个清晰的定位，我们针对不同疾病阶段和病变时期的患者提出了休息与运动建议（见表4）。

表4　不同肝病阶段和病变时期的休息与运动建议

疾病阶段	病变时期	休息与运动建议
急性肝炎	急性炎症活动期	休息为主，病情好转后再运动
慢性肝炎	慢性炎症活动期	休息为主，病情好转后再运动
	慢性炎症非活动期	适度运动
肝硬化	代偿期肝硬化	适度运动
	失代偿期肝硬化	适度运动

注．肝硬化患者的运动方案需要在康复治疗师与肝病专科医生的指导下制定和实施。

二、首选适宜强度的有氧运动

（一）高强度运动对肝脏有害吗？

研究者们通过大鼠试验发现，急性力竭运动或高强度的有氧运动会导致肝细胞结构和功能明显受损，肝细胞凋亡数量明显增加，削弱了机体的抗氧化能力，还会诱发运动性疲劳。对比之下，适宜强度的运动，如中等强度的有氧运动，虽然肝细胞的凋亡数量是增加的，但同时也促进了肝细胞增殖。随着时间延长，肝组织逐渐出现适应性改变，肝细胞损伤减弱，细胞凋亡和更新重新达到动态平衡，同时机体抗氧化和有氧代谢的能力也逐步增强。

不难看出，适宜的运动强度才能保护肝脏，有益于身体健康。在此提醒，一些平时不锻炼的"工作狂"们，应避免偶尔一次拼命运动的做法，运动后也应该注意休息，给机体提供修复和缓解疲劳的时间。

（二）什么是有氧运动？

有氧运动是提高心肺功能、减轻体重、调节血压、改善血脂的首选运动方式，当前风靡国内外，备受运动学家推崇。一份科学、合理、个体化的运动方案应该是以有氧运动为基础，包含合适的运动强度、运动时长、运动频率和运动方式。

只要掌握好运动强度，有氧运动可以是任何富有节律的运动方式。有氧运动通常要持续至少15分钟才有效，一般持续30~60分钟为宜，每周运动3~7次，运动时长和频率可根据个体身体素质和运动习惯适当调整。

（三）普通人群和肝病患者应该如何进行有氧运动？

对于普通人群和慢性肝病稳定期的患者，推荐进行中等强度的有氧运动。中等强度的有氧运动是运动健身中最常用的有氧运动，可以通过靶心率来计算。心率是衡量运动强度的常用指标，正常情况下，运动时的心率会随着运动强度的增加而增加。靶心率是指在进行有氧运动时，达到最佳锻炼效果的心率。靶心率=（220-年龄）×（60%~85%）/分钟。将运动时心率控制在靶心率范围内，此时的运动强度具有最佳的运动有效性；低于靶心率下限值，则运动强度不够，达不到运动效果；高于靶心率上限值，则运动强度过大，机体开始进行无氧运动。在运动强度达到靶心率时的运动强度后，机体会有轻度呼吸急促、感到有点心跳加速、周身微热、面色微红、微微出汗，在运动之后可有周身轻度不适、疲倦、肌肉酸痛等感觉，但休息后很快会消失，表明此运动强度是适合的；如果感到运动时明显心慌、气短、头晕、大汗、很疲劳，运动后感到疲惫不堪、肌肉疼痛，持续1~2天才缓解，说明运动强度过大，下次要减量；如果运动时始终保持呼吸轻松、心跳平稳、无一点疲劳感，则表明运动量过低，需要增加运动强度。

脂肪肝患者通过运动减重降脂能否取得满意效果，取决于运动的强度和运动时间是否得当。长时间（每周4次以上，累计时长150~250分钟）、中等强度的有氧运动有助于脂肪肝患者消耗体内脂肪，理想的运动方式包括长时间快步走、慢跑、游泳、骑自行车等。大强度、快节奏的剧烈运动，如短跑、踢足球等，往往还未来得及消耗脂肪，患者便已筋疲力竭，难以坚持,故难以获益。如果同时结合每周2~3次轻度或中度的抗阻运动(举哑铃、俯卧撑等),可以更大程度改善代谢,但对于心力储备不足、身体素质较弱的患者,抗阻运动不是必需的。

对于早期肝硬化患者,建议从靶心率的下限开始运动,并根据运动时的主观感受调整运动强度,待机体适应后再循序渐进增加运动量。在运动时动作要轻柔,幅度不要过大。推荐的运动方式有步行、慢跑、练体操、打太极拳等,应避免增加腹内压的运动,如仰卧起坐、俯卧撑、深蹲、举重、练单杠或双杠等。对失代偿期肝硬化的患者,此时有必要向康复治疗师和肝病专科医生寻求指导,以保证运动的安全性和有效性。

三、及时补充能量和营养

(一)忽视能量补给,当心患上脂肪肝

特别提醒的是,只运动而不重视机体能量和营养补充,存在发生脂肪肝的风险。当摄入的能量低于运动消耗的能量时,机体会动员脂肪和蛋白质进行供能,这也是运动减重的原理。蛋白质、维生素等营养成分补充不足,会导致脂质代谢所需的酶类和脂蛋白不足,大量被动员的游离脂肪酸会被肝脏摄取,但又超出了肝脏的可处理能力,过量的脂肪酸便被酯化为甘油三酯沉积在肝脏内,形成脂肪肝。就好比工厂买进大批生产原料,但工人数量不够,无法在短期将原料加工为可销售的产品,导致仓库积存大量原料,而这里的仓库就等相当于人体的肝脏。

(二)坚持运动与均衡饮食最搭

在坚持运动的同时,每日饮食中要及时补充比例适当的碳水化合物、蛋白质和维生素等营养成分,避免发生营养失衡。靠运动和节制饮食减重的人群,要避免短期内减重过快,同时不能盲目节食,一日三餐只吃瓜果蔬菜,导致蛋白质摄入缺少。热爱运动的素食主义者也应注意,长期素食已经导致蛋白质摄入不足,运动会使这类人群更易发生营养不良性脂肪肝。非酒精性脂肪肝患者确实要减少高脂肪食物和甜食的摄入,但也不必彻底告别肉类,应当适当进食高蛋白饮食,以避免体内蛋白质的过度消耗。肝硬化患者由于肝功能减退、胃肠道功能障碍等,容易营养不良,在未保证足够营养和蛋白质供给的情况下,运动只会增加机体耗能,达不到对抗衰弱、增强运动能力的效果。

总结

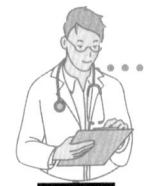

锻炼有益于健康。然而，不少肝病患者存在想运动但又担心加重肝病病情的顾虑，那么如何锻炼才能保护肝脏？无论是肝病患者还是普通人群，通过锻炼强身健体的前提是制定一份科学的个体化运动方案。在运动前，应充分了解自身各脏器的健康状况，有无运动禁忌证，肝病患者需明确自身肝病的病因，当前疾病阶段是否允许锻炼（如急性肝炎阶段以休息为主，慢性肝炎非活动期以适度锻炼为宜），明确运动的目的（如强身健体或减轻体重）。普通人群、慢性肝病患者首选适宜强度的有氧运动（最佳的个体化运动强度可通过计算靶心率得出）；营养过剩所致脂肪肝的人群在中等强度有氧运动基础上结合抗阻运动（如举哑铃、俯卧撑等）有助于提高减重效率；推荐肝硬化患者从自身靶心率下限对应的强度开始运动。在运动过程中，还需逐步调整找到最适合自己的运动方式、强度和频率，循序渐进，坚持长期运动。在运动后，要做好能量补给和营养搭配，以避免营养失衡及其可能导致的营养不良性脂肪肝，尤其是素食主义者和运动减重的人群，应予以重视。对于晚期肝病患者，如失代偿期肝硬化患者，能否运动、运动方式是否合适须专科医生评估，在专业指导下实施运动方案最为安全和有效。任何人群在运动过程中如有不适，不可勉强，应及时暂停，必要时就医。

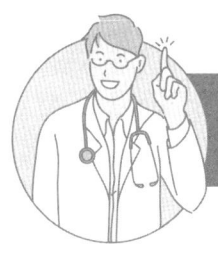

定期检查肝脏，为健康护航

作为一名40岁正处于事业上升期的"搬砖人"，沈先生最近总是感觉疲乏，工作力不从心，但想到可能是近期过于劳累导致的，也就没在意。1个月过去了，随着工作告一段落，沈先生的疲劳感不仅没好转，还出现了腹胀、食欲下降、双下肢水肿症状，人也消瘦了。家人提醒他说："你不是有乙肝"小三阳"吗？好几年没去医院检查了，有些人就是像你这样，一查就肝硬化、肝癌了。"最后，一家人心急火燎地赶去了医院。做完检查一看，沈先生傻眼了，诊断书上赫然写着"失代偿期肝硬化"几个大字。医生叹息道："你这么多年没对肝脏进行检查，这是非常不应该的！如果早一点儿，或许事不至此。"

在日常生活中，肝脏暴露在病毒、酒精、药物、自身免疫、遗传等多种致病因素之下，易发生肝脏损害。肝脏起病和进展均很隐蔽，故定期做好肝脏检查在维护肝脏健康方面起着重要作用，可以早期发现肝病病变，及时采取防治措施。下面就科普一下在临床中常用的肝脏检查。

一、血生化检查

（一）蛋白质代谢功能检查

血清蛋白检测指标主要包括血清总蛋白、血清白蛋白和血清球蛋白。人体中90%以上的血清总蛋白和全部血清白蛋白都是由肝脏合成的。在临床中，血清白蛋白<35 g/L被称作低白蛋白血症。当血清白蛋白过低时，人体里的水分便会流失到胸腔、腹腔、皮下组织等处，腹水、胸腔积液、全身水肿、血栓、感染等一系列危害就随之而来。当我们体内血清白蛋白<30 g/L时往往需要进行临床干预，例如输注人血白蛋白。

常见的导致白蛋白减少的肝脏疾病有失代偿期肝硬化、重型肝炎、晚期肝癌等。常见的白蛋白减少的肝外疾病有营养不良、蛋白丢失过多（肾病综合征、严重烧伤等）、消耗增加（恶性肿瘤、重症肺结核等）等。

（二）胆红素代谢功能检查

我们先简单了解一下胆红素的代谢过程。血液循环中的衰老红细胞被破坏，然后释放出血红蛋白，进一步转化为间接胆红素，这些间接胆红素在正常情况下被运送到肝脏进行处理，生成直接胆红素，最后进入胆小管，随胆汁排入肠道。在血生化检查中，总胆红素、直接胆红素和间接胆红素能反映肝脏的转化功能和胆管排泄功能。

正常成人的血清总胆红素正常值为3.4~17.1 μmol/L。血清总胆红素水平可以帮助判断黄疸程度。隐性黄疸是指血清总胆红素水平处于超过17.1 μmol/L但不超过34.2 μmol/L，且肉眼看不出的黄疸。显性黄疸是指血清总胆红素升高，且出现皮肤黄染、巩膜黄染、尿黄等情况。根据血清总胆红素的水平又分为轻度黄疸、中度黄疸和重度黄疸。

常见的导致血清胆红素升高的肝脏疾病有急性黄疸型肝炎、慢性活动性肝炎、肝硬化、肝内阻塞性黄疸等。常见的导致血清胆红素升高的肝外疾病有溶血性黄疸、血型不合的输血反应、胆囊炎、胆石症、胰头癌、胆汁淤积综合征等。

（三）胆汁酸代谢功能检查

血清总胆汁酸正常参考值为0~10 μmol/L。胆汁酸是胆固醇在肝脏分解代谢的最终产物。血清总胆汁酸升高是指血清胆汁酸浓度＞10 μmol/L，可见于肝细胞损害（急性肝炎、慢性肝炎、重症肝炎、肝硬化、肝癌等）、胆道梗阻（肝内胆汁淤积、肝外胆汁淤积）等情况。

（四）血清酶学检查

肝脏是人体含酶最丰富的器官，临床上用于生化检查的酶学指标主要包括谷丙转氨酶、谷草转氨酶、碱性磷酸酶、γ-谷氨酰转移酶。

1.谷丙转氨酶、谷草转氨酶

血清谷丙转氨酶正常参考值＜40 U/L，主要分布在肝脏，其次是骨骼肌、肾脏和心肌等组织。仅1%的肝细胞坏死即可导致血清谷丙转氨酶活性增高1倍，因此谷丙转氨酶是临床常用于判断肝细胞损伤的敏感性指标之一。但这个指标的特异性较低，即谷丙转氨酶正常不能完全排除肝脏有损伤或炎症表现。此外，在骨骼肌、心肌损伤时也可出现血清谷丙转氨酶升高，但此时肝细胞无损伤。有多种原因能影响肝细胞膜的正常功能，如熬夜、疲劳、饮酒、感冒甚至情绪因素等。

血清谷草转氨酶正常参考值＜40 U/L，主要分布在心肌，其次在肝脏、骨骼肌和肾脏组织中。一般在肝细胞轻度损害时，血清谷草转氨酶水平通常正常。但若肝细胞损害严重，血清谷草转氨酶可出现升高。血清谷草转氨酶水平通常用于判断肝细胞损伤的严重程度。

导致血清谷丙转氨酶、谷草转氨酶升高常见的肝脏疾病有急性病毒性肝炎、慢性病毒性肝炎、药物性肝损伤、脂肪肝、自身免疫性肝炎等。导致血清谷丙转氨酶、谷草转氨酶升高常见的肝外疾病有心脏、骨骼肌、肾脏等病变。

2.碱性磷酸酶和γ-谷氨酰转移酶

碱性磷酸酶、γ-谷氨酰转移酶是反映胆管损伤、胆道梗阻、胆汁淤积的重要指标。轻度升高是指血清碱性磷酸酶、γ-谷氨酰转移酶水平高于2.5倍正常值上限、不超过5倍正常值上限；重度升高是指血清碱性磷酸酶、γ-谷氨酰转移酶水平高于5倍正常值上限。

血清碱性磷酸酶、γ-谷氨酰转移酶升高的常见原因有肝内胆道阻塞、肝外胆道阻塞、酒精性肝病、原发性硬化性胆管炎、原发性胆汁性胆管炎、肝癌、肝硬化、毛细胆管炎型肝炎等。需注意的是，血清碱性磷酸酶升高也可见于生理状态，如妊娠、儿童生长期，以及骨骼疾病如佝偻病、软骨病、原发性骨肿瘤、恶性肿瘤骨转移等。此外，血清γ-谷氨酰转移酶升高也可见于急性心肌梗死、酗酒、胰腺炎、甲状腺功能亢进症等疾病。

为了保证上述检查结果的准确性，在血生化检查前应注意做到下面几点：①空腹，采血前8~12小时要禁食、禁饮（但可少量饮用白开水，一般以不超过200 mL为宜）。②保证充足的睡眠。③在检查前不可剧烈运动。④不可饮酒。

二、肝炎标志物

肝炎病毒感染是我国引起肝脏损伤最常见的原因，其中乙肝病毒感染和丙肝病毒感染常常导致慢性肝炎。在中国，病毒性肝炎也是导致肝硬化、肝癌发生的最重要原因，故完善乙肝两对半及丙肝抗体检测是有必要的。若检测出乙肝病毒表面抗原阳性，则需要进一步完善HBV-DNA检测；若检出丙肝抗体阳性，则需要进一步做HCV-RNA检测。

三、肝癌相关肿瘤标志物

肝癌的隐蔽性强，早期肝癌患者的肝功能不会出现明显的损害，所以仅靠肝功能检查发现早期肝癌难度极大，需要检测血清肿瘤标志物来辅助筛查。

（一）甲胎蛋白

甲胎蛋白是目前筛查肝癌最为常用的肿瘤标志物，主要由胎儿肝细胞合成，在正常成人血清中甲胎蛋白含量极低。当肝细胞发生癌变时，血清甲胎蛋白含量会持续升高，若含量＞400 ng/mL，需高度警惕肝癌可能。但值得注意的是，约40%的肝癌患者的血清甲胎蛋白水平也可以是正常的。此外，甲胎蛋白在肝脏炎症、肝硬化、某些生殖系统肿瘤患者血清中也有一定的升高。因此，单靠血清甲胎蛋白升高来判断是否患肝癌具有局限性，需要结合其他肿瘤标志物、影像学结果综合分析。对于血清甲胎蛋白升高的患者，也要注意排查其他可能引起血清甲胎蛋白升高的因素。

（二）异常凝血酶原

异常凝血酶原是一种新型肝癌相关肿瘤标志物，主要由肝细胞合成，并可分泌至血液循环。肝癌患者的血清异常凝血酶原水平显著高于正常人。目前诊断肝癌时最为常用的临界值是40 mAU/mL。当患者存在维生素K缺乏、饮酒或者服用华法林时会干扰测量准确度，需排除上述情况，以免造成误诊。

（三）热休克蛋白90α

热休克蛋白90α在多种肿瘤中存在高表达的现象，可见于肝癌、肺癌、乳腺癌、胰腺癌、结肠癌、直肠癌、食管癌等恶性肿瘤中。当然，某些病理因素（如幽门螺杆菌感染）或应激条件（压力过大、睡眠不足、饮酒等）的干扰也会发生测量值的异常升高。

四、影像学检查

（一）常规腹部超声

常规腹部超声是肝脏健康检查中的常用项目，检查方法简单，价格便宜，无辐射，属于无创操作，对人体无害。腹部超声就像是一面"镜子"，能够让我们直观地"看到"肝脏的位置、大小、形态结构等，可较敏感地发现肝内占位性病变，准确区分囊性或实质性病变，能识别脂肪肝、肝囊肿、肝硬化、肝血管瘤、胆石症等疾病。常规腹部超声检查也是肝癌监测的主要影像学手段，可发现＞2 cm的肿瘤及结节。腹部超声联合血清甲胎蛋白检测被多个国家的指南推荐作为高危人群肝癌筛查方法。

（二）肝脏超声造影

肝脏超声造影是在常规腹部超声基础上的进一步检查，通过静脉注射造影剂来提高对肝脏局灶性病变的检出和鉴别能力。其常用于常规超声未能显示或显示不清的病变及不能确定性质的"肝脏占位"。

（三）肝脏瞬时弹性成像

肝脏瞬时弹性成像检测结果包括肝脏硬度值（LSM）和受控衰减参数

（CAP）2个指标，分别用于判断肝纤维化程度和肝脂肪变性程度。首先，我们来了解下什么是肝纤维化和肝脂肪变性。所谓肝纤维化，通俗来讲，就是各种慢性肝脏损伤遗留下来的"瘢痕"，可以简单理解为"肝脏硬度"。肝脂肪变性也是肝细胞面对感染、缺氧、中毒等情况发生的病理性变化，在肝病中主要表现为酒精性脂肪性肝病和非酒精性脂肪性肝病。

在肝脏瞬时弹性成像检测中，肝纤维化程度根据LSM检测值分为5个等级：LSM<7.3 kPa提示无肝纤维化，肝脏弹性正常；LSM为7.3~<9.7 kPa提示轻度肝纤维化；LSM为9.7~<12.4 kPa提示中度肝纤维化；LSM为12.4~<17.5 kPa提示重度肝纤维化；LSM为>17.5 kPa提示肝硬化。肝脂肪变性程度根据CAP检测值分为4个等级：CAP<238 dB/m时表示肝脏基本没有脂肪变性；CAP为238~<259 dB/m表示有11%~33%的肝细胞脂肪变性，即轻度脂肪肝；CAP为259~<292 dB/m表示有34%~66%的肝细胞脂肪变性，即中度脂肪肝；CAP>292 dB/m表示有≥67%的肝细胞脂肪变性，即重度脂肪肝。

但肝脏瞬时弹性成像检测的影响因素较多，如肝脏炎症、腹水、过度肥胖、肋间隙狭窄、进食、胆汁淤积等都会导致检测结果准确性下降。

（四）腹部CT

腹部CT是非常规检查项目，一般是在B超检查有异常时进行的补充检查。根据是否使用造影剂可分为CT平扫及增强CT。腹部CT较之腹部超声检查而言，具有自己独特的优势：多层面、多方位观察腹腔脏器的情况，具有较高的分辨率，对肝脏疾病性质的诊断更为准确。有些病变可通过特有的影像学表现提示临床诊断，如肝癌、肝血管瘤等。CT平扫和增强CT是早期发现和诊断肝癌的重要影像学方法之一，可用于直径>1 cm结节的鉴别及动态监测。但CT检查有辐射，增强CT又存在造影剂肾毒性，故妊娠期或哺乳期女性、儿童、肾功能不全患者一般不进行此项检查。

（五）腹部MRI

MRI也是非常规检查项目。在肝脏疾病方面，增强MRI是诊断肝癌最敏感的影像学方法，可发现直径≤1 cm的肿瘤，用于结节性肝硬化患者的肝癌筛查，鉴别超声发现的可疑结节性质。但MRI检查存在耗时长和费用贵等不足，对于体内含金属植入物者、有幽闭恐惧症者、严重躁动患者等并不适用。

五、需要定期行肝脏检查的人群

（一）肝病患者

对于已经确诊有肝病者，例如乙肝、自身免疫性肝炎等疾病患者，他们是进展为肝纤维化、肝硬化、肝癌的高危人群,而且进展过程常常不被人体感知,一经发现可能已经到了疾病晚期。因此,定期检查非常有必要,它可以监测肝病所处的阶段,有助于医生及时调整治疗方案,控制疾病进一步进展。

(二)有饮酒嗜好的人群

酒文化是我国的一种饮食文化,也是一种社交文化。不少老百姓有日常饮酒的习惯。酒精需要在肝脏进行代谢,长期大量饮酒容易导致肝细胞脂肪变性,继而进展为酒精性肝炎、肝纤维化,最终导致酒精性肝硬化。虽然"饮酒伤肝"这句话已广为人知,但多数饮酒者却未予以重视。一般来说,男性日平均酒精摄入量≥40 g,女性≥20 g,连续5年,或者2周内有>80 g/d的大量饮酒史即可以发生酒精性肝病。对于长期饮酒或短期大量饮酒的人,应进行肝脏检查,了解肝脏是否发生病变。

(三)长期服药的人群

民间有句俗话叫作"是药三分毒",许多药物都会经过肝脏进行代谢,部分药物有明确的损伤肝脏的副作用,如利福平、异烟肼等抗结核药,阿托伐他汀、辛伐他汀等降脂药,以及中药、保健品等。对于长期服用有肝损伤副作用的药物,尤其是存在基础肝病的人群,我们要高度警惕肝功能损伤的发生或进一步加重的风险,定期完善肝脏检查,监测药物副作用。

(四)有家族史的人群

有遗传代谢性肝病、肝癌家族史的人,要重视肝脏检查。如肝豆状核变性、遗传性高胆红素血症、遗传性胆汁淤积性肝病等,有这些家族史的人群患肝脏疾病的风险会升高。

(五)高脂高糖饮食、肥胖人群

高脂肪、高胆固醇和高糖的食物容易加重肝脏负担,导致肝细胞脂肪变性,大量脂质沉积于肝细胞中,进而引起脂肪肝、肝炎、肝硬化等。

(六)长期熬夜人群

长期熬夜会导致肝功能紊乱,增加肝脏负荷。夜晚尤其是睡眠期间可增加肝脏40%的血流量,使肝脏得到更多的血液、氧气及营养供应,是肝细胞自我修复的黄金时间。长期熬夜会剥夺肝脏进行修复的机会,肝病也随之发生。

(七)接触毒物人群

在化学工业工作中接触的化学毒物,如四氯化碳、磷、砷;含有黄曲霉毒素的发霉变质食物；含有亚硝胺的腌制食物等，这些毒物在进入机体后会导致肝脏损害，长期接触可能会导致中毒性肝炎、肝癌的发生。

六、检查项目和检查频率

肝功能正常且没有伤肝高危行为的人群，建议每年完善一次肝功能和常规腹部超声检查。

有肝脏基础疾病的患者建议每3~6月完善一次肝功能、血清甲胎蛋白和腹部超声检查。合并肝硬化或肝脏结节的患者，建议至少3个月复查一次。与此同时，这类人群还应该根据基础疾病深入做一些系统性检查。例如，对于乙肝病毒感染患者，要定期检测血常规、肝功能、肾功能、乙肝两对半（全定量）、HBV-DNA、血清甲胎蛋白、腹部超声和肝纤维化无创扫描等；对于血清甲胎蛋白升高、肝硬化、肝脏局灶性占位或有肝癌家族史的患者，可进一步完善增强CT或增强MRI检查。

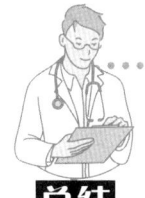

总结

当出现右上腹隐痛、胀痛、皮肤及双眼巩膜黄染等表现，尤其是伴有嗜酒、肥胖、长期服用某些损伤肝脏的药物或有肝病家族史等情况的患者，要及时去医院完善肝功能检查。但需注意的是，肝功能正常（尤其是谷丙转氨酶正常）并不代表肝脏没有病变，部分脂肪肝、代偿期肝硬化及肝癌患者，肝功能也可以是正常的。一张肝功能检查单无法全面评估肝脏状态，且肝功能指标大多数是非特异性的，肝功能指标异常也不一定提示肝病。如果想要了解肝功能检查结果的准确意义，最好是咨询临床医生，由医生进行专业判断，同时根据医生建议去进一步完善影像学和其他肝病相关指标的检测。

对于具有肝脏基础疾病的患者，定期完善肝功能检查对监测病情和治疗疗效十分重要。这类人群切忌埋头吃药，因肝脏是一个"哑巴"器官，病情进展常悄无声息，若因监测力度不到位而未能及时发现肝病进展，则令人十分遗憾，尤其是肝硬化患者，更应增加肝脏检查的频率。

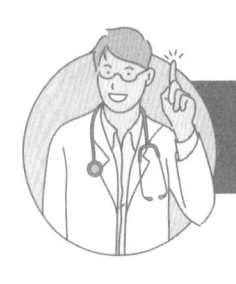

保肝药怎么用才合理？

在肝炎门诊诊室中，陈医生根据患者复查结果为患者开具了抗乙肝病毒药物丙酚替诺福韦。患者困惑地问道："陈医生，之前我还用了保肝药多烯磷脂酰胆碱胶囊，为什么这次不开了呢？"陈医生微微一笑，说道："您之前肝功能确实有明显异常，结合病情，考虑是因为乙肝病毒大量复制介导了肝脏炎症的发生，经过前期的抗病毒联合保肝治疗，乙肝病毒已转阴了，肝功能也改善了。现在，保肝药的疗程也用够了，没有必要再花这个冤枉钱。要记住，乙肝的治疗，抗病毒才是根本。另外，可千万不能随便停药。"

保肝药是用于保护肝功能的药物总称，广泛用于肝脏疾病、抗肿瘤药等引起的肝脏损伤等的治疗，通过促进肝细胞再生，增强肝脏解毒功能等达到保护肝功能的目的。针对各种原因导致的肝损伤，病因治疗排在第1位，但临床还有一部分肝病如先天性肝病，无法消除病因，针对上述患者，适当保肝治疗有助于延缓疾病进展，改善肝功能。下面就跟大家聊一聊保肝药。

一、保肝药的分类

（一）抗炎类药物

代表药物为异甘草酸镁、甘草酸二铵、复方甘草酸苷。

甘草酸制剂具有类似糖皮质激素的非特异性抗炎作用，而无抑制免疫功能的不良反应。临床研究证明，该类药品可改善各类肝炎所致的血清转氨酶升高等生化异常，明显减轻肝脏病理损害，改善受损的肝细胞功能。甘草酸制剂对慢性肝炎、药物性肝损均有较好治疗作用；在治疗病毒性肝炎时可与抗病毒药物联用；在治疗自身免疫性肝病时也可与免疫抑制剂联用，适用于部分不宜使用糖皮质激素等免疫抑制剂的患者。

（二）肝细胞膜修复保护药

代表药物为多烯磷脂酰胆碱。

多烯磷脂酰胆碱为多不饱和磷脂酰胆碱，是肝细胞膜的天然成分。它可进入肝细胞，并以完整的分子与肝细胞膜及细胞器膜相结合，增加膜的完整性、稳定性和流动性，使受损肝功能和酶活性恢复正常，调节肝脏能量代谢，促进肝细胞的再生，同时还具有减少氧化应激与脂质过氧化，抑制肝细胞凋亡、降低炎症反应、防治肝纤维化等功能，从多个方面保护肝细胞免受损害。

临床常用制剂包括口服胶囊剂和注射液。注射液制备工艺中使用了苯甲醇作为溶媒，因此禁用于儿童（年龄＜12岁）肌内注射。配制时只能用不含电解质的葡萄糖注射液稀释，未配制药品需在2~8 ℃冷藏保存。

（三）解毒类药物

代表药物主要为谷胱甘肽、N-乙酰半胱氨酸及硫普罗宁等。

该类药物分子中含有巯基，可从多方面保护肝细胞。谷胱甘肽能改善肝脏的合成作用，有解毒、灭活激素等功能，并促进胆酸代谢，有利于消化道吸收脂肪及脂溶性维生素，还被发现具有一定的抗病毒疗效。

N-乙酰半胱氨酸能刺激谷胱甘肽合成，促进解毒，以及对氧自由基反应的直接作用，维持细胞内膜结构的稳定，提高细胞内谷胱甘肽的生物合成。促进收缩的微循环血管扩张，有效增加血液对组织氧的输送和释放，纠正组织缺氧，防止肝细胞进一步坏死。N-乙酰半胱氨酸能保护谷胱甘肽缺失时的肝脏，而且能维护缺血-再灌注损伤时肝脏的完整性。

（四）抗氧化类药物

代表药物主要为水飞蓟素和双环醇。

水飞蓟素对四氯化碳等毒物引起的各类肝损伤具有不同程度的保护和治疗作用。有研究表明，水飞蓟素可通过抗氧化和直接抑制各种细胞因子对肝星状细胞的激活，从而达到抗纤维化的作用。水飞蓟宾以解毒作用为主，常用于毒蕈中毒所致肝衰竭等。

双环醇具有抗脂质过氧化、抗线粒体损伤、促进肝细胞合成蛋白质、抗肝细胞凋亡等多种作用机制，可快速降低血清谷丙转氨酶和谷草转氨酶，尤其是谷丙转氨酶。有研究表明，双环醇也能改善慢性乙肝、非酒精性脂肪性肝病及酒精性肝病患者的肝组织炎症。

抗纤维化药物特别是中药如扶正化瘀片、复方鳖甲软肝片、安络化纤丸等也具有抑制脂质过氧化和氧化应激反应的作用，在一定程度上可以阻止肝脏炎症的发生、发展。

（五）利胆类药物

本类主要有S-腺苷蛋氨酸及熊去氧胆酸等。

S-腺苷蛋氨酸有助于肝细胞恢复功能，促进肝内淤积胆汁的排泄，从而达到退黄、降酶及减轻症状的作用，多用于伴有肝内胆汁淤积的各种肝病。对于胆汁代谢障碍及淤胆型肝损伤可选用S-腺苷蛋氨酸。

熊去氧胆酸可促进内源性胆汁酸的代谢，抑制其重吸收，取代疏水性胆汁酸成为总胆汁酸的主要成分，提高胆汁中胆汁酸和磷脂的含量，改变胆盐成分，从而减轻疏水性胆汁酸的毒性，起到保护肝细胞膜和利胆作用。牛磺熊去氧胆酸是最新的第三代口服胆汁酸，是熊去氧胆酸与牛磺酸的共轭体，是熊去氧胆酸的生理活性形式，是一种安全高效的、可取代熊去氧胆酸的治疗药物。与熊去氧胆酸相比，牛磺熊去氧胆酸的特点是具有更高的安全性和生物利用度，分泌和转运更快，水溶性更好，毒性更低，能更有效地保护肝细胞，但临床应用证据尚不够充分。

（六）其他辅助药物

促进能量代谢类药物能促进肝细胞能量代谢，保持代谢所需各种酶的正常活性，代表药物有维生素类、辅酶类和门冬氨酸钾镁等，在临床上应用于各种肝病所导致的维生素缺乏、物质代谢低下、能量代谢低下、凝血功能障碍及肝性脑病等。

二、保肝药的应用指征

（一）病毒性肝炎

抗病毒药物联合合理的抗炎保肝药治疗，在目前是作为病毒性肝炎治疗的重要选择，两者联合可通过抑制病毒复制、减轻肝脏炎症，从而最大限度地改善肝功能，延缓疾病进展。

甘草酸制剂、水飞蓟素、多烯磷脂酰胆碱及双环醇等，有不同程度的抗炎、抗氧化、保护肝细胞膜及细胞器等作用，临床应用可改善肝脏生物化学指标。异甘草酸镁治疗慢性乙肝具有改善症状和体征、促进肝功能恢复的效果。

（二）脂肪性肝病

对于轻度单纯性脂肪肝且肝功能异常者，如在增加运动和调整饮食内容的基础上或在戒酒后仍有血清谷草转氨酶、谷丙转氨酶及 γ-谷氨酰转移酶升高，以及肝脏穿刺活检证实病程呈慢性进行性进展者，可适当选用抗炎保肝药。可根据药物性能及疾病活动度和病期合理选用甘草酸制剂、还原型谷胱甘肽、多烯磷脂酰胆碱、双环醇、水飞蓟素及熊去氧胆酸等，但不宜同时应用过多种类，以免增加肝脏负担。疗程通常需要6~12个月。最新研究证实，二甲双胍联合双环醇可安全、有效地治疗合并空腹血糖调节受损的非酒精性脂肪性肝病。

(三)药物性肝病

此类人群应在停用损伤肝脏的药物的基础上进行抗炎保肝及预防肝纤维化治疗。保肝药不可停用太早，应在血清谷丙转氨酶、谷草转氨酶、γ-谷氨酰转移酶均恢复正常后再开始缓慢减量，逐步停药。荟萃分析显示，甘草酸制剂具有较强的护肝、退黄、抗肝纤维化等作用，可有效治疗药物性肝损伤。同时，谷胱甘肽作为非特异性解毒保肝药，可有效治疗药物导致的非免疫性肝损伤。多项临床研究证实，双环醇在防治抗肿瘤药、抗结核药、抗精神病药物、他汀类药物、免疫抑制剂等导致的肝损伤中具有确切的抗炎保肝作用。N-乙酰半胱氨酸对对乙酰氨基酚等所致的药物性肝衰竭有效。

(四)自身免疫性肝病

由于甘草酸制剂具有类固醇样作用，使用相对安全，可用于不能耐受糖皮质激素或/和硫唑嘌呤，或治疗无效又不适宜应用其他免疫抑制剂者，以及临床症状轻微、炎症指标轻度异常、肝组织学轻度改变及有糖皮质激素应用禁忌证的自身免疫性肝病患者。采用熊去氧胆酸治疗后转氨酶仍未能恢复正常的原发性胆汁性胆管炎患者也可加用上述相应的抗炎保肝药治疗。其他抗炎保肝药也可选用。

(五)其他

当多种病因诱发的系统性疾病继发肝损伤时，首先应治疗原发病，同时可进行抗炎保肝治疗。工业污染、职业病、环境污染所致中毒性肝病患者，在针对病因处置后仍有肝功能异常者，应辅以适当抗炎保肝治疗。对于原因不明的血清转氨酶升高患者，在不影响检查确诊的同时，可适时适量选用有效的抗炎保肝药。

三、保肝药的应用方法及注意事项

(一)用药原则

(1)应根据患者不同的病因、病期和病情及机体可耐受情况，按照循证医学的原则选用，以提高疗效。如甘草酸及其衍生物具有糖皮质激素样作用，能抗炎保肝，在机体炎症、免疫反应较重时排除禁忌证后可考虑优先使用。胆汁淤积性肝病选择S-腺苷蛋氨酸或熊去氧胆酸，其中S-腺苷蛋氨酸可用于妊娠期各阶段，而熊去氧胆酸不能在妊娠早期（前3个月）服用。儿童避免选用多烯磷脂酰胆碱。肾功能不全者避免选用硫普罗宁、精氨酸等。以膜损害为突出特征的酒精性肝病患者适合使用多烯磷脂酰胆碱等。

（2）不宜同时应用过多特别是同类抗炎保肝药，以免加重肝脏负担及药物间相互作用。

（3）大多数药物以口服给予，但部分药物仅有注射剂，部分药物2种剂型均有。其中部分药物，如甘草酸制剂2种给药途径产生的作用有一定差异，肝衰竭时多以静脉给药为主，对突发肝炎患者常在静脉滴注后改用口服的序贯疗法。

（4）在用药期间应定期观察患者的症状体征和肝功能变化，必要时及时调整用药方案。

（5）部分药物有一定不良反应，如硫普罗宁可致发热、皮疹等，用于肝衰竭时尤应谨慎并注意鉴别，以免误判误诊。

（二）联合用药

不同的药物其作用机制和作用位点也不同，应根据患者不同的病因、病期和病情，针对性地选择2~3种药物联用，以免加重肝脏负担及药物间相互作用。通常不推荐选用主要成分相同或相似的药物进行联用。在用药期间注意定期随访监测，及时调整治疗方案。

甘草酸制剂与抗氧化剂，分别作用于炎症因子产生前、后的不同阶段，联用一方面可减少炎症因子的继续产生，避免肝损伤的继续加重；另一方面可中和已产生的炎症因子，减轻已造成的损害。抗炎保肝药（甘草酸制剂、还原型谷胱甘肽等）与肝细胞膜修复保护药联用可从不同环节起到保肝作用。

（三）用药疗程

用药疗程应根据不同病因及病情而定。推荐应用抗炎保肝药4~12周，根据肝功能监测结果酌情调整用法、剂量及疗程。已取得疗效者，应根据病情逐渐减量、维持治疗，然后缓慢停药，以免病情反复，尤其是应用甘草酸制剂。对于非酒精性脂肪肝，疗程通常需要6~12个月。

（四）疾病的综合管理

保肝药的应用不能代替病因治疗，也不能代替良好的生活方式及合理饮食给疾病带来的获益，应注意疾病的综合管理，做到适当休息，合理饮食，保持良好的生活方式，避免酗酒和滥用药物，积极预防各类致病因素带来的肝损伤风险。

··· 保肝药怎么用才合理?

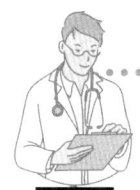

总结

　　肝脏在机体生命活动中发挥着重要作用,同时也是各种致病因子或疾病常侵袭的器官,异常代谢、药物、微生物等均可造成肝损伤。在出现肝损伤时需要对因治疗,也可根据肝损伤情况辅以保肝药治疗。保肝药可分为抗炎类药物、肝细胞膜修复保护药、解毒类药物、抗氧化类药物、利胆类药和其他辅助药物。不同病因引起的肝损伤因其致病机制不同,保肝药的选择也有差别。需要注意的是,保肝药不是越多越好,应针对性地选择2~3种联用,以免加重肝脏负担及药物间相互作用。且在使用过程中要定期监测肝功能,在医生指导下调整治疗方案和用药方法。

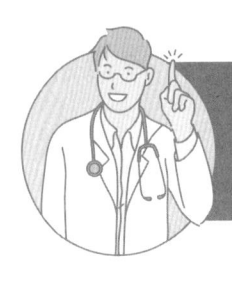

病因治疗，是肝病治疗的关键所在

肝炎门诊医生经常碰到乙肝患者询问："医生，能不能只吃一段时间的保肝药，不吃抗乙肝病毒药物？这个药短时间停不了，每天吃药真的很痛苦。"也有酒精性肝病的患者询问："医生，能不能给我开点保护肝脏的药，我因为工作原因要应酬，没办法不喝酒。"或者是脂肪肝的患者询问："医生，减肥真的很难，有没有什么特效药可以把脂肪肝根治？"这些问题都涉及肝病的病因，或者说导致肝损伤的"罪魁祸首"。

肝病常见的病因包括病毒感染、酗酒、脂肪堆积、药物和/或毒性损害、免疫异常、遗传代谢等。肝病的病因如果不能及时去除，会通过持续的炎症损伤，最终导致肝硬化和/或肝癌，也就是大家常说的肝病"三部曲"。相反，如果能及时地针对引起肝病的病因进行诊治，及时阻断这些有害因素持续进一步对肝脏造成损伤，就能推迟甚至阻止肝硬化和肝癌的发生。

一、病毒性肝炎

大家常说的肝炎病毒通常分为甲型、乙型、丙型、丁型、戊型。甲肝和戊肝多为急性发病；乙肝和丙肝易发生慢性化，感染时年龄越小，越容易慢性化；丁肝病毒须有乙肝病毒的辅助才能感染人体，常与乙肝病毒同时感染或在乙肝病毒感染的基础上发生感染。

甲肝是急性病毒性肝炎，属于自限性疾病，也就是说我们身体免疫系统能够摧毁甲肝病毒，通常不会发展为慢性病，预后良好，通过多休息、避免饮酒、对症保肝治疗等，多数患者能够在几周后完全康复。大多数戊肝也是急性起病，经及时规范治疗，多数患者可完全康复；少数重症患者有肝衰竭危险，应予以重视。

乙肝病毒与丙肝病毒感染可导致慢性乙肝和慢性丙肝，在此基础上进一步形成肝硬化甚至导致肝癌。因此，对于乙肝和丙肝而言，抗病毒治疗是最基本也是最关键的。抗病毒药物能够减弱或阻止乙肝病毒和丙肝病毒对肝脏的损伤，而保肝药并不能替代抗病毒药物的作用。

常用的抗乙肝病毒的口服药物主要包括替诺福韦和恩替卡韦。这类抗病毒药物的成本低，应用也最为广泛。当然，干扰素也可以抑制乙肝病毒复制，并且具有调节免疫功能。丙肝需要使用小分子直接抗病毒药物，通过规范全疗程的抗病毒治疗，可达到清除丙肝病毒的效果。但与丙肝治疗不同，目前尚无有效药物可以完全清除乙肝病毒，因此抗乙肝病毒的治疗是长期的，甚至是终身。规范的抗病毒治疗可以最大限度抑制病毒复制，延缓和减轻肝脏损害，尽可能地阻止肝硬化、肝癌及其他并发症的发生，改善患者的生活质量和延长其生命周期。因此，乙肝患者应树立信心，保持耐心，遵从医嘱，积极配合治疗，并坚持定期规律检查，以确保治疗效果。相反，任意选药、随意换药、自行停药及不按时复诊检查，均可能会引起病毒耐药、病情反弹或复发。在诊断和治疗过程中切勿轻信某些企业的过度宣传和虚假广告，以免造成病情延误和经济损失。

二、酒精性肝病

酒精性肝病是由长期大量饮酒所致，刚开始通常表现为脂肪肝，如果不加以重视，可发展成酒精性肝炎、肝纤维化及肝硬化。酒精性肝病的影响因素较多，包括饮酒量、饮酒年限、含酒精饮料品种、饮酒方式、性别、种族、肥胖、肝炎病毒感染、遗传因素等。那喝多大量的酒精能引起酒精性肝病呢？一般饮酒超过5年，男性摄入酒精量≥40 g/d，女性摄入酒精量≥20 g/d或2周内有大量饮酒史，折合摄入酒精量＞80 g/d，则容易引起酒精性肝病。女性对酒精引起的肝毒性更敏感，与男性相比，更小剂量和更短的饮酒期限就可能出现更重的酒精性肝病。当然，由于人与人之间的个体差异，引起酒精性肝病的酒精量也会有差异。另外，如果直系亲属对酒精比较敏感，那么本人对酒精敏感的概率也会增加。饮酒方式也是酒精性肝损伤的一个危险因素，空腹饮酒比伴有进餐的饮酒方式更易造成肝损伤。

对于酒精性肝病患者而言，积极戒酒是关键。如果其患了酒精性肝病，又不想疾病发展至肝硬化、肝癌阶段，就必须立即戒酒。当酒精性肝病患者出现肝功能异常时，则可以使用保肝药。

三、非酒精性脂肪性肝病

非酒精性脂肪性肝病顾名思义指除酒精和其他明确的致肝损伤因素所导致的脂肪在肝脏堆积的一组疾病，主要包括非酒精性脂肪肝（也称单纯性脂肪肝）、非酒精性脂肪性肝炎和肝硬化3个阶段。非酒精性脂肪肝的病因主要包括营养过剩导致的肥胖，以及糖尿病、高血脂等代谢性因素。如果对病因不加以控制，患者可从单纯性脂肪肝进展至非酒精性脂肪性肝炎，再进展至肝硬化。

目前为止，非酒精性脂肪性肝病没有特效药，它的治疗主要是针对病因，通过改善生活方式，比如控制饮食、减重、体育锻炼等，来改善非酒精性脂肪性肝病。具体如下。

（一）饮食

合理饮食，限制热量摄入，降低体重。现在有些人吃得多，消耗不了，脂肪在体内堆积起来。所以要养成良好的饮食习惯，包括均衡的饮食，摄入充足的水果和蔬菜，减少摄入脂肪和糖分等。另外，非酒精性脂肪性肝病患者还需要避免饮酒。

（二）运动

适度运动。有人说，非酒精性脂肪性肝病是"懒人的病"。进行科学合理的运动，是治疗也是防治非酒精性脂肪性肝病的重要手段，应"因地制宜"，选择适合自身条件的运动项目，贵在坚持。值得推荐的有氧运动方式包括快走、慢跑、游泳、有氧节律操等。

（三）睡眠

要保证睡眠充足。睡眠不足、经常熬夜和昼夜颠倒的人群也容易发生肝病。

总之，"管住嘴、迈开腿、睡好觉"对非酒精性脂肪性肝病患者来说十分关键。

（四）药物

如果通过半年控制饮食、减重和体育锻炼等改善生活方式的行为未能缓解非酒精性脂肪性肝病，则需要服用药物治疗肥胖症、糖尿病、血脂紊乱等。

四、药物性肝损伤

服用某些药物，包括各类化学药物、生物制剂、中药、保健药品、膳食补充剂等出现的肝损伤称为药物性肝损伤。药物性肝损伤也是常见的药物不良反应之一，严重者可导致急性肝衰竭甚至死亡。

在我国，中药和各类保健药品居于药物性肝损伤病因的首位。中药里明确可致肝损伤的药物有很多，最著名的就是何首乌和土三七。很多人为了让头发变黑，自己购买何首乌食用。而土三七常被作为活血消肿、治疗跌打损伤的良药。自行食用这些未经适当处理的中药就可能出现药物性肝损伤。但不是每个人食用了这些药物都会出现药物性肝损伤，这与个人遗传特征有很大关系。此外，用于治疗关节炎、白癜风、银屑病等疾病的某些复方制剂也可引起肝损伤，但由于组分复杂，很难确定究竟是哪些成分引起肝损伤。因此，如果病情需要中药治疗，建议至正规中医院就诊，不要随意听信偏方，且在治疗过程中监测肝功能。现在越来越多的人都认识到了健康的重要性，但却走上了一些弯路，保健药品层出不穷。俗话说"是药三分毒"，保健药品也是药，吃多了也会伤害身体，尤其是肝脏。绝大多数的药物都是通过肝脏进行代谢，吃太多的保健药品，会超过肝脏的代谢限度，容易造成药物性肝损伤。

除了传统中药和保健药品外，抗结核药、抗肿瘤药和免疫调节剂等也可引起肝损伤。因此，在肺结核患者接受抗结核治疗过程中，肿瘤患者接受放、化疗过程中，风湿患者接受激素及免疫抑制剂治疗过程中，均需要定期监测肝功能。

对于药物性肝损伤患者，应立马停用可疑致肝损伤的药物或毒物，对治疗重要疾病且不能随意停用的药，可选择无肝损伤或肝损伤较小的药物替代。除了停止可疑致肝损伤的药物或毒物外，存在明显肝功能异常的患者可服用保肝药。

五、自身免疫性肝病

自身免疫性肝病是指机体的免疫系统将自身的肝脏作为攻击对象而导致的疾病。其发病机制目前尚未完全明确，目前主要认为是由免疫功能失衡，"误伤自我"所致。我们体内执行免疫功能的细胞叫免疫细胞，包括中性粒细胞和T细胞、NK细胞等，它们就像"质检员"，负责清除正常人体内突变的细胞。在正常情况下，这些"质检员"不会攻击自身正常细胞。如果免疫细胞因某种原因失去理智，敌我不分，将"自己人"自身组织看成敌人，进行残酷消灭，这就是自身免疫性疾病。肝脏因"自相残杀"受到伤害，出现炎症坏死，就会产生自身免疫性肝病。"手无寸铁"的肝细胞不知何故，受到自身免疫细胞接连不断的"追杀"，非死即伤，患者就出现了肝炎甚至肝硬化。

根据肝组织受累的细胞不同，自身免疫性肝病可分为以累及肝细胞为主的自身免疫性肝炎，以累及胆管上皮细胞为主的原发性胆汁性胆管炎和原发性硬化性胆管炎。原发性胆汁性胆管炎和原发性硬化性胆管炎这2个疾病名称很相似，很多人容易混淆。简单来说，原发性硬化性胆管炎主要影响肝脏内外的中大胆管，相比而言，原发性胆汁性胆管炎以影响肝内小胆管为主。

自身免疫性肝炎的治疗以激素和免疫抑制剂为主。原发性胆汁性胆管炎的治疗以熊去氧胆酸为主。目前原发性硬化性胆管炎还没有有效的治疗药物，肝移植是唯一有效的治疗方法，部分患者可尝试熊去氧胆酸治疗，但不是所有患者都有效。

六、遗传代谢性肝病

遗传代谢性肝病是指由基因缺陷导致肝脏代谢异常的一大类并不常见的疾病。基因缺陷导致我们人体无法正常处理我们所需要的物质，比如铜、铁、葡萄糖、氨基酸、脂肪酸等，这既会导致我们缺乏所需要的营养素，同时又会使必需的营养素无法被进一步处理，过量堆积在我们的肝脏及其他器官，导致疾病的发生。

大部分遗传代谢性肝病是常染色体隐性遗传，极少部分是显性遗传。因此常见的情况是，父母双方各自携带1个致病基因，如果这2个致病基因同时遗传给下一代便导致疾病发生，这就是为什么父母看起来都是正常的，而孩子却会患病的原因。遗传代谢性肝病种类繁多，目前可确诊的有600余种，主要包括吉尔伯特综合征、克里格勒–纳贾尔综合征、杜宾–约翰逊综合征、罗托综合征、肝豆状核变性和血色病、糖原贮积病等。

对于基因缺陷引起的疾病，根本的治疗措施是基因治疗，然而目前的技术条件并不能达到这个目的。但也不是说完全不能治疗，目前很多遗传代谢性肝病都可以通过调整饮食、药物治疗、调整生活方式等达到改善症状、延缓疾病进展、提高生活质量的目的。因此，遗传代谢性肝病的治疗重点在于在有经验的专科医生那里长期随访，合理饮食，合理用药，尽可能地避免严重后果。

总结

对于肝病，应及早明确病因，采取针对病因的治疗措施，这是减慢和阻止疾病进展的关键。乙肝和丙肝患者需根据医生指导积极进行抗病毒治疗；酒精性肝病患者需尽早戒酒；非酒精性脂肪性肝病患者需控制饮食及适当锻炼；药物性肝损伤患者需停用可疑致肝损伤的药物；等等。如果针对病因治疗无法实现，也可在专科医生指导下，采取现有可及的治疗手段尽可能延缓疾病的进展，降低肝硬化和肝癌的发生率，延长患者的生命周期。

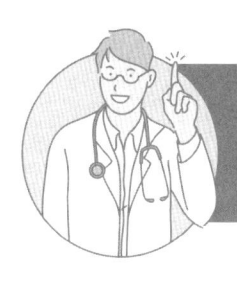

掌握正确服药方式，让治疗更有效

在肝炎门诊诊室中，陈医生根据复查结果为患者更换了抗病毒药物并叮嘱该药应该随餐服用。患者困惑地问道："陈医生，为什么恩替卡韦是空腹服用，这次换的丙酚替诺福韦要随餐服用呢？"陈医生笑着回答道："那是因为研究发现食物会延迟恩替卡韦的吸收，使体内的药峰浓度下降，而丙酚替诺福韦这个药随脂溶性食物服用反而可以提高药物的吸收率。所以我们会建议使用恩替卡韦的患者在空腹或餐后2小时服药，而口服丙酚替诺福韦的患者选择三餐中油脂食物多的那一餐在餐后立即服药或随餐服药。希望我给您解释清楚了。"

口服药是疾病治疗最常使用的方法，有的药物，如本案例中所提到的口服抗乙肝病毒药物恩替卡韦和丙酚替诺福韦，其服药方式各有讲究。而有些药物在服用方式上则不需要太讲究，可以不受时间及食物的影响。下面我们就来重点科普正确的服药方式。

一、小小药粒学问大，正确服用效果佳

（一）吃泡腾片，千万不要直接吞

泡腾片作为一种较新的药品剂型，有外用制剂和口服制剂两大类。外用泡腾片主要用于治疗妇科炎症（阴道给药），具有起效快、吸收完全、不伤黏膜等特点。口服泡腾片与普通片剂相比吸收和起效更快，且很多泡腾片做成水果味之后口感更好，更适合儿童、老年人及吞咽困难的患者。

但是，口服泡腾片如果没有用对，分分钟就可能导致生命危险。泡腾片中含有泡腾崩解剂，一般是有机酸和碳酸钠或碳酸氢钠的混合物，遇水后，二者发生化学反应，会瞬间产生大量的二氧化碳气体。如果直接把泡腾片放入口中，一方面会快速产生大量气体急速充斥气道；另一方面泡腾片遇唾液膨胀后，可能会卡在咽喉堵住气道，从而有引发窒息的风险。所以，即便是口服泡腾片，在服用时也千万不能直接放进嘴里，也不能放到茶水或饮料里泡，以免出现化学反应，影响药效。

如何正确服用口服泡腾片呢？取半杯凉开水或温开水（150～200 mL，水温不

宜过高,温度过高可能会影响药效),将一次用量的泡腾片全部投入杯中,待气泡完全消失且药物溶解后充分摇匀再服下。

(二)吃口含片,不能吞也不能嚼

口含片一般是对口腔或咽部产生持久药效的药片,是一种缓慢溶解的片剂。很多口含片中含有矫味剂,吃起来让人感觉像"糖"一样,其实是为了改善药品的口感,提高用药的依从性。但有些患者却把口含片当成了"糖",有事没事来两片,没病含着过嘴瘾,有病多含几片误以为疗效快,这都是错误的。

服用口含片时应将其放在舌根部、龈颊沟或靠近患处待其自然溶解发挥药效,不能直接吞服也不能嚼服。口含时要注意避免发生咽喉梗阻,不要含着就一下子给吞下去了,这样可能误入气道从而导致更严重的后果。

(三)咀嚼片不要直接吞服

咀嚼片是需要在口腔中咀嚼后吞服的片剂。药品经过咀嚼后,一方面可以更好地发挥药效,另一方面儿童、老人及吞咽困难的患者服用起来会比较方便。如果直接吞服,可能会影响药物的治疗效果,建议在服用咀嚼片时按照药品说明书服用。

(四)肠溶片、肠溶胶囊通常应整粒吞服

肠溶片、肠溶胶囊是在药物外面包裹了一层只能在肠液中溶解的薄膜衣(肠溶衣),使药物在胃酸的酸性环境中不发生崩解和吸收,从而发挥药效。肠溶型药物制剂可以避免被胃中的酶或胃酸破坏从而达到更好的疗效,减少药物对胃黏膜的刺激。此外,还可以使药物在肠道特定部位发挥药效。

因此,在服用肠溶片或肠溶胶囊时不能将药品掰开、咀嚼或研碎,一般应整片或整粒吞服,以免药品的肠溶衣层被破坏。

(五)缓释片/缓释胶囊、控释片/控释胶囊通常也应整粒吞服

缓释片/缓释胶囊和控释片/控释胶囊一般也应该整片或整粒吞服。缓释片、缓释胶囊是在体内缓慢地、非恒速地释放药物的制剂,通过适当的方法延缓药物在体内的释放和吸收,从而达到延长药物作用时间的目的。控释片、控释胶囊是在体内缓慢地、恒速或接近恒速地释放药物的制剂,比如将降压药制成控释制剂,可以很好地控制全天血压,避免血压波动过大。缓释、控释制剂能延长药物作用时间,减少服药次数,从而提高患者用药的依从性,维持平稳有效的血药浓度,减少药物的不良反应。

缓释、控释制剂通常应整片或整粒吞服,所以不太适用于吞咽困难的

患者，但在药片上有划痕的缓释制剂可以掰开服用，但是不能嚼碎，所以在服用前一定要仔细查看药品说明书。

二、饭前饭后有要求，白开水送服就足够

通过前面的介绍，大家应该已经明白，不同剂型的药物，吃药方法是大有讲究的，但是接下来还想告诉大家，不管是服用哪种剂型，以下要点都要注意。

（一）怎样区分服药时间？

（1）空腹服药，指餐前1小时或饭后2小时服用。

（2）饭前服药，指用餐前半小时左右服用。

（3）餐后服药，指用餐后半小时左右服用。

（4）随餐服药，指用餐时同时服用。

（二）吃药不喝酒，喝酒不吃药

大部分药物和酒及含有酒精的饮料、食物、其他药物在同时服用时，不仅会影响药物在体内的代谢，甚至发生严重的不良反应。尤其是头孢菌素类药物、硝基咪唑类药物、磺酰脲类降糖药等，上述药物在和酒及含有酒精的饮料、食物、其他药物合用时，会发生"双硫仑样反应"，轻症可出现面部潮红、心悸、胸闷、头痛、恶心等；重症除上述症状外还会出现严重的血压下降、休克甚至死亡等不良事件。

为避免发生不良反应，在服用上述药物期间和服药前后的1周都不能饮酒。含有酒精的饮料（如果酒等）、食物（如酒心巧克力、醪糟/甜酒酿等）、药物（如藿香正气水、复方甘草口服溶液、康复新液等）都不能和这些药物一起服用。

（三）不能随意用牛奶、果汁送服药物

之所以不能用果汁或水果送服药物，是因为果汁、水果含有大量的维生素、果糖、果酸等，属于酸性液体，果酸会中和碱性药物或使药物提前分解，从而影响碱性药物的疗效。比如用果汁送服小苏打片等碱性药物，酸碱中和会使药物失效；送服复方新诺明等磺胺类药物时，则会降低药物的溶解度。甚至，在果汁、水果制造出来的酸性环境中，还可能会增强药物的副作用。比如在吃某些降压药时喝西柚汁，不仅会影响药效，还会抑制肝脏中的代谢酶，使血药浓度升高，继而出现毒副反应。

之所以不能用牛奶送服药品，是因为牛奶中含有大量钙、铁、镁等元素，可能会与抗菌药物如四环素、甲硝唑等形成不溶性螯合物；与铁剂等

在十二指肠吸收部位发生竞争性抑制；此外，牛奶中的蛋白质还可与葡萄糖酸钙、氢氧化铝等钙、铝制剂形成凝块等。这不仅会影响药物的吸收导致药效降低，甚至还会造成药物完全失效。但也不是所有的药物都不能用牛奶送服，能够用牛奶送服的药物，在其说明书上是明确写清楚了的，所以要看清楚说明书再用药。

综上所述，服药时所选择的饮品对药物的吸收、分布等过程有着不可忽视的作用，为避免药物和饮品之间发生相互作用，在服药时我们最好还是用白开水送服。

三、服药姿势学问大，不是想躺就能躺

服药的正确体位是站位或坐位，在服药后不要立即仰卧，要稍停留片刻，利用药物的自身重力作用使其快速通过食管，以免其在食管内滞留导致药物的作用延缓及损伤食管黏膜。躺在床上服药，不但有可能让药物在食管里就被溶化吸收，致使药物不能完全发挥疗效，而且还容易将药物吃到气管里造成窒息危险。

此外，部分药品服用方法非常特殊。例如常用的抗骨质疏松药——规格为70 mg的阿仑膦酸钠片，该药说明书要求每周服1次，1次1片，且必须在服药当天第一次进食、喝饮料或应用其他药物治疗之前至少半小时，用满杯（200 mL以上）温开水送服，以保证能尽快将药物送至胃部，从而降低对食管的刺激，此外，还应避免咀嚼或吮吸药片，以防发生口咽部溃疡。因阿仑膦酸钠对食管有刺激性，严重时可引起食管溃疡、食管糜烂、食管炎等，因此，在患者服用后半小时内不能躺卧，必须保持上半身直立。

另外，还有部分药品易引起体位性低血压。例如α受体阻滞剂如特拉唑嗪、哌唑嗪；降压药物如硝酸甘油、硝普钠、利血平等，服用这些药物的时候不要突然改变体位，比如突然从坐位或卧位变成站立位。一旦发生低血压反应，如心悸、头晕时，应缓慢坐下或躺下以缓解上述症状。

四、忘记吃药不要慌，科学补服有妙招

有些老年人，少吃了一顿降糖药，想起就要补吃回来，这种做法很危险。1次吃2顿降糖药的剂量，可能会引发低血糖，导致头晕、心慌、全身无力、神情恍惚等，严重低血糖时甚至会出现跌倒、昏迷。

药物漏服后应该如何补服呢？首先应看看说明书中关于漏服的相关建议，如果说明书中没有，一般建议按以下情况处理：①如果漏服时间未超

过常规服药时间间隔的一半，可以按原服用剂量补服一次。②如果漏服时间已经超过服药时间间隔的一半，建议就不要补服了。如果还是不清楚如何处置，记得咨询医生或药师后再做决定，不要随意补服药物。

最后再告诉大家一个靠谱的吃药"攻略"：在领到任何药品后，应详细阅读药品的使用说明书，留意对于服药方式是否有特殊要求。当对于药品服药方式存在疑虑时，务必咨询医生或药师，在确保药品最佳疗效的同时，避免因服药方式错误而发生不良反应。

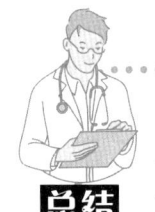

总结

口服药是疾病治疗最常使用的药物，不同药物的服药方式各有讲究。日常服药，要关注正确的服药方式，包括针对不同剂型药物的服用方法、服药时间、送服饮品选择、服药体位，以及漏服的处理等方面的注意事项。不同剂型的药物采用不同的服药方式。如泡腾片应先用150~200 mL凉开水或温开水溶解再服用；口含片应在舌根或咽部自然溶解；咀嚼片需咀嚼后吞服；肠溶片、肠溶胶囊、缓释片/缓释胶囊和控释片/控释胶囊应整片或整粒吞服。在服药时间方面，空腹服药应在餐前1小时或餐后2小时服药；饭前服药是在餐前半小时左右服药；餐后服药是在餐后半小时左右服药；随餐服药则是在用餐时服药。在送服饮品的选择上，应避免使用含酒精饮料、果汁、牛奶等，最好使用白开水送服。在服药体位方面，最好采取站位或坐位，服药后稍等片刻再躺下，以免药物滞留在食管。对于漏服的处理，若漏服时间未超过常规服药时间间隔的一半，可按原剂量补服，否则不建议补服，应咨询医生或药师。最后，提醒患者在服用任何药物前，应仔细阅读说明书，并在有疑问时咨询医生或药师，以确保用药安全有效。

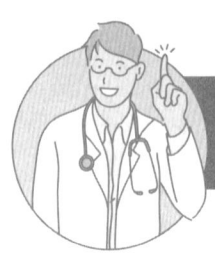

外科手段能解决哪些肝脏问题？

彭医生是一名肝脏外科医生，每周五上午门诊期间，他总能接到1~2个感染科同事的电话，电话那头的内容也非常相似："彭医生，我的门诊有1位慢性乙肝的患者，这次复查有点问题，我叫他来你的门诊看看。"电话尚未挂断，彭医生亦能听到同事继续跟患者沟通的内容："你这个情况，现在要去外科看看，你去3楼A2区找彭医生，我已经跟他说好了，你去找他看看后续怎么治疗。"很快，彭医生的诊室就出现了1位带着感染科同事特殊嘱咐的患者，彭医生在询问患者的基本病情，查阅检查结果后，微笑着说："你这个情况，确实应该我们外科医生介入了，我这就给你安排入院，准备手术。"

外科，顾名思义，就是用手术方法去解除患者的病痛，从而使患者得到有效的治疗。随着外科技术与理念的进步，现代的肝脏外科可以解决不少肝病问题，如感染性疾病（如肝脓肿、肝包虫病等）、肝胆管结石、肝硬化门静脉高压、肿瘤性病变等。接下来，我们就来详细看看肝脏外科到底有哪些本事，具体能解决哪些肝脏问题。

一、感染性疾病

常见且被大家熟知的肝脏感染性疾病主要是肝脓肿和肝包虫病。肝脓肿是细菌、真菌或溶组织内阿米巴原虫等多种微生物引起的肝脏化脓性病变，以细菌性肝脓肿最常见。在临床实践中我们还发现，糖尿病、肝胆管结石等基础疾病是肝脓肿的高危诱因，因此需要大家提高对糖尿病、肝胆管结石等疾病的重视程度。

（一）肝脓肿的外科治疗

肝脓肿的治疗以内科抗感染治疗为主，对于较大的脓肿可在超声引导下穿刺置管引流脓液，大部分肝脓肿患者经此治疗都能好转康复。但是，极少数患者仍然需要外科手术干预，例如有慢性厚壁脓肿、内科治疗效果不佳或窦道长期流脓不愈合等情况的患者。外科治疗在肝脓肿治疗中的地位主要体现在以下几个方面。

••• 外科手段能解决哪些肝脏问题?

1.清除脓肿

外科手术可以清除脓肿。对于一些较大或者位置较深的肝脓肿，内科治疗可能无法完全清除脓肿，此时，外科手术可以通过切开肝脏，清除脓肿内的脓液和坏死组织，从而达到治疗的目的。这种手术被称为肝脓肿清创术，是治疗肝脓肿的有效方法之一。

2.修复肝组织

外科手术可以修复肝组织。在一些严重的肝脓肿病例中，脓肿可能会破裂，导致脓液进入腹腔，引起腹膜炎等并发症，此时，外科手术可以通过修复肝组织，防止脓液进一步扩散，从而减少并发症的发生。

3.减轻患者痛苦

外科手术可以减轻患者的痛苦。肝脓肿的症状包括发热、腹痛、恶心、呕吐等，给患者带来了很大的痛苦。在一些情况下，内科治疗可能需要较长时间才能缓解患者的症状。此时，外科手术可以通过清除脓肿和坏死组织，减轻患者的痛苦，提高患者的生活质量。虽然大多数患者可以通过内科治疗得到有效的缓解，但是在一些情况下，外科手术仍然发挥着重要作用。

（二）肝包虫病的外科治疗

肝包虫病是棘球绦虫寄生于人体及某些动物等宿主体内所致的一种严重的人兽共患病，分布遍及世界各大洲牧区。引起人体包虫病的绦虫主要有两种类型，即由细粒棘球绦虫虫卵感染所致的囊型包虫病和多房棘球绦虫虫卵感染所致的泡型包虫病。两类包虫均主要侵犯肝脏，相比囊型肝包虫病，泡型肝包虫病危害更为严重，其致病性强，致残率和致死率高。外科手术是肝包虫病的主要治疗手段，手术后仍需遵医嘱口服一定时间的抗寄生虫药物预防疾病复发。

二、肝胆管结石

肝胆管结石是一种常见的胆道疾病，主要表现为上腹部疼痛、恶心、呕吐等症状。如果不及时治疗，可能会导致严重的并发症，如胆管炎、胆囊炎等，甚至可能癌变。外科治疗是肝胆管结石的重要治疗手段，下面我们来详细了解一下。

（一）内镜治疗

内镜治疗是一种非手术治疗方法，主要包括经皮经肝胆道镜取石术和内镜下胆道取石术。简单来说，就是通过经皮穿刺或者经自然腔道（消化

269

道）将内镜插入肝胆管内，然后通过手术器械将结石取出。

（二）手术治疗

手术治疗是肝胆管结石的主要治疗方法之一，常见的手术方式包括开腹手术和腹腔镜手术。开腹手术是传统的手术方式，需要在患者的腹部划一切口，然后通过手术器械将结石取出。腹腔镜手术则是一种微创手术，通过在腹壁上打小孔进行手术，减轻了手术创伤和恢复时间。当然，如果肝胆管结石已经引起了部分肝脏萎缩，可能还需要切除萎缩的肝脏预防癌变。现在大部分肝胆管结石手术均可在腹腔镜下完成。

此外，药物治疗是肝胆管结石的辅助治疗方法，主要使用溶石药物和镇痛药。溶石药物可以溶解部分结石，使其变小或消失，但需要长期服用。镇痛药可以缓解疼痛症状，但不能治疗结石本身。

总之，外科治疗是治疗肝胆管结石的重要手段，但需要根据患者的具体情况选择合适的治疗方法。如果你有肝胆管结石的症状，应及时就医，接受专业的诊断和治疗，同时，平时要注意健康饮食，避免过度饮酒和高脂、高胆固醇食物的摄入，以预防肝胆管结石的发生。

三、肝硬化门静脉高压

肝硬化是一种慢性肝病，其主要特征是肝组织的纤维化和结构改变，导致肝功能受损。肝硬化的一个常见并发症是门静脉高压，门静脉高压可以引起多种严重的并发症，如食管静脉曲张、腹水和肝性脑病等。虽然药物治疗可以缓解症状，但对于一些患者来说，也需要进行外科手术干预。外科手术可以通过多种方式缓解门静脉高压引起的并发症，以下是一些常见的手术方法。

（一）内镜下食管曲张静脉套扎/硬化剂注射术

这类手术可以减少食管静脉曲张破裂的风险，从而减少消化道出血的可能性。

（二）断流术

虽然药物、内镜及介入等治疗方式的兴起使外科断流术在门静脉高压治疗中的作用有所减弱，但是，通过断流术可显著降低门静脉压力，减少消化道出血风险。

（三）门体分流术

这种手术通过在门静脉和腔静脉系统之间建立一个新的通道来降低门静脉压力，还可以减少腹水和其他并发症的发生。其可分为介入治疗和外科治疗，介入治疗又称经颈静脉肝内门体分流术。

（四）肝移植

对于失代偿期肝硬化甚至肝衰竭的患者，肝移植是唯一的根治手段。这种手术通过将健康的肝脏移植到患者体内来恢复肝功能，当然肝移植手术风险较高，需要在手术前进对患者进行全面的评估。

总之，外科手术是缓解门静脉高压引起的并发症的有效方法。但是，患者需要在医生的指导下接受全面的评估，并根据自己的情况选择最适合自己的治疗方法。

四、肿瘤性病变

肝恶性肿瘤是指肝脏内发生的恶性肿瘤，是世界范围内常见的恶性肿瘤之一。肝恶性肿瘤的治疗方法主要包括外科手术、放疗、药物治疗等多种方法，在生物药物高度发达的现在，我们无须"谈癌色变"，很多肝癌患者可以得到有效治疗而获得长期生存。其中，外科手术是常用的治疗方法之一，主要包括肝切除术、消融治疗和肝移植等手段。

（一）肝切除术

肝切除术是指将肝脏中的肿瘤和周围一部分正常组织一起切除的手术。肝切除术是治疗肝恶性肿瘤的手段之一，主要适用于早、中期的肿瘤。肝切除术的手术方法主要有开腹手术和腹腔镜手术两种。开腹手术是传统的手术方法，需要在患者的腹部做一大面积的切口，手术创伤大，恢复时间长；而腹腔镜手术则是通过小切口进行手术，创伤小，恢复时间短，目前大部分肝切除术都采用腹腔镜完成。近年来，手术机器人的兴起将微创外科手术带上了新台阶，手术机器人可以克服人的生理局限，具有操作精度高、操作可重复性高、操作稳定性高等特点，从而被用于对精度要求高的微创手术中，为患者带来了显著的临床获益。

（二）消融治疗

消融治疗是指通过高频电流、微波、射频等物理手段对肝内的肿瘤进行烧灼、冷冻或者化学灭活的方法。消融治疗是一种微创的治疗方法，具有手术创伤小、恢复时间短的优点，但是对于直径>3 cm的肿瘤，消融治疗的效果不如肝切除术。

（三）肝移植

肝移植是指将健康的肝脏移植到患者体内，取代患者原有的肝脏，肝移植是治疗肝恶性肿瘤的最后手段。肝移植的手术风险相对较大，手术时间长，手术后需要长期的抗排异治疗。但是，肝移植的治疗效果好，可以显著延长患者的生存时间。

综上，肝切除术、消融治疗和肝移植是治疗肝恶性肿瘤的主要外科手段。不同的手术方法适用于不同的患者，医生会根据患者的具体情况向其推荐最合适的治疗方法。患者在接受手术治疗前，需要进行全面的检查和评估，以确保手术的安全性和有效性。

五、良性占位性病变

外科手术还能为一部分肝脏良性占位性病变的患者解除病痛。例如肝腺瘤、血管瘤、血管平滑肌脂肪瘤、囊肿等，这些良性占位性病变通常不会对人体造成太大的危害，但是如果它们的大小超过了一定的范围，就会对人体的健康造成威胁。

（一）肝切除术

外科治疗部分肝脏良性占位性病变的方法有很多种，其中常见的是肝切除术，将肝脏中的病变部分切除，保留健康的肝组织。肝切除术虽然是治疗部分肝脏良性占位性病变的有效方法，但是它也有一定的风险。手术后可能会出现一些并发症，如感染、出血、肝功能不全等。因此，在进行手术治疗前，医生会对患者进行全面的评估，确定手术的适应证和禁忌证，以减少手术风险。

（二）其他治疗方法

除了手术治疗，还有一些其他的治疗方法可以用于治疗部分肝脏良性占位性病变，如射频消融、微波消融、介入治疗等。这些治疗方法通常不需要开刀，对患者的身体损伤较小，但是它们的适应证和治疗效果也有一定的局限性。

六、活检

活检是指通过取出一小块组织样本，进行显微镜下的检查，以确定组织的病理变化。它可以帮助医生诊断原因不明的疾病，为患者提供更加精准的治疗方案。

在进行活检前，医生会对患者的病情进行全面评估，确定活检的必要性和安全性。根据不同的需求，活检组织可以通过细针穿刺或手术切取获得。穿刺活检的操作过程相对简单，一般只需要在局麻下即可进行。医生会在穿刺针中取出一小块组织样本，然后送到实验室进行病理学检查。穿刺活检的样本通常是直径为1~2 mm的组织柱,可以在显微镜下观察细胞的形态、排列和病理变化,从而确定病变的性质和程度。活检的风险相对较小,但也存在一定的风险。在操作过程中,可能会出现出血、感染等并发症。在一些特殊部位及其他不适宜行穿刺活检的临床场景下,也可以采用腹腔镜手术的方式,切取一小块目标组织,进一步行病理学检查,为患者的诊断和后续治疗提供帮助。

肝组织活检的结果对于肝脏疾病的诊断和治疗非常重要。尤其在一些不明原因的肝功能异常和良、恶性难以鉴别的肝占位性病变的诊断中,活检无疑是最后的希望。因为肝脏疾病的症状和表现往往不够明显,而且不同类型的肝脏疾病的病理变化也不尽相同,所以只有通过活检才能确定病变的性质和程度。通过活检,医生可以确定病变的性质和程度,制定更加精准的治疗方案。例如,在肝炎病毒感染引起的肝炎中,活检可以确定肝脏炎症、纤维化程度,从而制定相应的抗病毒治疗方案。在肝硬化和肝癌等疾病中,活检可以确定病变的程度和分级,为后续治疗提供重要的依据。

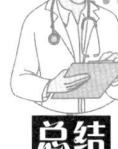

总结 肝脏疾病的诊断和治疗是多学科协作的过程,外科在肝脏疾病的诊断和治疗中均发挥着举足轻重的作用。通过手术切除肿瘤,可以有效地控制肿瘤的生长和防止扩散;通过肝移植的方式治疗肝衰竭等疾病,可以为患者提供"新的生命"。近年来,外科手术也在向微创化、精细化方向发展,且外科医生与内科医生密切合作,共同制定最佳的治疗方案,从而为患者提供最好的治疗效果。

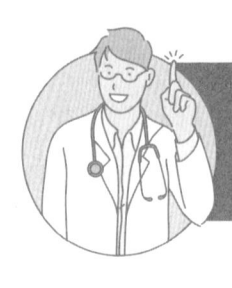

不可忽视的营养支持疗法，助力肝脏恢复

王师傅是一名货车司机，患有乙肝15年。1个月前在一次长途开车后，工友们发现王师傅面色蜡黄，聚餐时王师傅的饭量也不如从前。王师傅自己的内心也不禁犯起嘀咕："最近吃东西都没有什么胃口，体重还轻了好几斤，但却有了小肚子。"近1周，王师傅日渐消瘦，整个人看起来"黄灿灿"的，不但皮肤黄，就连小便也变黄了，吃饭时更是厌油，味同嚼蜡，两只脚也肿了起来。

肝病患者常常有厌油、纳差等消化道症状，影响患者食欲及进食量，并且肝功能损害会导致营养物质代谢障碍，使患者对营养物质的吸收和利用程度降低。因此，予以患者合理的营养治疗不仅能改善患者的营养状况，还可以促进肝细胞的修复，避免血氨升高，降低感染、腹水、贫血及肝性脑病等并发症的发生风险。那么，肝病患者在日常饮食上应该注意什么呢？下面我们就为大家一一讲解。

一、肝病与营养

说起营养，每个人都能侃侃而谈。但是营养是什么，为什么营养对每一个人都很重要，为什么肝病患者从患病开始就要关注机体的营养状况，进行营养管理呢？

（一）你了解营养吗？

营养是指机体摄取、消化食物，经吸收、代谢和利用食物中的营养素以维持生命活动的整个过程。人体需要的营养素主要包括碳水化合物、脂肪、蛋白质等宏量营养素及微量营养素。

（二）肝病患者营养不良的原因

肝病患者由于食欲差，进食量不足，导致能量摄入不足，机体脂肪和蛋白质的分解代谢增加，各种维生素及矿物质的普遍缺乏。蛋白质-能量营养不良（PEM）是肝硬化患者最常见的营养不良类型。研究已发现80%的肝硬化患者存在营养不良。其可能的原因有如下几种：①饮食摄入不足。大多数肝硬化患者因胃肠道症状，如厌食、恶心、味觉改变等使饮食摄入减少。此外，长期蛋白质摄入不足，消化食物所需的各种酶合成障碍，也加重食欲下降的症状。②消化、吸收不良。肝硬化尤其是门静脉高压患者，常有消化道瘀血、黏膜水肿症状，营养素的消化、吸收存在一定程度障碍。③经肠道蛋白质丢失增加。肝硬化门静脉高压患者，可反复出现上消化道出血，消化道丢失的蛋白质增加，出现贫血加重、低蛋白血症。④在肝功能损伤时肝脏的蛋白质合成能力下降，易引起蛋白质缺乏性营养不良。⑤营养素代谢异常。如葡萄糖氧化利用率下降、蛋白质合成能力下降、脂肪氧化增加和胰岛素抵抗等。⑥大部分肝硬化患者处于高代谢状况，能量消耗增加。⑦其他。因治疗需要限制钠及蛋白质的摄入也会引起营养不良。

（三）营养代谢异常的危害

1.缺少蛋白质会有什么后果？

由于肝脏内蛋白质合成代谢减少，患者易出现低蛋白血症而产生腹水。同时机体的免疫球蛋白、补体、凝血因子等合成也不足，患者易出现感染、消化道出血等并发症。长期蛋白质摄入不充足会导致患者体重进行性下降、衰弱及肌肉减少。

2.长期厌油，缺少脂肪会有什么后果？

脂肪是人体三大产热营养素之一，并且含有脂溶性维生素。而病毒性肝炎或肝硬化患者由于胆汁合成和分泌减少，脂肪的消化、吸收功能发生障碍，患者易出现厌油、脂肪泻等症状。上述表现会导致脂肪摄入量减少，能量摄入不足，脂溶性维生素缺乏。在肝脏受损后，胆固醇合成减少，可出现低脂血症。

3.血糖控制不好是怎么回事？

肝脏受损和/或门静脉系统分流时，肝脏对胰高血糖素的火活减弱，加重肝内循环障碍和胰岛素抵抗。患者出现胰岛素抵抗及糖耐量异常，最终发展为糖尿病。肝脏受损，糖原合成减少甚至耗竭，肝脏糖异生作用减弱，糖代谢相关激素分泌失调，也可导致低血糖的发生，常见于饥饿时。低血糖多见于由慢性肝炎发展成肝癌的患者。

4.多种维生素都有可能缺乏

慢性肝炎多伴发维生素缺乏，包括如下维生素：①脂溶性维生素。肝内胆汁淤积、脂肪泻及慢性肝细胞病变等因素可导致脂溶性维生素（维生素A、维生素D、维生素E、维生素K）的吸收、转化及利用障碍，从而出现夜盲、角膜炎、骨质疏松或凝血功能障碍等症状。②B族维生素。机体的能量代谢和物质代谢需要多种B族维生素的参与和调节。终末期肝病患者因食物摄入减少、吸收不良、储备减少，会出现B族维生素缺乏，尤其是在酒精性肝病患者中常见，应及时予以补充。③维生素C。作为一种还原剂，它可以抗氧化，调节免疫细胞活性，改善新陈代谢，阻碍胆红素产生且能够抵抗肝细胞损害，保护肝脏。

二、肝病的营养支持

（一）营养支持是什么？

营养支持是指在患者饮食不能获取或摄入不足的情况下，通过肠内、肠外途径补充或提供维持人体必需营养素的方法。营养支持方式包括肠内营养、肠外营养或两种共用。

肝病患者的营养治疗方案应当遵循欧洲肠外肠内营养学会（ESPEN）、中华医学会肠外肠内营养学分会（CSPEN）指南推荐的营养干预"五阶梯"模式，包含饮食、营养教育、口服营养补充（ONS）、完全肠内营养（TEN）、部分肠外营养（PPN）、完全肠外营养（TPN）（见表5）。当当前阶梯治疗方案不能满足患者全天目标能量需求的60%且这种情况持续3~5天时，应当选择下一阶梯的治疗方案。

表5　营养不良患者营养干预的"五阶梯"模式

顺序	治疗方案	应用
1	饮食+营养教育	是所有营养不良患者首选的治疗方案
2	饮食+口服营养补充	加餐口服特殊医学用途配方食品（FSMP）补充日常饮食的不足
3	完全肠内营养	所有的营养素完全由FSMP提供
4	部分肠内营养+部分肠外营养	在出现呕吐、腹泻等情况使完全肠内营养不能满足目标需要量的条件下，增加肠外营养
5	完全肠外营养	在肠道完全不能使用的情况下使用

（二）患者适合哪种营养支持方案？

患者具体适合哪种营养支持方案取决于疾病分期、并发症、当前饮食摄入情况。例如肝病患者常伴有纳差、厌油的症状，此时应选择较细软、易消化的食物；肝硬化患者，如果有食管胃底静脉曲张，也应选择细软、含膳食纤维少的食物，以免因食物粗糙导致消化道出血。但细软、易消化的食物营养素密度较低，此时患者应增加餐次以获得充足的营养，实际上患者常常不能坚持增加进食频率，导致很难达到营养摄入目标，营养不良较普遍。所以，若经口饮食不能满足目标营养需求，就进入第二阶梯口服营养补充；若口服营养补充仍不能完全满足目标营养需求，可以考虑进入第三阶梯使用部分肠外营养或者完全肠外营养，但长期肠外营养治疗存在导管相关性细菌感染、血栓性静脉炎、肝脂肪变性和肝内胆汁淤积的风险，所以肝病患者应当遵循营养治疗原则，优先选择经口补充营养。另有大量研究显示，补充益生菌可改善肠道屏障功能，减少潜在致病性活菌的数量，预防内毒素血症的发生；而适当增加膳食纤维摄入可改善肠道远端微生态环境，使细菌毒素减少，故在肠内营养治疗时，常使用可溶性膳食纤维，可以促进肠道益生菌的繁殖。所以在营养支持方案实施过程中需要根据患者的病情、营养需求、耐受程度选择适宜方案。

（三）肝病患者什么时候需要营养支持？

居家期间，肝病患者可以自我评估进食量。如果近期食欲差，进食量较往常明显下降（进食量不足平时进食量的一半），身体有明显的消瘦或虚弱症状，可以依照下文的饮食建议逐渐增加饮食摄入量。住院期间，营养不良在住院肝病患者中的发病率较普通住院患者更高。处于严重感染状态（例如肝脓肿）或终末期肝病阶段的患者同样会增加营养不良发生的概率。

（四）医生会如何帮助患者处理营养不良的状况呢？

医生会根据患者的客观指标、进食状态，请营养科会诊，由专业营养师对患者进行营养风险筛查。根据患者近期饮食摄入量变化、体重变化及疾病因素，筛查是否处于营养高风险的状态。常使用营养风险筛查2002（NRS 2002）或英国皇家自由医院营养优先工具（RFH-NPT）对肝病患者进行筛查。随后，营养师将综合评估营养高风险患者的营养状况，根据营养评估结果确定患者的营养支持方案。肝病患者并发症复杂，病情变化迅速，营养支持方案应随病情变化及时调整。依照营养支持原则，采用营养干预的"五阶梯"模式。在肠内营养支持时优先选择含有支链氨基酸的肝病配方营养制剂作为补充。

营养支持原则：由于能量消耗的个体差异比较大，通常使用间接测热法来测量静息能量消耗（REE）。非酒精性脂肪性肝病患者的静息能量消耗正常；肝硬化，慢性肝炎，急、慢性肝衰竭患者，静息能量消耗会增加；合并营养不良的肝病患者，其蛋白质消耗量也会增加，患者也可口服支链氨基酸补充剂以延缓并发症的发生和提升生活质量。营养支持建议目标需要量见表6。

表6 营养支持建议目标需要量

肝病类型	能量	蛋白质
非酒精性脂肪性肝病	24 kcal/（kg·d）* （久坐不动者）	
肝硬化，慢性肝炎，急、慢性肝衰竭	约1.3倍静息能量消耗 30~35 kcal/（kg·d）	1.2 g/（kg·d）**（非营养不良） 1.5 g/（kg·d）（营养不良或肌少症） 口服支链氨基酸补充剂0.25 g/（kg·d）
合并肝性脑病	30~35 kcal/（kg·d）	1.2~1.5 g/（kg·d）（轻度） 营养支持推迟1~2天（严重超急性疾病或伴有脑水肿）

注：*kcal/（kg·d）、**g/（kg·d），分别表示每天每千克体重需要对应千卡（kcal）的能量和对应克（g）的蛋白质。如想知道自己的具体营养需求，也可前往营养科门诊就诊，线下测定代谢水平，评估营养需求。

三、肝病患者居家自我营养管理

患者在出院后，如果住院期间营养状况没有完全恢复，或合并消瘦、肌少症或高龄的情况，经医生或营养师评估后，可以依照下文饮食建议增加膳食或进行口服营养补充。

（一）给病毒性肝炎患者的饮食建议

急性期的肝炎患者存在食欲下降及消化不良，应给予易消化的食物，减少脂肪食物，以免加重恶心或导致呕吐。还应少食多餐，少量多次进食膳食纤维，少食产气食物，适量增加蛋白质摄入，严禁饮酒及饮用含酒精饮料。

进入慢性期的肝炎患者，最为重要的是戒烟、戒酒。酒精及其代谢产物都会对肝脏产生毒性作用，饮酒会加重肝脏的代谢负担。因此，慢性乙肝患者最好做到滴酒不沾，尤其是在社交场合，最好以茶代酒、以水代酒。抽烟可在一定程度上加重肝纤维化的程度，并与肝癌的发生有一定关系，因此也应尽量戒烟。此外，还需要保证适量碳水化合物（主要来源于主食，最好有1/3~1/2为全谷物），避免高糖饮食，特别是要减少一些含糖量高的食物或饮料的摄入。大部分慢性肝炎患者营养代谢状态与健康人群无明显差别。慢性肝炎患者在保证足够能量摄入的同时应摄入充足的蛋白质。蛋白质应主要来源于优质蛋白质（如瘦肉、鸡、鱼、牛奶、牛肉、鸡蛋等），其占比可达到50%。为了限制过多动物性脂肪的摄入，可以选择豆类或豆制品部分替代。油炸类食物不易消化，长期高脂饮食容易引起脂肪肝，并且反复煎炸的食物油中有致癌物质，不利于预防肝癌，也应尽量减少食用。在烹调方式上尽量避免煎、炸、烤等做法，从而减少油脂的摄入，全天烹调用油不超过30 g（约3汤匙）。

肝脏是人体最大的代谢器官，自行滥用药品、保健品等会加重肝脏的代谢负担。俗话说"是药三分毒"，某些药物本就有肝毒性，所以用药一定要在专科医生指导下使用，不要盲目服用一些滋补中药或补品。此外，如果能够做到日常均衡饮食的话，一般可以保证人体维生素的需求。在没有确切的维生素缺乏指征的情况下不建议过度补充维生素，特别是维生素A及维生素D这类脂溶性维生素——可在人体内贮存，不易排出。过度补充维生素可能出现中毒反应，甚至可能造成肝损伤。本部分内容以病毒性肝炎为例，若患者病因为自身免疫或酒精性来源，也可参考。

（二）给肝硬化患者的饮食建议

肝硬化患者的饮食应以主食为主，食物质地多选择细软类。由于患者的糖代谢紊乱，饥饿的时间缩短，每天应该吃3~5顿饭，并可在睡前或者夜间加餐主食类食物（馒头、花卷、粥、口服营养剂等）来促进肝细胞修复与再生。

非营养不良的代偿性肝硬化患者每日蛋白质摄入量应达到1.2 g/kg。有营养不良或肌少性肝硬化患者每天蛋白质摄入量应达到1.5 g/kg。蛋白质应选用鸡蛋、牛奶、鱼、虾、瘦肉、豆腐等优质蛋白质食物。当肝硬化患者发生肝性脑病的时候，蛋白质分解代谢增加，不应过分限制其蛋白质的摄入。

生活中动物类的瘦肉、大豆及其制品、牛奶及奶制品都富含支链氨基酸。若临床确诊或怀疑微量营养素缺乏，可以补充微量营养素，须在医生指导下服用。有腹水的患者应该注意减少饮食中盐的摄入，要做到清淡饮食，同时减少一些高盐食物及高盐调味品，每日食盐摄入量控制在5 g以内。

肝硬化疾病本身就会引起腹胀、厌油的表现，患者应尽量避免油腻食物、刺激性食物，减轻患者进食后加重的不适感。合并食管静脉曲张者要避免进食坚硬、粗糙的食物，预防消化道出血的发生。常见肝病的食物选择建议见表7。

表7　常见肝病的食物选择建议

疾病	食物分类	宜用食物	少用/忌用食物
急性肝炎	主食类	藕粉、稀饭、软面条、米糕等	燕麦等粗粮
	蛋白质类	0乳糖脱脂牛奶、蛋花汤、鱼肉碎、豆花等	纯牛奶、豆浆、猪蹄汤等
	果蔬及其他	新鲜果蔬汁等	坚果、糕点、辛辣食物等
慢性肝炎	主食类	米饭、面条、花卷、米粉等	炒饭、油饼、油条等
	蛋白质类	低脂牛奶、水产品、禽畜类瘦肉、大豆及其制品等	加工肉类（香肠、腊肉、猪肉脯等）
	果蔬及其他	新鲜蔬菜、水果、植物油等	猪油、辛辣食物等
肝硬化	主食类	软米饭、软面条、面片、发糕、面包等	玉米、燕麦等粗杂粮
	蛋奶类	蒸蛋、水煮蛋、低脂牛奶、酸奶等	卤蛋、煎蛋、咸鸭蛋等
	肉类	禽畜类瘦肉（鸡、鸭、兔肉，猪、牛、羊肉等）海产品类（鱼、虾、贝类等）	动物内脏、肉皮、肉汤等
	豆类	豆腐、豆干等	豆浆等
	果蔬	新鲜果蔬泥 瓜茄类（冬瓜、茄子、西红柿等）等	芹菜、韭菜、笋类、豆芽等
	其他	菜籽油、花生油、橄榄油	猪油、牛油 奶油蛋糕、起酥点心 坚果、辛辣食物等

四、食谱举例

患者A，因"纳差、肝区不适1月，加重2天"入院。入院诊断：慢性乙肝。一般情况：身高166 cm，体重50 kg。查营养指标：血清前白蛋白100.7 mg/L，血清白蛋白30.4 g/L。

营养评估：计算BMI（公式为BMI=体重/身高^2），BMI=18.1 kg/㎡（消瘦），血清前白蛋白和白蛋白降低说明近期蛋白质有所消耗，考虑为轻度蛋白质-能量营养不良。

营养计划：全天能量需要量约为1 800 kcal，蛋白质需要量为75~90 g，脂肪供能比例不超过30%（全天脂肪摄入总量不超过50 g，包括烹调用油及食物来源脂肪）。以上提到的能量和蛋白质的目标需要量，换算成食物见表8。

表8 慢性乙肝患者一日参考食谱

（例：能量1 800 kcal，蛋白质80 g）

餐别	食物名称	食物原料	重量
早餐	花卷	小麦粉	75 g
	低脂牛奶	低脂牛奶	250 mL
	蒸蛋	鸡蛋	50 g
午餐	米饭	稻米	100 g
	蒸鱼	鲈鱼	100 g
	炒时蔬	莴笋	200 g
晚餐	米饭	稻米	100 g
	红椒肉片	鸡胸脯肉	100 g
		彩椒	100 g
	炒时蔬	小白菜	100 g
加餐	水果	猕猴桃	200 g
其他	全天烹调用油	菜籽油	30 g

注：表内的食物重量均为食物的生重，同类食物可以等量互换，例如花卷可以换成馒头，鸡胸脯肉可换成猪里脊肉，莴笋可换成丝瓜。

总结

营养支持是慢性肝病治疗方案不可或缺的组成部分。及时且合理的营养支持可以使患者保持或恢复良好的营养状态，降低各种并发症的发生率，促进肝功能的恢复，提高治疗的成功率与患者的生活质量。肝病患者应当加强自我营养管理，通过了解慢性肝病的营养代谢，探析自身可能出现的营养问题，若发生营养不良的情况，及时咨询专科医生或营养师制定个体化的营养支持方案，合理的营养支持有助于改善患者代谢异常和营养状况。

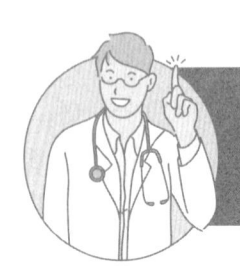

无痛的肝纤维化检测，了解一下？

32岁的王先生，患乙肝"小三阳"10多年，每年常规体检，均未发现明显异常，因此一直没有去专科医院进行咨询和治疗。1个月前，王先生偶然听身边的一个朋友说起，他也是乙肝"小三阳"患者，20多年了一直没有就医，去年体检查出来肝硬化，开始长期吃药。听到这个消息，王先生也很紧张，立即去医院做了全面检查。其中超声检查报告写道："肝脏欠均匀改变，实质回声增粗伴钙化灶。"王先生拿到报告后怀疑自己也得了肝硬化，整天焦虑、失眠。为了进一步诊治，王先生到了当地三甲医院就诊，接诊的医生看了王先生的体检报告，安慰道："您不要太担心，从查血和超声结果来看，不一定是肝硬化，建议复查CT或者肝纤维化扫描。"王先生听从医生的建议进行了复查。CT报告并没有提示肝硬化，肝纤维化扫描得出的肝脏硬度值为7.6 kPa，比正常值稍高。综合这些结果，医生告诉王先生，他的肝脏只是有一点点早期纤维化，还远远没到肝硬化的程度。王先生这才从对肝硬化的恐惧中走了出来。

一、为什么会发生肝纤维化和肝硬化？

我们要了解什么是正常的肝脏形态。正常人的肝脏形态与生活中见到的动物肝脏相似，形似倒三角，表面光滑，质感柔韧，色泽鲜嫩。当我们患有肝炎，例如乙肝、丙肝、脂肪肝等疾病，肝脏就会出现慢性炎症损伤，长此以往，导致肝脏的形态、质地改变。就像肝脏上出现了一条一条"瘢痕"，当这些"瘢痕"逐渐增多，即进入肝纤维化期。肝纤维化从轻到重被分为4个等级——S1~S4级，最后发展为肝硬化。由此可见，肝脏从疾病开始到肝纤维化再到肝硬化是一个逐渐且缓慢发展的过程，进展的快慢受到疾病病因、生活环境、生活习惯及基因遗传等因素影响。

二、肝病患者如何判断肝纤维化的程度呢？

想要判断肝纤维化的程度，需要进行肝纤维化检测。目前肝纤维化检测方法有无痛的肝纤维化检测方法和"有痛"的肝纤维化检测方法两类。

在介绍无痛的肝纤维化检测方法之前，先介绍一下"有痛"的检测方法，即肝脏穿刺活检，这也是肝纤维化诊断的金标准。通过穿刺针从皮肤或颈静脉等穿入肝脏取一小条肝组织，在显微镜下观察，直观地、准确地判断肝脏是否有纤维化及纤维化的程度。但由于其为有创操作，有极少的患者在肝脏穿刺中发生严重并发症，所以限制了其临床广泛应用。

近年来，科学家为了解决这个问题，开发了以下几种无痛的肝纤维化检测方法。

（一）血清学诊断模型

首先给大家介绍一下血清学诊断模型，简单地说就是计算公式。患者常常拿着厚厚的抽血化验单咨询医生："医生，我抽了这么多血，哪个指标能看出我有没有肝硬化呢？"然而，在我们现有的抽血化验单中是没有能够直接反映肝纤维化或肝硬化的单一指标的。因此，科学家们想到了把多个血液化验指标通过数学方法建立计算公式，再通过与"金标准"（肝脏穿刺活检结果）比较，评价这些计算公式的准确性。研究发现这些计算公式能够在一定程度上帮助医生排除或诊断肝纤维化或肝硬化。目前医学上常见的计算公式包括APRI、FIB-4评分、Forns指数、FibroTest、Fibrometer、Zeng指数、S指数、Hui指数、ELF评分和FPI等，其中医生应用较多的是APRI和FIB-4评分。除了以上计算公式，近年来某些血液学检测也可用于辅助评估肝纤维化，比如血清透明质酸（HA）、Ⅳ型胶原蛋白（Ⅳ-C）、层粘连蛋白（LN）和Ⅲ型前胶原肽（PⅢP）。由于这些指标受到多方面影响，对诊断肝纤维化的准确性不高，仍需要更多的研究。

有人会问："我是不是只用做血液检查就可以断定有没有肝纤维化或肝硬化呢？"事实并非如此，科学家们发现这些血清学诊断模型只能在一定程度上替代肝脏穿刺活检，它只能使30%左右的人群免于做肝脏穿刺活检。此外，这些血清学诊断模型大多来自对慢性乙肝和慢性丙肝患者的研究，且只对没有肝纤维化或有重度肝纤维化的患者有价值，对中度肝纤维化和其他原因所致的肝纤维化分期的预测价值尚不尽如人意。因此，需要一些其他重要的检查——影像学检查等来帮助诊断。

（二）影像学检查

很多人都听说过或者经历过影像学检查，比如超声、CT或者MRI检查。包括超声在内的所有影像学检查因无创性（或创伤小）、可重复性等优势，逐渐广泛地用于评估肝纤维化。影像学检查是一类非常重要和常用的无痛的肝纤维化检测方法。

1. 超声

医生通过超声可观察到肝脏形态、肝脏实质回声、脾脏大小等多个参数，可综合评估肝纤维化程度。超声的优点是操作简单、价格实惠、可重复性高。然而超声也有其明显的缺点，比如超声评判标准复杂，机器型号多样，因此超声结果的准确性受仪器和操作医生水平的影响。患者们经常会遇到这样的问题："为什么在别的医院做的超声说我有肝硬化，到了你们医院又说没有肝硬化呢？"正是因为超声的主观性较强，使其在诊断肝纤维化方面的临床实用性欠佳。彩超造影是指在超声检查过程中向静脉中注射造影剂，观察造影剂在血管里的"走行"过程，通过"走行"的轨迹和速度来判断疾病的特点，目前在诊断肝纤维化方面也取得了一定的进展，但仍仅限于重度肝纤维化、肝硬化及肝占位的诊断，对早期肝纤维化的诊断与分期仍无可靠的指导意义。

2. CT和MRI检查

常规的CT和MRI检查包括平扫和增强检查，增强检查是在平扫的基础上增加造影剂。CT成像的原理是利用X线对人体横切面进行扫描，通过探测器接收透过该层面的X线，依次转变为可见光信号、电信号、数字信号，最后处理成图像。MRI成像的原理更加复杂，简单地讲就是通过无线电射频脉冲激发人体内氢原子核，通过收集氢原子核共振产生的信号并进行分析转化为图像。看到这里大家也就明白了，为什么CT不能经常做，因为CT有轻微的辐射。而安装非MRI兼容的心脏起搏器和金属类治疗器械（如冠脉支架、人工金属心脏瓣膜等）的患者不能做MRI，因为MRI可能干扰心脏起搏器的正常工作，使金属植入物发热和移位（具体情况需要以相应的说明书和专科医生的意见为准）。CT和MRI对肝硬化和肝占位的诊断具有非常重要的临床价值，是临床常用于鉴别肝硬化和肝脏良、恶性占位的无创诊断方法。

有人会发出疑问，无论是超声、CT还是MRI似乎在早期肝纤维化的诊断与分期上都存在局限性，下一步我们还能做什么检查呢？经过科学家们多年的研究，在肝纤维化影像学诊断方面终于有了较大的进步。下面介绍近年来较有前景的影像学检查——肝脏瞬时弹性成像和磁共振弹性成像。

3. 肝脏瞬时弹性成像和磁共振弹性成像

肝脏瞬时弹性成像是近年来一种较新颖的无创性肝纤维化诊断技术。已用于临床的仪器包括FibroScan和FibroTouch，二者基本原理一样：利用特殊探头振动产生一个瞬时低频脉冲，使肝组织产生层间位移和剪切波，跟踪并采集剪切波可获得组织弹性模量。剪切波速度越大，肝脏硬度值越高，即代表该区域的肝组织越硬。其优点为操作简便、重复性好，能够较准确地直观地识别肝纤维化的分级；缺点是其测定成功率受肥胖、肋间隙大小及操作者的经验等因素影响，同时其测定值受检测部位、肝脏炎症、脂肪变等多种因素影响。

磁共振弹性成像是在磁共振技术基础上加入应变声波检测系统，从而将组织弹性和磁共振图像相结合的一门新成像技术。与肝脏瞬时弹性成像相比，磁共振弹性成像以横切面的方式扫描整个肝脏，避免了抽样误差，换句话说肝脏瞬时弹性成像是检测肝脏某个切面上某个点的硬度值，而磁共振弹性成像则是一次性检测肝脏多个切面的硬度值，且磁共振弹性成像相对不受患者腹水和肥胖等因素的影响，对操作者依赖性也较低。已有研究表明，磁共振弹性成像评估肝纤维化程度具有很高的可信度。既然磁共振弹性成像这么好，为什么大家不直接做磁共振弹性成像检查呢？那是因为首先磁共振弹性成像对硬件要求非常高，大多数医院都没有配备相关的仪器，其次磁共振弹性成像检查非常耗时且检查费用高，极大地限制了磁共振弹性成像的普及与临床应用。磁共振弹性成像目前更多应用于医学研究。

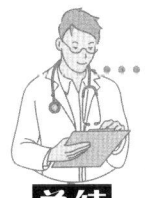

总结

以上给大家简单地介绍了无痛的肝纤维化检测方法的优缺点，作为普通人或者慢性肝病患者可以借鉴这些检测结果对肝纤维化诊断有一个客观的认识。尽管肝脏穿刺活检仍然是肝纤维化诊断的"金标准"，然而无痛的肝纤维化检测方法可以减少部分患者的肝脏穿刺需要。血清学诊断模型获取方便、计算简单，但是其准确率低，影响因素复杂，缺乏特异性的血液指标；影像学检查发展迅速，已经能够实现对肝纤维化的早期诊断分期，是临床上采用最多的检测手段，但也受诸多因素限制。因此，肝纤维化诊断需要医生结合各项检测指标进行综合评估。早期准确认识肝脏的疾病状态，及时治疗，实现全程化管理，有效避免发展为肝硬化，对于提高患者的生活质量、延长其生存期具有重要意义。

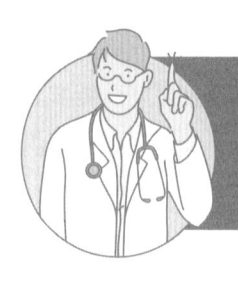

令人害怕的"肝脏穿刺活检",真相是什么?

王阿姨在退休后常常感觉疲劳、乏力,2年前体检发现肝功能指标血清转氨酶轻度升高,故听从朋友的推荐买了保肝的保健品吃了1个月,复查发现肝功能不但没有好转,而且指标更高了,于是到某肝病中心就诊。医生检查了所有肝炎病毒指标结果都是阴性,基本排除了病毒性肝炎的可能,又查了自身免疫性抗体等指标,发现抗核抗体阳性,IgG也明显偏高,怀疑是自身免疫性肝炎,建议王阿姨做肝脏穿刺活检进一步明确诊断。王阿姨听说要在她肝脏上"扎一针",吓坏了,说什么也不肯,只同意先使用保肝药治疗。治疗了半年,王阿姨的肝功能仍然反复波动,胃口也不好,复查超声发现肝脏内回声明显增粗,提示肝病一直在进展。后来王阿姨在家人和医生的反复劝说下,入院做了经皮肝脏穿刺活检。1周后病理结果证实了自身免疫性肝炎的诊断,医生根据王阿姨的情况精心制定了针对性的治疗方案,经过半年的治疗,王阿姨的乏力症状消失,肝功能逐步恢复正常,复查超声显示肝脏内回声也明显改善。现在王阿姨每次来复诊,碰到类似纠结的患者就说:"幸亏当时听从医生建议及早做了肝脏穿刺活检,明确了诊断,不然还不知道要多走多少弯路,多受多少罪呢,其实肝脏穿刺活检一点儿也不可怕,还没屁股上打针疼呢,你看我第2天就正常下床活动,早知道就早点做,不耽搁了。"肝脏穿刺活检到底是什么,下面我们给大家进行科普。

一、肝脏穿刺活检没有想象中那么可怕

王阿姨说的肝脏穿刺活检是临床上获取肝组织标本的一种简易手段,主要用于明确肝脏病变的原因和判断损害程度,为肝脏疾病的预防、治疗方案的制定、疗效评估及预后判断提供科学的临床依据。

肝脏穿刺活检用于临床已有100余年的历史,随着穿刺器械和操作方法的不断改进,目前临床上常用的肝脏穿刺活检术包括:经皮肝脏穿刺活检术、经颈静脉肝脏穿刺活检术、腹腔镜下肝活检术。其中经皮肝脏穿刺活检术是目前临床应用最普遍的一种肝脏穿刺活检方法,又称"一秒钟肝穿刺法"。它是在超声引导下,选取右侧腋前线第6~8肋间用肝脏穿刺针经过皮肤直接穿刺到肝脏并取得肝组织的方法,整个操作过程方便、安全,成

功率高，可有效避开肝脏内重要的血管和胆管，疼痛感轻微，且无明显不良反应。目前临床上严格按照经皮肝脏穿刺活检术的适应证和禁忌证选择穿刺患者，术前术后做好充分的准备与护理，以保证不加重原有肝脏的病变，不加重患者的病情。

二、肝脏穿刺活检在疾病诊断中的重要性

在肝病临床诊断中，诊断方法常包括病原学诊断、临床诊断、病理诊断及基因诊断等。其中病理诊断、基因诊断是目前肝脏疾病精准诊治的核心。肝脏穿刺活检可以明确患者的肝病类型，有效提高诊出率，在非病毒性疑难肝病诊断上有化验及影像学无法替代的作用和重要的临床应用价值。

2021年，我们收治了1例丙肝患者，当时患者出现了乏力、纳差、尿黄等症状，肝功能损害明显。入院做了超声提示慢性肝炎，胆囊壁水肿，未见胆管扩张，脾肿大，未见明显腹水；查了自身免疫性抗体均阴性；肝炎病毒标志物提示丙肝病毒感染，HCV-RNA定量也是阳性。根据他的情况，我们给他制定了保肝及抗丙肝病毒口服药物的治疗方案。但是，患者肝功能始终不能恢复正常，医生很困惑，患者也很着急。后来我们给他做了经皮肝脏穿刺活检，发现病理上呈现"慢性肝损伤改变，炎症严重，可见凋亡小体及蜡质细胞，Ⅲ带区域坏死及肝窦充血明显"，这些征象符合药物性肝损伤的改变。于是，我们反复追问患者，患者承认服用"三七"1年，发病前半年才停用。通过病理报告的指引，大家终于明白问题出在哪里了。后经调整治疗方案，患者的肝功能稳步恢复正常。患者出院时拉着医生的手说："幸亏做了肝脏穿刺活检，找到了问题的根源，不然回去再把'补品''三七'吃上，那岂不是要没命了。"像这样的例子临床上还有很多。患者经常在多个医院之间反复就诊，病情就是无法控制稳定，最终进展到肝硬化腹水、肝癌等情况。如果能够早一点做肝脏穿刺活检，可能他们也能及早控制病情，挽救生命，甚至过上正常人的生活。

肝病是临床中常见的疾病，我国除乙肝感染率较高外，人们生活方式及饮食习惯的改变，导致非传染性肝病如药物性肝损伤、酒精性肝病、自身免疫性肝病、脂肪肝、遗传代谢性肝病等的发病率也呈现出逐年上升的趋势。临床仍然经常碰到常规检查方法不能明确疾病病因的肝病类型，包括原因不明肝内实性占位、不明原因的肝功能异常及不明原因的肝硬化三大类。此类疑难肝病如果不能及时诊断及治疗，会让疾病逐渐进展为肝硬化或者导致肝脏肿瘤扩散、转移等，将延误患者最佳的治疗时机。因此，

及时诊断出肝脏疾病类型非常重要。

目前，由于受到人类对于疾病认识的局限，以及肝脏穿刺活检取材标本量偏少、位置偏移等因素的影响，有少部分患者可能在做完肝脏穿刺活检后短时间内仍无法明确肝损伤的原因，甚至有部分患者需要二次肝脏穿刺活检增加取材标本及标本前后对比才能进一步明确原因。

三、需要做肝脏穿刺活检的情况

我们总结出临床上有以下这些情况的患者需要做肝脏穿刺活检：①明确肝脏疾病的病因，如原因不明的肝功能异常、不明原因的肝脾肿大、已排除肝外胆管梗阻的原因不明的黄疸、自身免疫性疾病及遗传代谢性肝病等。②肝脏占位的性质诊断，临床疑诊肝癌、肝结核或肝肉芽肿性病变，需进一步鉴别。③判断肝脏疾病的活动和进展程度、指导治疗，判断治疗的疗效及预后。④早期发现肝纤维化甚至肝硬化，提早进行预防、治疗。⑤肝移植术前，供肝评估。⑥肝移植术后，移植肝评估，辅助诊断排斥反应或感染等并发症。

四、不适合做肝脏穿刺活检的情况

有些患者在某些情况下是不能做肝脏穿刺活检的，包括：①有出血倾向的患者。如血友病、肝海绵状血管瘤、凝血时间延长、血小板明显减少（血小板计数 $< 50 \times 10^9$/L）者。②大量腹水或重度黄疸者。③严重贫血或一般情况差者。④肝性昏迷者。⑤严重肝外阻塞性黄疸伴胆囊肿大者。⑥肝缩小或肝浊音界叩不清。⑦疑为肝包虫病或肝血管瘤患者。⑧严重心、肺、肾疾病或其功能衰竭者。⑨右侧脓胸、膈下脓肿、胸腔积液或其他肝脏邻近脏器有急性疾病者，以及穿刺处局部皮肤感染者。⑩严重高血压（收缩压＞180 mmHg）患者。⑪儿童、老年人与不能合作者。

当然这也不是绝对的，现在除了经皮肝脏穿刺活检术外，我们还有经颈内静脉肝脏穿刺活检术。对于肝硬化腹水及一些有凝血功能异常的患者，在不能做经皮肝脏穿刺活检时可以选用，同样具有很好的准确率和安全性。

五、经皮肝脏穿刺活检术前需要做的准备

在做经皮肝脏穿刺活检术前，如经医生评估，患者确实有行肝脏穿刺活检的必要，首先，医生会提前与患者进行口头和书面沟通，告知肝脏穿刺活检的目的、必要性、可能的风险，取得患者的知情同意。其次，医生

会仔细询问患者的用药史。如果有使用抗凝药物的话,需要暂时停用(华法林停用5天以上,肝素停用12~24小时,抗血小板药物停用3~10天),待凝血功能恢复正常,各项检查正常后方可进行肝脏穿刺活检,以保障患者的安全。再其次,医生会为患者做好一些必要的术前检查,包括血常规、血型、凝血酶原时间、胸部X线检查、心电图检查等。如有血常规、凝血功能异常,医生会用肌内注射维生素K_1及配合升血小板药物进行纠正。医生还会给患者做胸部X线检查,观察有无肺气肿、胸膜增厚等特殊情况;做心电图检查排除严重心脏基础疾病可能;化验患者血型,以备紧急情况输血使用。术前检查合格后,在穿刺操作当天,医生会叮嘱患者常规禁食、禁饮2~4小时,嘱患者排空大小便。在穿刺操作前,医生还会再次核对患者术前所有检查项目是否符合要求,同时告知患者放松心情、不要紧张,必要时术前还可给予镇静药,帮助患者镇静。有咳嗽的患者,可予止咳治疗。整个穿刺操作过程中,医生会持续评估患者的心率、血压等基本生命体征,目的就是尽最大可能保证患者的安全。

六、肝脏穿刺活检术后的注意事项

(1)术后患者应卧床24小时,24小时后方可下床活动,动作宜缓,1周内避免剧烈运动。

(2)术后4小时内每隔15~30分钟测脉搏、血压1次,如有脉搏增快细弱、血压下降、烦躁不安、面色苍白、出冷汗等现象,医生会进行紧急处理。

(3)穿刺后如患者局部疼痛,医生会仔细查找原因,若为一般组织创伤性疼痛,医生会给予镇痛剂对症治疗;若发生气胸、胸膜休克或胆汁性腹膜炎,医生也会及时处理。

七、肝脏穿刺活检术后可能的并发症

肝脏穿刺活检有无危险性,是否疼痛?这也一直是广大患者所关心和疑惑的问题。尽管肝脏穿刺活检术是目前多数医院常规开展、成熟的技术,但由于个体差异和一些不可预测的因素,确实少部分患者在肝脏穿刺中或穿刺后出现一些并发症,常见的主要有以下几种。

(1)迷走神经反射(大约2.9%)。患者会出现头昏、心慌、乏力、心率减慢、血压轻度降低等情况,医生一般会叮嘱患者卧床休息、饮温开水缓解,密切观察有无心搏骤停等情况发生,绝大部分患者此类情况会很快消失。

(2)需要药物缓解的疼痛(大约2.2%)。肝脏穿刺活检术后患者均有程度不同的疼痛，主要表现为肝区钝痛、肩胛区放射痛、深吸气时胸痛。医生一般会给予普通镇痛药处理，疼痛均能有效缓解。

（3）低血糖反应（大约1.7%）。患者会出现心慌、面色苍白、出冷汗等情况，医生监测到血糖下降，会立即给予口服葡萄糖或静脉补充葡萄糖液，患者症状很快会消失。

（4）肝包膜下出血（大约0.6%）。肝包膜下出血情况极少见，多见于一些肝硬化患者，医生首先会给予内科止血对症治疗，大部分患者经治疗出血均能停止；对于少部分止血效果欠佳的患者，医生也会使用超声引导下微波消融针穿刺到肝内出血强化带内，启动微波消融止血治疗，一般均能取得满意的效果。

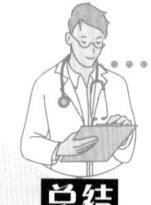

总结

我们在平时生活中，经常会碰到一些肝功能损伤的患者，常规检查方法无法明确病因，常常简单使用一些保肝、降酶的药物治疗而掩盖了病情，错过了最佳的治疗时机。此时，专科医生一般都会建议做肝脏穿刺活检进一步明确病因。大部分患者初听到"肝脏穿刺活检"这个词时，都会感觉到害怕，甚至直接拒绝。其实，广大患者完全不用担心，肝脏除了表面一层肝包膜上密布的神经外，肝脏内部是没有神经组织分布的，因此，只有当穿刺针经过肝包膜时患者才会有轻微的疼痛感觉，医生在穿刺前都会使用利多卡因等局麻药物在穿刺部位皮肤表面和肝包膜表面进行多点麻醉，在穿刺时患者基本没有疼痛感。穿刺过程也非常快，超声定位好后，整个操作过程一般会在10秒内完成，肝脏穿刺针实际穿刺就1秒左右。在使用局麻药物后再穿刺一般不会出现疼痛感，少数患者在肝脏穿刺后除穿刺点皮肤轻微疼痛及肩部酸胀外无任何不适，亦不遗留其他并发症，也不会加重原有肝脏的病情。因此，只要患者配合好，医生操作熟练，肝脏穿刺活检一般来讲没有危险性，并且没有明显的痛感，广大患者完全不用担心，根据病情需要及早做肝脏穿刺活检，以明确病因，尽早对症治疗，防止肝病进展。希望肝脏穿刺活检能尽早在需要的人群中普及，造福患者。

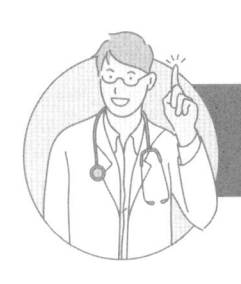

带你认识神奇的人工肝

提到"小黄人",大家脑海中是不是浮现出动画片《神偷奶爸》中全身黄皮肤、戴着大眼镜的搞笑生物?普通人看"小黄人",呆萌又可爱。感染科医生看"小黄人",面色干枯暗黑、双眼无神发黄、虚弱消瘦腹鼓,多半是肝不好。某天感染科诊室就来了一位骨瘦如柴的"小黄人"。只见他双手撑着后腰迈着艰难的步伐,腹胀如球,皮肤暗黄似陈皮,眼白泛黄布血丝。医生经过仔细询问,得知患者近期出现全身皮肤、眼白变黄,小便色深如隔夜浓茶,并有乏力、恶心、厌油、肚子胀等不适,甚至性格大变、烦躁不安。医生立即为他安排了相关检查,肝功能结果显示患者的血清胆红素明显升高,必须住院治疗。住院期间,感染科的医生予以患者积极的药物治疗后,患者的血清胆红素仍居高不下,并且精神状态日渐不佳。与患者及家属详细沟通后,医生决定为患者行人工肝治疗。在几次人工肝治疗之后,患者复查血清胆红素明显下降,黄疸消退。"小黄人"终于成功"换肤",康复出院。

谈起尿毒症,大家可能会立马想到血液透析(简称血透,俗称人工肾、洗肾),但是提到人工肝,这似乎就不太被大家所了解,可能会被误认为"人工合成的肝脏"。事实并非如此,下文就重点科普一下神奇的人工肝。

一、人工肝对"小黄人"有何意义?

肝衰竭是危重肝病患者常常面临的困境,其并发症多、死亡率极高,有效的治疗手段极其有限。目前针对肝衰竭,主要治疗方法有内科综合治疗、人工肝、干细胞移植和肝移植等。肝移植虽是肝衰竭患者治愈的唯一方式,但因受到经济压力、供肝短缺等因素的限制,目前并非大部分家庭的首选。因此,肝衰竭还是以内科综合治疗和人工肝治疗为主,二者分别通过"功能加强""功能替代"发挥作用。已有研究表明,人工肝治疗使得慢加急性肝衰竭患者中期(6个月和1年)死亡风险降低30%,长期(3年)死亡风险降低50%。你肯定充满了好奇,既然人工肝治疗如此神奇,可谓是"小黄人"的福音。那人工肝治疗过程究竟是什么样的呢?别着急,待我们慢慢道来。

二、人工肝治疗是指移植一个"人工合成的肝脏"吗？

人工肝治疗并不是指移植一个"人工合成的肝脏"。人工肝是人工肝支持系统的简称，是暂时替代肝脏部分功能的体外支持系统。它通过体外的机械、理化和生物装置，清除体内有害物质，补充营养素，为肝细胞再生及肝功能恢复创造条件；或者作为肝移植前的"桥梁"，挽救患者的生命。人工肝分为非生物型、生物型和混合型3种，目前在临床上广泛适用并被证明有明确疗效的主要是非生物型人工肝，因此本文也主要科普非生物型人工肝。

通俗地讲，非生物型人工肝是一台体外机器，借助相关管路，把患者体内被"污染"的血液引流出来后，利用各种血液净化技术，清除体内"垃圾"，补充"能量"，再把"干净"的血液回输到体内，以此替代部分肝功能，减轻肝脏负担。而这部体外机器又分为单一模式和组合模式，就好比"单拳出击"和"组合拳法"，临床上常用的模式有血浆置换、血液灌流、血液滤过、血液透析、血浆透析滤过、血浆置换吸附滤过等。具体到每一种非生物型人工肝，它们的技术原理和适应证不尽相同，目前国内外常用的还是血浆置换和胆红素吸附或二者的结合。

血浆置换，通俗而言就是"换血"治疗，是使用血浆分离器将患者体内引流出的全血分离出血浆并弃去，同时弃去溶于血浆中能透过膜孔的成分，保留了不能透过膜孔的血细胞和血小板，再以等量置换液（如新鲜冰冻血浆或白蛋白溶液）与血细胞混合后回输体内。这种方法的优点在于，在去除血浆中的胆红素、内毒素、细胞毒性因子等有害物质的同时也能补充多种活性因子。

胆红素吸附是另一项常用的人工肝技术，是将分离器分离出的血浆再经过一种特殊的吸附柱（活性炭或树脂）以吸附去除部分胆红素，使血液得到"净化"，再回输至体内。根据吸附材料性能、吸附容量及吸附对象不同，降黄作用也不尽相同。这种治疗方法的优点在于，吸附剂只与血浆接触，不与血细胞接触，既减少了治疗过程中对血细胞等有形成分的破坏，又不需补充异体血浆，减少了输血相关不良反应，从而达到了高效吸附、迅速降黄的作用。

而临床常用的组合模式是血浆置换联合胆红素吸附，即双重血浆分子吸附系统（DPMAS）。该方法既发挥了两种治疗模式各自的治疗作用，又相互弥补了单一治疗模式的不足。该联合模式拓宽了单纯胆红素吸附治疗的适用范围，减少了全血浆置换所需的血浆用量，缓解了血浆供应短缺的困难，能延缓疾病进展，提高救治成功率。

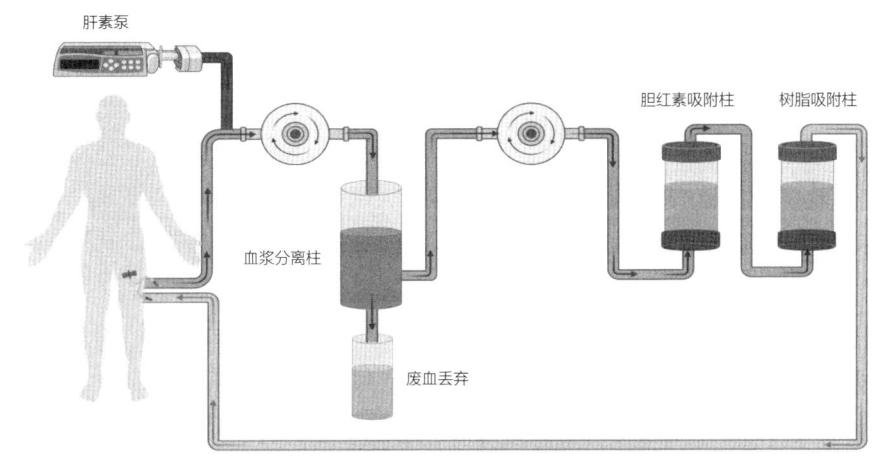

双重血浆分子吸附系统工作原理示意图

三、"小黄人"都适合做人工肝治疗吗？

答案当然是否定的。人工肝治疗主要适用于以下几类人群：①由临床医生综合评估诊断为肝衰竭的人群。早、中期肝衰竭尽早使用人工肝治疗可使可逆性肝损伤得到恢复，进而避免病情加重；而晚期肝衰竭患者，因病情重、并发症多，应由临床医生全面评估后慎重选择，此时通过人工肝治疗，可为后续肝移植创造条件。②肝移植术后发生排异反应或移植肝处于无功能期的患者。可行人工肝治疗帮助减轻供肝负担。③严重胆汁淤积性肝病或各种原因引起的严重高胆红素血症患者。包括药物性、自身免疫性或手术后引起的严重高胆红素血症。④继发严重肝衰竭并发症的患者。并发症包括肝性脑病、肝肾综合征、水电解质紊乱及全身炎症反应综合征等。⑤除了上述肝脏相关疾病外，人工肝治疗还常用于其他疾病，包括合并严重肝损伤的脓毒血症或多器官功能障碍综合征、急性中毒、重症自身免疫性疾病，能够用于清除细胞因子风暴或自身抗体。

但并不是以上人群都能做人工肝治疗，当出现以下情况时，应权衡利弊，暂缓或者放弃选择人工肝治疗：①严重的凝血功能障碍者，即活动性出血或极易形成血栓者。②对治疗过程中使用的血液制品或药品严重过敏者，包括血浆、肝素等。③血压不稳定者，如高血压、低血压或血压波动范围较大者。④心肌梗死、脑梗死急性期者。总而言之，人工肝治疗的选择应当由专业的感染科医生结合患者的具体病情来综合决定。

四、患者的准备和注意事项有哪些？

临床医生针对患者病情进行综合评估，若适用人工肝治疗，便根据患者病情特点个性化选择血液净化技术。俗话说得好："三军未动，粮草先行。"可见做任何事之前的准备工作是非常重要。因此，人工肝治疗要想"首战告捷"，必须做好充足的术前准备。主要有以下几点准备。

（1）检查准备。患者在术前需要配合医生完善各项检查评估，不仅能帮助医生明确诊断，同时能帮助医生排除人工肝治疗的相关禁忌证，提高治疗效率。

（2）心理准备。有的患者会担心人工肝治疗过程会不会太痛，术前便会有恐惧、焦虑、紧张等情绪。实际上，人工肝治疗除了静脉插管时会有点疼痛外，一般不会有疼痛的感受。因此，术前如果有上述情绪变化，当自己不能缓解时，应及时寻求家人、医护团队的帮助，进行心理疏导，争取以最佳的心理状态接受治疗。

（3）身体准备。因人工肝治疗过程耗时较长，术中又不宜大幅活动，故术前需要排空大小便，并需要克服心理障碍学会在床上使用便盆和尿壶。

（4）饮食准备。人工肝治疗虽然算是一个小手术，但不同于外科手术的是，术前不需要禁食、禁饮，反而鼓励患者术前进食高热量、易消化食物，这样能保证治疗过程中有足够的能量，防止低血糖的发生，但建议少饮水，以减少小便次数。

在人工肝治疗过程中需保持平静的心态，切勿躁动不安，切勿擅自拔除机器和自己身上的管路，否则便会导致治疗中断或机器报警。同时需密切关注自己的身体有何不适，及时向医生和护士反映，尽早识别人工肝的并发症。在治疗结束后，患者也不能马虎大意、放松警惕，仍需要关注以下几点。

（1）穿刺置管部位的护理。我们常亲切地称人工肝患者为"天线宝宝"，这是因为人工肝治疗会进行中心静脉置管，主要选择的中心静脉包括下肢的股静脉和颈部的颈内静脉。一般会进行多次人工肝治疗，为减少反复置管带来的疼痛，这些管路都是需要反复使用的。因此，术后要妥善固定这些留置管，切勿擅自拉扯，避免脱出后增加感染的风险及再次置管的痛苦。

（2）活动与体位。在治疗结束后患者尽可能平卧休息，减少下床活动，避免突然坐立，以防止体位性低血压发生。股静脉置管者应避免置管侧下肢屈曲，坐位时应保持上、下半角度＞90°，避免压迫置管侧使得管路折叠弯曲。

（3）饮食。虽说"民以食为天"，治疗后部分患者可能因大量毒素被清除，食欲明显改善，但切记勿要放飞自我，暴饮暴食。应少量多餐，进食以软食为主，忌辛辣、油腻、坚硬、生冷等刺激性食物，避免因饮食不当加重或引起肝性脑病和消化道出血。

（4）迟发并发症的观察。在人工肝治疗后仍可能会出现相关并发症，所以在治疗结束返回病房后，如果有任何不适，也要引起重视，及时呼叫我们的医护团队。

五、人工肝这么神奇，有百利而无一害吗？

当然不是。人工肝治疗和大多数的治疗技术一样，是一把"双刃剑"，虽然为终末期肝病患者带来了希望，但是在治疗过程中和治疗结束后仍会出现很多副作用，常见的副作用如下。

（1）出血。在人工肝治疗过程中会使用抗凝剂，部分患者可能会出现置管处、消化道、皮肤、黏膜、口腔等地方出血，严重者甚至出现颅内出血。

（2）血栓。置管处深静脉血栓形成是非生物型人工肝治疗常见的并发症之一，以股静脉置管多见。患者主要表现为置管侧腿围增粗，双侧不对称。如经医生评估后确有血栓形成，患者需卧床休息和抬高患肢，忌久坐或久站，忌按摩挤压。如患肢肿胀进行性加重并出现胀痛，建议拔除深静脉置管。

（3）低血压。在治疗过程中患者应密切关注自己的心率或血压变化，一旦出现心慌、血压偏低、面色苍白、出冷汗、四肢湿冷等不适，应及时报告医生。

（4）继发感染。常见的临床表现是发热、寒战、畏寒，深静脉置管处红肿等。

（5）过敏反应。个别患者可能会对治疗过程中使用到的血液制品、肝素、鱼精蛋白等过敏。临床表现为皮肤反应（荨麻疹）、胃肠道反应（恶心、呕吐、腹痛）、呼吸系统症状（呼吸困难、哮喘）、心血管系统症状（心动过速、低血压）等。

（6）失衡综合征。当轻度失衡时，患者仅有头痛、焦虑不安或恶心、呕吐，严重时可有意识障碍、癫痫样发作、昏迷甚至死亡。

（7）高枸橼酸盐血症。患者主要表现为低血钙、抽搐、手脚麻木等。

人工肝治疗的副作用并非仅仅发生在治疗过程中，术后返回病房的患者也有可能出现迟发性并发症。以上并发症并不是每个做了人工肝治疗的患者都会发生，所以不必过度焦虑和紧张。

六、人工肝治疗的效价比如何？

医生如何评判人工肝治疗是否有效呢？通常是通过近期与远期疗效进行评估。近期疗效包括患者症状（如肝性脑病、消化道症状等）改善或指标好转（如电解质正常，血清胆红素及血氨下降，凝血指标改善等）。远期疗效即用患者12周、24周及48周生存率进行评价。不少患者经常会问到底需要做多少次人工肝治疗才有效呢，会不会像尿毒症患者做血液透析那样需要长期维持呢？这可没有一个固定的答案，医生会根据治疗后的病情变化，决定后续治疗模式、治疗间隔、治疗次数等。

至于人工肝治疗的价格，受到不同地区、不同医疗条件及不同医保报销政策的影响而不尽相同。但总体而言，人工肝治疗对比血液透析而言还是相对昂贵，这不仅包括仪器费用、药品费用和一次性耗材费用，如果出现上述相关并发症，治疗费用也会相对提高。但是患者一旦被临床诊断为肝衰竭，病情进展快，当内科综合治疗难以控制病情进展时，人工肝治疗应尽早进行。虽然单次治疗费用昂贵，但如果疗效好便可以及时减轻症状、缩短病程、降低住院总费用。已有众多学者的研究证实，人工肝治疗肝衰竭具有较好的效价比。

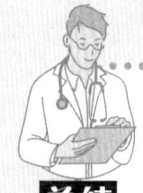

总结

如果患者的肝病不幸进展到了肝衰竭的地步，变成了现实版的"小黄人"，请立即就诊，由专业的医护团队进行病情的全面评估，制定个性化的治疗方案。在内科综合治疗效果不佳的情况下，及时配合人工肝治疗能提高疗效，缩短疗程，改善病情。但仍需要患者积极配合，重视人工肝治疗过程中的各种注意事项，这可以为达到良好的治疗效果"添砖加瓦"。当然，任何治疗手段都不可能"有百利而无一害"，这不仅需要医护的专业评估，也需要患者的早期识别。医患协作，共同努力，尽全力为患者的健康保驾护航，遮风挡雨。相信人工肝这把利器，必能划破黑暗的夜空，为肝衰竭患者带来黎明的曙光！随着科技的进步，人工肝的治疗手段也在日新月异地发展，治疗模式不断丰富，并发症逐步减少，治疗费用逐步降低，能被更多的家庭纳入选择。期待未来的人工肝治疗能成为肝衰竭患者理想的治疗手段。

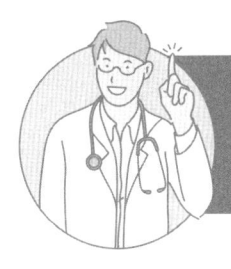

备受关注的基因与细胞治疗，前景如何？

小芳今年24岁，因"出现腹痛，伴红色尿3月余"入院治疗。3个多月前，小芳无明显诱因出现腹部隐痛，疼痛位置不明确。最近几天疼痛逐渐加重，并出现剧烈绞痛，伴有恶心、呕吐，同时尿液变红。入院后1天出现2次抽搐，并伴有短暂的意识丧失。医生查体，未发现异常；辅助检查提示，血常规、尿常规、大便常规、肝功能、肾功能等均正常，头、胸和腹部CT及胃肠镜检查均未见明显异常。由于尿呈红色，多次检测发现尿卟胆原和尿粪卟啉定性强阳性。同时检测发现患者外祖母、母亲和妹妹尿粪卟啉定性阳性。鉴于患者的临床表现、家族史，以及尿卟胆原和尿粪卟啉定性强阳性，考虑可能为急性肝卟啉病。基因检测发现胆色素原脱氨酶（PBGD）的基因突变，最后确诊为急性肝卟啉病。那么急性肝卟啉病具体该怎么治疗？医生告诉小芳她可以进行基因治疗。随着科学技术的快速发展，目前很多疑难重症肝病的治疗都可能获得具有突破性治疗效果的手段，比如基因治疗和干细胞治疗就是创新疗法的新方向。下面借这个案例，给大家科普一些关于基因治疗和细胞治疗的知识。

一、基因治疗

（一）什么是基因治疗？

小芳患的这个急性肝卟啉病，就是一种基因病，系遗传性血红蛋白合成障碍性疾病。该病的发病机制是在卟啉代谢过程中缺乏相应的酶。一旦患者在接触某些诱发因素后可致该病的急性发作。该病既往的治疗策略主要就是对症治疗和补充胆红素等，但治疗效果均不理想。幸运的是，目前急性肝卟啉病的基因治疗取得极大的进展。2019年11月在美国上市了一款名为Givosiran的基因药物，专门针对急性肝卟啉病。Givosiran是一种双链小干扰RNA，它通过RNA干扰引起肝细胞中关键酶5-氨基乙酰丙酸合酶1（ALAS1）的水平降低，从而使神经毒性中间体5-氨基酮戊酸（ALA）和卟胆原（PBG）的循环水平降低来治疗急性肝卟啉病。临床研究显示Givosiran使患者复合卟啉病的年发生率降低了74%。因此，基因治疗药物Givosiran为急性肝卟啉病患者的治疗带来了福音。

在急性肝卟啉病中我们看到了基因治疗发挥着重要的作用，那究竟什么是基因治疗呢？基因治疗是指通过基因工程技术将外源的、正常的目标基因导入靶细胞内，以纠正或补偿基因异常导致的疾病，以达到治疗疾病的目的。基因是控制生物性状的基本遗传单位，大多数疾病是由基因和环境因素相互影响而产生的，通过基因治疗可以从本质上治愈或缓解多种疾病。

传统的基因治疗药物主要包括基于DNA的药物和基于RNA的药物两大类。DNA药物主要包括体外基因治疗药物（主要采集患者细胞，经体外基因编辑后回输治疗）、基于病毒载体的体内基因治疗药物和裸质粒药物等；RNA药物主要包括反义寡核苷酸、RNA干扰、RNA激活、mRNA和RNA编辑等。不包括DNA疫苗和mRNA疫苗。

目前全球有40余款基因治疗药物获批上市，适应证主要有前体B细胞急性淋巴细胞白血病、复发或难治性弥漫大B细胞淋巴瘤、黑色素瘤、家族性脂蛋白脂酶缺乏症、脊髓性肌萎缩、血友病A、杜氏肌营养不良、家族性高胆固醇血症和Ⅰ型原发性高草酸尿症等。

（二）基因治疗在肝脏疾病治疗中的进展

令人遗憾的是目前在肝脏疾病中，仅有急性肝卟啉病有上市的基因治疗药物，还有许多其他遗传代谢性肝病，如肝豆状核变性、遗传性血色病、糖原贮积病、α_1-抗胰蛋白酶缺乏症、遗传性高胆红素血症和遗传性胆汁淤积症等疾病的基因治疗还处于研究探索状态，针对这些由特定基因表达异常导致的肝脏疾病，基因治疗有其独特的治疗优势。在《新英格兰医学杂志》上曾发表一项关于遗传性高胆红素血症中克里格勒-纳贾尔综合征的基因治疗2期临床研究，该研究采用的药物是将尿苷二磷酸葡萄糖醛酸转移酶1A1基因加载到腺相关病毒8载体中，通过静脉注射的途径给药。研究结果显示，该药恢复了患者尿苷二磷酸葡萄糖醛酸转移酶1A1基因的表达，使平均的胆红素水平从351 μmol/L降至149 μmol/L。此外在治疗的安全性方面，该研究未报告严重不良事件。期待该药后期3期临床研究的开展，为遗传性高胆红素血症带来新的治疗手段。

（三）基因治疗目前存在的问题和展望

目前基因治疗获批的上市药物中，大部分用于罕见病的治疗，这间接导致了基因治疗药物高昂的费用。例如急性肝卟啉病的基因治疗药物Givosiran，治疗一年的费用将近50万美元，如此高昂的费用极大地削弱了药品的可及性，即使其拥有再好的疗效绝大部分患者也无法使用。同时，当下基因治疗主要针对致病机制明确的单基因疾病，对于多基因疾病及其他发病机制复杂的疾病的治疗还有很长的路要走。

此外，基因治疗的安全性问题也备受关注。基因治疗在调控基因表达的过程中，对目的基因的编辑可能会出现错误编辑及脱靶，进而加重疾病或者诱发新的疾病。基因治疗通常还需要使用基因转移载体，常用的载体有腺相关病毒、逆转录病毒和慢病毒等，这些外源载体的使用有诱发机体的免疫反应、诱导突变和致癌的潜在风险。总体而言，基因治疗目前还正处于起步阶段，距离广泛临床应用还有较长的路程。

二、细胞治疗

（一）什么是细胞治疗？

细胞治疗被认为是21世纪的一场医学革命，已成为全球生命科学前沿重要的研究领域之一。近年来细胞治疗在各种疾病的治疗中取得了显著的效果，目前全球已经有30余种细胞治疗产品被批准上市。

细胞治疗是把活细胞输注到患者体内，通过调节、替换或清除异常的细胞，实现组织的再生和修复，或者调节免疫治疗疾病的一种新方式。它主要包括免疫细胞治疗和干细胞治疗两大类。免疫细胞产品主要应用于肿瘤性疾病的治疗，包括嵌合抗原受体T细胞免疫治疗（CAR-T）、细胞因子诱导的杀伤细胞（CIK）和树突状细胞（DC）等。干细胞治疗作为一种创新的医疗手段，在近年显示出了对多种疾病的治疗潜力。干细胞治疗指的是从患者体内提取干细胞（同体干细胞）或使用他体干细胞（同种异体干细胞），在实验室条件下进行培养，然后通过特定的移植技术将其回输到患者体内，以此修复功能丧失的细胞和组织，从而促使其再生，改善症状的一种医疗干预。这一技术的发展，不仅开拓了医学研究的新领域，也为患者带来了新的希望。干细胞目前有治疗适应证的病种包括急性心肌梗死、

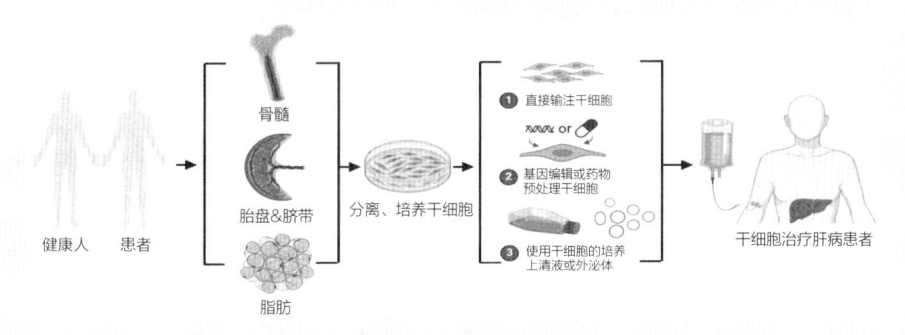

干细胞治疗主要流程

克罗恩病合并复杂肛瘘、急性移植物抗宿主病和退行性骨关节炎等。尽管干细胞疗法尚未被正式批准用于肝脏疾病的治疗，但其在治疗终末期肝病上具有良好的临床应用前景。

（二）干细胞分类及特点

干细胞是一类种类多样，具有自我复制更新、高度增殖和多向分化潜能的细胞。目前已经有多种干细胞被应用于肝脏疾病的治疗研究中，主要有间充质干细胞、胚胎干细胞、诱导多能干细胞、造血干细胞、肝干细胞等。其中间充质干细胞因为具有来源广泛、易获取、无伦理限制等优点，是目前研究最多且最具有临床应用前景的干细胞类型。

间充质干细胞具有多向分化和自我更新的能力，已经被证实了可以分化为脂肪细胞、骨细胞、软骨细胞等。此外，间充质干细胞还具有抗炎、抗细胞凋亡、免疫调节、促进血管生成、促进组织修复和分泌生长因子等作用。值得注意的是间充质干细胞也有很多分类，主要是根据分离的组织来源进行划分的，比如脐带间充质干细胞、骨髓间充质干细胞、脂肪间充质干细胞、胎盘间充质干细胞等。不同来源的间充质干细胞在增殖能力、细胞因子分泌及分化能力等方面都是有差异的。

（三）干细胞在肝脏疾病治疗中的应用特点

比较不同组织来源的间充质干细胞治疗肝衰竭的研究发现，脐带、骨髓和脂肪来源的间充质干细胞具有相似的治疗效果。在移植时，可选择自体来源或者异体来源的间充质干细胞。对于肝衰竭患者，疾病进展迅速，自体来源的间充质干细胞培养周期较长，可能不大适用；而异体来源的间充质干细胞虽存在免疫排斥，但排斥反应较小，反而更适合用于肝衰竭患者的治疗。在移植途径的选择上，最主要的途径还是从外周静脉输注，因为操作简单、风险小。其他的移植途径有从门静脉、肝动脉输注或者直接肝脏注射，这些移植途径操作难度较大，而且目前也没有研究表明不同移植途径会带来明显不同的疗效。在移植的细胞剂量方面，不同研究间差异较大，有的研究是直接移植某一固定量的细胞，还有的研究根据每千克体重匹配相应剂量的细胞，总的来说移植的细胞量在 1×10^8 个左右。

从目前间充质干细胞治疗肝脏疾病的临床研究来看，间充质干细胞治疗的安全性高，不良反应很少，最常见的不良反应为发热。在肝脏疾病相关的干细胞治疗临床试验中，慢性乙肝、肝硬化和肝衰竭是最主要的研究病种，此外针对脂肪肝、自身免疫性肝病和遗传代谢性肝病也有相关研究报道。虽然在肝脏疾病的治疗上还没有正式获批使用的干细胞，但在其他疾病适应证上，如克罗恩病、骨关节炎和移植物抗宿主病，干细胞已经成为商品化的治疗制剂获批上市，因此，干细胞在肝脏疾病的治疗中也具有极大的潜力转化为上市药品。目前我国已经有很多家医院具备开展干细胞临床研究的资质，同时有许多针对不同肝脏疾病的临床研究还在招募受试者，有干细胞治疗需求的肝病患者可以加入到相应的研究队列中。

（四）干细胞治疗目前存在的问题和展望

干细胞具有许多特性，包括免疫调节，分化为肝细胞样细胞和修复受损组织，这些都有助于治疗肝脏疾病。在规范干细胞治疗肝脏疾病的过程中仍有许多问题需要解决，包括确定干细胞移植的最佳时间、剂量和途径；提高干细胞在肝脏中的定植率和存活率及干细胞移植的安全性。许多研究表明干细胞能有效治疗多种肝脏疾病，但目前以临床前研究居多，临床研究较少，因此当下最主要的问题是缺乏干细胞治疗肝脏疾病的3期临床研究，只有3期临床研究获得阳性结果，干细胞治疗产品才可能获批肝脏疾病的适应证。因此，虽然干细胞在治疗肝脏疾病方面具有巨大的潜力，但在临床应用之前仍然面临着许多挑战。

总结

基因治疗在肝脏疾病上的应用主要是针对遗传代谢性肝脏疾病，但目前仅急性肝卟啉病有相应的上市药物。在常见的肝脏疾病如病毒性肝炎、肝纤维化、肝硬化、肝衰竭及肝癌的治疗上目前没有上市的基因治疗方法，治疗上还是以去除病因和对症支持为主。肝脏疾病患者应到正规医院及时就诊，不要听信各种偏方和特效药的传言，以免加重病情，延误最佳治疗时机。

在细胞治疗方面，肝硬化和肝衰竭是干细胞治疗研究报道较多的肝脏疾病，研究结果多提示干细胞治疗可以改善肝硬化和肝衰竭。但由于缺乏统一的干细胞治疗标准，所以不同机构及不同患者间的疗效具有较大差异，因此后续建立干细胞治疗标准化流程具有重要意义。总的来说，干细胞在治疗肝硬化和肝衰竭等肝病方面前景可期。

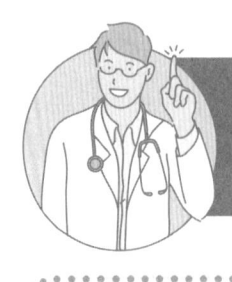

教你选择合适的科室和医生

周奶奶是一名慢性乙肝患者，多年来身子骨还算硬朗，但最近总感觉肝脏的位置不舒服，吃饭也厌油，甚至想吐，于是想去医院做个全面检查。周奶奶来到了医院才发现挂号是个大难题，科室列表里面没有肝病科，那她该挂哪个科室的号呢？几番打听后，周奶奶才了解到，其实跟肝病相关的科室除了感染科和传染科，还有消化内科、肝胆外科等科室。

生病要去医院，可是从社区卫生服务中心到大型三甲医院，到底去哪一个？医院里科室分类复杂，到底该挂哪个科、哪个医生？临床上不免会遇到挂3~4个科室的号才能确诊的病例，这可能使患者浪费了大量的时间和金钱，走了很长的弯路。接下来就让我们一起来了解因肝脏疾病就诊时如何选择合适的科室和医生。

一、感染性肝病

（一）来去匆匆的急性肝炎

小李2天前出现了发热、腹痛、恶心等症状，今天早晨感觉浑身无力，上厕所时发现尿的颜色比之前深了许多，像是一杯浓茶，一照镜子，更是被吓了一跳，巩膜和皮肤也变黄了。这个时候小李该去哪个科看病呢？答案就是传染科或感染科门诊。小李最近出现的这些症状都指向典型的急性黄疸型肝炎。原来1周前小李和朋友们在卫生条件堪忧的路边摊吃了顿烧烤，感染了甲型或戊型肝炎病毒。除了病毒感染，细菌或者寄生虫感染也会引起上述症状，应及时于传染科或感染科门诊就诊。

甲肝和戊肝起病较急，感染前期常有发热、寒战、腹痛、恶心等症状，继而出现明显厌食、乏力、尿色加深如浓茶、皮肤和巩膜黄染等。当黄疸出现3~5天，上述症状开始逐渐缓解。此时进行病原血清学检查，如果IgM抗体阳性，则提示现在正处于感染期；若IgG抗体阳性，则提示既往有过感染，或处于本次感染的恢复阶段。这两型肝炎均为粪-口传播，且患者会通过粪便排出病毒，因此必须住院，进行隔离治疗，防止传染给他人。当然，与患者密切接触的儿童及其他的易感者应该及时于社区卫生服务中心接种疫苗。

(二) 隐藏起来的慢性肝炎

与急性肝炎相比，大多数慢性肝炎患者症状轻微，导致早期就诊率较低，但是病毒却在体内不断复制，病情持续进展演变，最终可能会导致肝硬化甚至肝癌。因此，当乙肝两对半结果提示有异常时，必须定期到传染科或肝病门诊随访，每3~6个月复查血常规、肝生化指标、HBV-DNA定量、乙肝两对半等，每6个月复查腹部超声及血清甲胎蛋白，必要时做腹部增强CT或MRI。并应在门诊医生的指导下，适时启动规范的抗病毒治疗，绝大多数慢性乙肝患者是可以达到正常人预期寿命的。患者千万不要抱有侥幸心理，也不能只用中药调理而忽略了抗病毒治疗，更不能滥用补药、偏方等，以免增加肝脏负担，甚至引起药物性肝损伤。"肝炎、肝硬化、肝癌"的肝病"三部曲"不是危言耸听，定期体检、早期发现、及时遏制乙肝病毒的肆虐和蔓延，才能最大限度地保护自己、家人及朋友的健康。

(三) 细菌性肝脓肿

细菌性肝脓肿是消化系统严重的感染性病变，病情发展快，危害大，主要表现为寒战、高热，部分患者可有肝区疼痛，其他常见的症状还有恶心、呕吐、厌食、乏力、体重减轻等。也有部分肝脓肿患者仅表现为发热，很容易被误诊为其他常见的感染性疾病。那么肝脓肿的高发人群有哪些呢？主要包括糖尿病患者、有肝胆或胰腺基础疾病者、曾经做过消化系统手术者、免疫功能低下者、平常身体状况不好的老年人和儿童，一旦发现有上述症状，需要及时到感染科诊治。

(四) 寄生虫感染性肝病

寄生虫感染性肝病是寄生虫寄生在肝脏及胆道系统引起相应器官感染的疾病。常见的症状是肝区疼痛及肝脏肿大，有些患者会出现发热及消化道症状如腹胀、食欲下降、腹泻等不适。常见的寄生虫病包括包虫病、肝吸虫病、疟疾、阿米巴性肝脓肿、胆道蛔虫病、弓形虫病、黑热病、血吸虫病、鞭毛虫病、肝片吸虫病、并殖吸虫病等。当人们在享用"鱼生""生食牛肉""醉虾""醉蟹"后，如果出现了上述症状，应及时于感染科门诊就诊。

二、肝脏肿瘤性疾病

(一) 如何区分肝囊肿、肝血管瘤

一位朋友在健康体检时，超声提示肝上长了1个囊肿或肝血管瘤，可把他吓坏了，还以为是长了肿瘤。那么，这两类疾病究竟是什么呢？

肝囊肿的实质就是肝脏里面长了个小"水疱"，大多数为先天性原因所致，这个"水疱"可大可小，可能是单个也可能是多个。绝大多数患者囊肿较小且无症状，可选择半年到一年复查一次腹部超声，并于肝脏外科、消化内科或肝病门诊随访。然而，对于囊肿较大、压迫症状较明显的患者，如出现食欲减退、恶心、呕吐、腹部包块、腹痛及皮肤、巩膜黄染等，则需至肝脏外科门诊评估是否行引流或手术切除。

冯师傅在5年前查出肝脏有个2 cm大小的血管瘤，医生说问题不大，定期随访就行。可由于工作太忙，冯师傅渐渐忘记了这回事儿。没想到5年过去了，这个血管瘤居然长到了9 cm大小。冯师傅很忧愁，心想这可怎么办？肝血管瘤是一种血管的先天性畸形，是肝脏最为常见的良性肿瘤。较小的（直径<5 cm）、无症状的肝血管瘤无须治疗，可定期于肝脏外科、消化科、肝病科门诊随访，每6~12个月复查腹部超声以观察其动态变化。但对于瘤体较大或有症状者，以及在短时间内明显增大者，可定期复查血常规、肝功能、肝脏MRI，并于肝脏外科门诊评估治疗，外科目前可采取的治疗方法较多，如消融治疗、手术切除及肝动脉介入栓塞术等。

（二）"沉默的杀手"——肝癌

肝癌被称为"癌中之王"，是我国常见的恶性肿瘤之一。肝癌往往在发现症状时就已到了晚期。让人不禁唏嘘：肝癌真的那么防不胜防吗？

肝癌起病隐匿，早期可以没有任何症状，随着疾病进展到中、晚期才会出现明显症状，如肝区疼痛、食欲下降、消瘦、乏力、皮肤和巩膜黄染、腹胀等。但面对肝癌我们不能坐以待毙，良好的预防措施及早期诊断不仅能帮助我们防患于未然，还能帮助肝癌患者得到及时的干预，争取更好的预后。对于有肝癌高危因素的患者，如有肝癌家族史、食用过黄曲霉毒素污染的食物，有感染嗜肝病毒（乙肝病毒、丙肝病毒）、血吸虫、长期酗酒（酒精性肝病）、营养过剩（非酒精性脂肪肝）、肝内胆管结石、自身免疫、遗传、药物等原因导致的慢性肝炎、肝硬化的人群，应至少每半年复查一次肝功能、血清甲胎蛋白、异常凝血酶原及腹部超声，并于肝病科或肝脏外科门诊随诊。

如果发现了早期肝癌，那首选的治疗方案就是于肝脏外科评估后进行手术切除治疗。如果不幸肿瘤发现时机太晚，可于肝脏外科、消化介入科、肿瘤内科或者放疗科门诊就诊，根据疾病进展情况及患者自身条件来综合决策个体化的治疗方案，如姑息手术、射频消融、肝移植、放疗、化疗、生物治疗等治疗方法。目前，有些大型三甲教学医院开展了面向肝癌的多学科诊疗模式，特别是针对疑难复杂病例的诊治，从而避免了单学科治疗的局限性，既促进了学科交流，也提高了整体疗效。

或许有患者不愿接受精神、心理治疗，但不得不提的是，如果不幸罹患肝癌，导致患者出现了抑郁、意志消沉等负面情绪或希望寻找心理支持，精神、心理科医生应时刻准备着为患者提供精神支柱。患者不应有病耻感并抗拒精神、心理科医生，因为任何人都需要精神和心灵的支撑，精神、心理科医生只想竭尽所能帮助自己的患者。对于肿瘤晚期患者，姑息治疗科有能力改善患者的生活质量。别误解，"姑息治疗"可不是放弃治疗，人们对它有一个特别的称呼——临终关怀。姑息治疗秉承的原则是维护生命，把濒死当作正常过程，不加速也不拖延死亡，减轻患者的疼痛和其他痛苦症状，为患者提供身体上、心理上、社会上和精神上的支持直到去世，在患者病重及去世期间为家属提供抚慰和其他帮助。

三、自身免疫性肝病

30岁的阿苇几年前因为口干、眼干确诊了干燥综合征，至今一直服用激素改善症状。可是，近1个月，她的身体又出现了异状，全身瘙痒、皮肤和巩膜变黄、关节酸痛、皮疹等多种症状让阿苇无所适从。针对阿苇的发病特点（中年女性，合并自身免疫性疾病，有肝内及肝外等多系统症状），我们可以初步诊断其为自身免疫性肝病，她应该至肝病门诊、消化内科门诊或者风湿免疫科门诊就诊，全面评估疾病的活动程度来考虑是否加用免疫抑制治疗。

在临床工作中，医生常常遇到一些病因不明、肝功能反复异常的肝病患者，完善检查排除了细菌、病毒、药物、酒精、寄生虫、代谢等因素造成的肝脏损害后，仍不能明确诊断，此时也应该高度警惕自身免疫性肝病。该病对年龄在15~40岁的年轻女性"情有独钟"且善于伪装，其他器官也饱受牵连、难逃厄运，但是通过早期诊断，及时治疗，定期复查肝功能、血常规、免疫球蛋白、凝血功能、血清甲胎蛋白及腹部超声等，大多数自身免疫性肝病患者可获得与同龄健康人群相似的预期寿命。

四、脂肪性肝病

现代化的工作环境，多坐少动的生活方式，高脂肪、高热量的膳食结构，以及经常熬夜、滥用酒精等因素导致很多人在健康体检时发现脂肪肝。

脂肪肝患者多无自觉症状，有些患者会出现轻微的食欲减退、恶心、乏力、肝区疼痛及右上腹胀满感等非特异性症状，容易被大家忽视。这部分患者大多伴有肥胖、2型糖尿病及高脂血症等我们所谓的"富人病"。其实，对于轻度的脂肪肝，大部分患者只需要进行饮食的调理及改变自己的生活方式，使体重、血脂、血糖维持在正常范围内，肝酶异常及肝脂肪变性就可以得到很好的逆转。但是，对于中、重度脂肪肝患者，就要去内分泌科、消化内科或者肝病门诊配合药物治疗了，医生会针对病因或对症加用降糖药、降脂药或保肝药，患者应定期复查肝功能、血糖、血脂及肝脏影像学检查。

五、药物性肝病

正处于青春期的小胖因为自己的身材不够苗条十分自卑，一个偶然的机会，她买到了据说有"奇效"的减肥药。由于减肥心切，小胖开始悄悄增加每日的剂量，结果不到1个月，体重没减下来，反倒是出现了皮肤、巩膜变黄及皮肤瘙痒等症状。小胖这时候应该立即停药，并到消化内科或者肝病门诊就诊。其实，不仅仅是减肥药，目前各种"养生秘籍"让人眼花缭乱，市面上有各式各样的保健品、膳食补充剂及中药等供大家自由选择，如果消费者在没有专业人士的指导下买到假药或者未遵医嘱用药，极有可能导致药物性肝病。

所谓"是药三分毒"，即是说任何药物，无论是保健品、中成药还是西药，都会有它的副作用。而且每个人对药物的反应性也不一样，有的人吃了没事，有的人吃了就会有肝损伤。大家也不必"谈药色变"，生怕吃了药就会"伤肝"，老年朋友们更是大可不必将所有药物拒之门外。药物仍是治病的关键手段，该服用时即遵医嘱服药，不要因为担心药物副作用拒绝服药而加重病情。大家都应做到不乱用药，能不用的药物尽量不用，必须用的药物要阅读说明书并遵医嘱服药。患者在使用一种可能伤肝的新药物时，建议于消化内科或肝病门诊定期检查肝生化指标，或在开具药物的专科医生指导下进行相关指标监测，让药物性肝病这个隐藏的"定时炸弹"无处可藏。

六、肝内胆管结石

肝内胆管结石，顾名思义是指位于肝内胆管的结石，在我国是肝脏外科的常见疾病。肝内胆管结石可分布于肝内胆管系统的各个区域，常常与肝外胆管结石同时存在。这类患者通常有长期的胆道结石病史，上腹部有经常性的疼痛不适，有些患者的疼痛甚至放射至背部、肩部。当胆管炎急性发作时，最明显的症状就是上腹部疼痛，可能为典型胆绞痛或持续性胀痛，还可伴有寒战，发热，全身皮肤、巩膜黄染等。

因此，养成良好的体检习惯十分重要，腹部超声或CT都能及时发现早期肝内胆管结石。如果出现了上述症状，应及时于肝脏外科或消化内科就诊，并通过腹腔镜、胆道镜下手术或消化内镜介入手术取出结石。很多人觉得手术完就万事大吉了，那可不一定。由于结石复发率较高，术后仍需定期随访复查，早期发现和处理复发结石。

七、遗传代谢性肝病

遗传代谢性肝病是基因突变导致的肝脏代谢功能异常的一大类疾病。大多数宝宝因同时遗传到来自父母双方的突变基因而患病。简单来讲，就是父母双方各自携带一个致病基因，而这两个基因恰好都遗传给宝宝才会导致疾病发生。这也是为什么爸爸妈妈看起来都是正常的，而宝宝却会患病的原因。

致病基因之所以引起疾病，是因为这些基因影响到人体内的物质代谢。人体内的营养素，糖、脂肪、蛋白质及微量元素等在肠道初步消化吸收后被送到肝脏，在肝脏里完成合成、分解及能量代谢。当基因突变，影响这些物质代谢时，就会造成人体无法正常处理葡萄糖、脂肪酸、铜、铁等营养素。这样既会导致我们缺乏所需要的营养素，又使原本必需的营养素无法被运送到其他部位，过量堆积在肝脏中，引起一系列毒性反应。常见的症状有黄疸、发育迟缓、喂养困难、不明原因肝功能异常等。这类疾病不仅累及肝脏，还会累及全身其他器官，如肝豆状核变性，过量的铜会沉积在脑组织，引起神经系统病变。因此，如果出现了不明原因的肝功能异常或肝硬化，应及时于肝病科、消化科、肝脏外科就诊；若累及其他器官，还应该于相应科室如神经内科、眼科就诊。同时还需要注意一点，有的遗传代谢性肝病是幼年发病，有的则是成年后发病，年龄≤14岁的患者应挂儿科，年龄>14岁的患者应挂成人科室。

八、终末期肝病

老张是慢性病毒性肝炎10余年的患者，近期感乏力不适，食欲下降，他的邻居王大爷本月因肝硬化并发肝癌去世，老张回想自己多年患肝炎却未曾进行正规诊治，急忙赶往医院肝病门诊就诊。完善相关检验及肝脏瞬时弹力成像后老张被诊断为肝硬化。许多患者都谈"肝硬化"色变，殊不知，肝硬化分为代偿期和失代偿期。

代偿期肝硬化起病较隐匿，在较长一段时间内患者可能无任何感觉或不适。即使有症状，也很轻微且没有特异性，如乏力、食欲减退、腹胀等，极易被忽视。这类患者往往有病毒性肝炎、脂肪肝、自身免疫性肝病等慢性肝病史，需定期到肝病科或肝脏外科、消化内科门诊就诊，进行抗肝炎病毒治疗或针对其他病因治疗，接受定期复查。

失代偿期肝硬化患者症状较明显，如消化吸收不良，营养不良，皮肤、巩膜黄染，出血和贫血，男性乳房发育，面色灰暗或黝黑（肝病面容），手掌不均匀的充血发红（肝掌），脾脏肿大等。若该类患者病情平稳，可定期于消化内科或肝病门诊、传染科就诊；若患者想要获取量身定制的营养补充剂或营养食谱，当然要去营养科门诊；肝硬化患者还需要适量运动来提高身体素质，除了找肝病门诊医生评估病情的严重程度，还推荐患者可以到康复科门诊就诊，获得专业、科学、安全的个性化运动方案及指导；若患者突然出现大量呕血或柏油样大便，或者发热、腹痛、腹胀、腹水迅速增长，或者精神错乱、行为异常、嗜睡、昏迷等，应紧急送至急诊科对症处理。

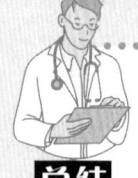

总结

古语云："闻道有先后，术业有专攻。"随着医学技术的不断发展，综合性医院已告别以前简单的内科、外科分类，临床专业划分越来越精细，那肝病患者应如何选择相应的科室呢？首先，传染性（如病毒性肝炎）和感染性肝病（如肝脓肿）首选传染科、感染科，部分医院可选肝病科、消化科；脂肪性肝病、自身免疫性肝病（如原发性胆汁性胆管炎）及遗传代谢性肝病（如肝豆状核变性、遗传性高胆红素血症）和药物性肝病（如药物性肝炎），多以内科治疗为主，就诊科室以肝病科、消化科为主；而对于终末期肝病（如失代偿期肝硬化）和肝脏肿瘤性疾病（如原发性肝癌），往往需要内、外科协作，涉及消化科、肝病科、肝脏外科和肿瘤科等。其他涉及的科室有营养科、精神科、心理科、康复科和姑息治疗科等。最后，肝脏疾病可急可缓，若急性起病，一般状况差者或者在出现严重并发症，如消化道出血、肝性脑病时，就近急诊科就诊。不同医院对科室的设置略有不同，若患者难以判断，可至医院的导诊台或向医生咨询。

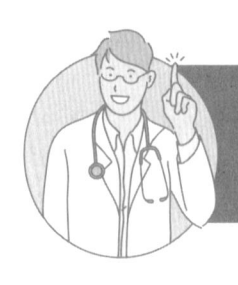

哪些肝脏疾病能通过疫苗预防？快来了解

老王是位"酒仙"，虽然知道喝酒伤肝，但总想为自己喝酒找点借口。一天，他在电视上看到世界卫生组织提出到2030年消除病毒性肝炎作为公共卫生危害的报道，还听说打了疫苗就不得肝炎，便到处打听去哪儿打疫苗可以不得肝炎，这样以后喝酒也不怕得肝炎了。老王这"酒"醉得可真不一般，看来需要科普一下来"解酒"。

一、疫苗能预防哪些肝脏疾病

肝脏疾病是指各种原因导致肝脏受损的一类疾病，包括病毒性肝炎、酒精性肝病、脂肪性肝病、自身免疫性肝病、药物性肝病、遗传代谢性肝病、肝脏肿瘤性疾病等。病毒性肝炎只是肝脏疾病中的一部分，也就是常说的甲肝、乙肝、丙肝、丁肝、戊肝五种病毒性肝炎。病毒性肝炎具有传染性，重在预防，而最有效的预防措施就是接种疫苗。目前，甲肝、乙肝、戊肝都有疫苗可以预防，接种后可以产生长期免疫保护。但是，丙肝和丁肝目前还没有相应的疫苗。而药物性肝病、脂肪性肝病、酒精性肝病、自身免疫性肝病及遗传代谢性肝病等肝脏疾病的正确治疗方式是针对病因治疗，中医上说的"治病求本"就是这个道理。当然，这些肝病是不能用疫苗来预防的。

回到开头的案例，喝酒导致的肝炎和病毒性肝炎完全不是一回事。病毒性肝炎是非自愿患上的（被动感染），需要积极预防。世界卫生组织确实提出了到2030年消除病毒性肝炎作为公共卫生危害的计划，针对的就是甲、乙、丙、丁、戊型病毒性肝炎，肝炎疫苗也主要用于预防病毒性肝炎。而酒精性肝炎是因主动饮酒而患上的，想要喝酒不伤肝，唯有戒酒。

二、疫苗接种预防病毒性肝炎的原理

当细菌或病毒侵入人体时，身体就会产生一种抵抗这种细菌或病毒的物质，这种物质叫作抗体。针对不同的细菌或病毒会产生不同的抗体，称为特异性抗体。在病愈后,这种特异性抗体仍然存留在体内,如再有相应的细菌或病毒侵入体内,这种特异性抗体就能保护身体不受这些细菌或病毒的伤害。预防接种就是人为地将经减毒或灭活等工艺处理的少量细菌或病毒及其代谢产物接种给人,使机体产生特异性抗体或细胞免疫反应,从而产生针对该种病原体的抵抗能力。这是一种安全、有效并且经济的预防策略。以下是具体的预防原理。

(一)病毒性肝炎疫苗的制作和分类

病毒性肝炎疫苗主要包括甲肝疫苗、乙肝疫苗和戊肝疫苗。这些疫苗根据生产工艺的不同,可以分为减毒活疫苗和灭活疫苗。减毒活疫苗是由经处理后毒性减弱但免疫原性保留的活病毒制成,接种后会在体内模拟1次感染过程,但毒力很弱,一般不会导致发病,免疫效果强而持久。灭活疫苗,俗称"死疫苗",是选用免疫性好的病毒进行人工培养、灭活、纯化后制成的疫苗,接种后刺激机体产生特异性免疫反应。

(二)疫苗接种后的免疫反应分类

疫苗进入人体会刺激免疫系统产生相应的免疫反应,主要包括2种类型:细胞免疫和体液免疫。细胞免疫主要是通过T细胞激活免疫细胞,攻击被病毒感染的细胞;体液免疫则是通过产生抗体,中和病毒的活性,阻止病毒的进一步扩散。灭活疫苗使受种者产生以体液免疫为主的免疫反应,减毒活疫苗诱导产生体液免疫和细胞免疫两种免疫反应,使机体获得较广泛的免疫保护。

(三)免疫记忆的形成

一旦免疫系统首次识别并成功产生特异性抗体,就会制造产生抗体的记忆细胞,即形成了免疫记忆。当宿主再次接触同一种病原体,记忆细胞可以在短时间内迅速增殖并产生大量抗体,而且抗体反应会比第一次更快、更有效,能够迅速识别并清除病原体,避免疾病的发生。

(四)疫苗接种后的免疫保护

当人体完成疫苗接种后,针对病毒的特异性抗体可以在体内存留多年,提供长期的免疫保护。因此,通过疫苗接种,可以有效地预防病毒性肝炎的发生。

三、甲肝疫苗接种

(一)甲肝疫苗有哪些?

甲肝疫苗主要分为两大类,一是甲肝灭活疫苗;二是甲肝减毒活疫苗。减毒活疫苗按照保存时间的长短及保存条件的不同，分为冻干减毒活疫苗和普通减毒活疫苗。因为不同制备工艺及疫苗成效的特点，甲肝减毒活疫苗与灭活疫苗在安全性及免疫原性上具有一定的差异，其主要差异在于灭活疫苗具备较高的安全性和稳定性，而减毒活疫苗反应更迅速，免疫原性更强。

（二）哪些人群需要接种甲肝疫苗？

甲肝疫苗接种适用于1岁以上的甲肝易感者。幼儿开始接种时间要保证满1岁，成人没有具体年龄限制。不适合接种疫苗的人群有：对疫苗所含任何成分过敏者，患有急性疾病、严重慢性疾病或处于慢性疾病急性发作期和发热者，妊娠期妇女，患未控制的癫痫或其他进行性神经系统疾病者。此外，对于免疫功能低下人群，包括HIV感染者、接受造血干细胞移植者、实体器官移植者、长期接受免疫抑制治疗者、长期血液透析者等，禁止接种减毒活疫苗。

（三）甲肝疫苗如何接种？

不同类型的疫苗，接种程序不同。

减毒活疫苗接种1次即可，剂量为每人在1 mL以内，具体剂量可根据接种对象的实际情况调整。接种部位为手臂上端外侧三角肌，皮下注射。

灭活疫苗接种程序为接种2剂，至少间隔6个月。接种部位为手臂上端外侧三角肌，肌内注射。对于18岁以内的接种人员，剂量为0.5 mL；对于18岁及以上接种对象，剂量均为1 mL。灭活疫苗安全性和稳定性好，对于体质比较虚弱或者本身有疾病的人群，建议接种灭活疫苗。

以上是甲肝疫苗的常规接种程序，具体接种时间和剂次可能因地区和疫苗品牌而有所不同，建议遵循当地卫生部门或医生的指导进行接种。

（四）接种甲肝疫苗后保护期有多长？

甲肝疫苗的保护期通常为5~10年，但也有研究显示，接种甲肝疫苗后抗体可以持续更长时间，甚至长达20年或更久。然而，保护期的具体时间可能因个体差异而有所不同，建议在接种甲肝疫苗后定期进行抗体检测，以确保免疫效果。

四、乙肝疫苗接种

（一）乙肝疫苗有哪些？

乙肝疫苗主要有重组酵母乙肝疫苗和重组CHO细胞（中华仓鼠卵巢细胞）乙肝疫苗，两种疫苗在完成接种程序后均可以发挥免疫作用，不存在哪种更好的说法，建议根据实际情况选择适合的疫苗完成接种。

（二）哪些人群需要接种乙肝疫苗？

理论上来说，只要未感染或未接触过乙肝病毒的人群都应该接种乙肝疫苗，并且越早接种越好。未感染乙肝病毒的妇女在妊娠期间接种乙肝疫苗是安全的。成人在接种乙肝疫苗前，需要进行"乙肝五项"和肝功能的检测以了解受检者是否感染了乙肝病毒，以及感染的具体情况。根据检测结果可以判断出以下几种情况。

（1）如果乙肝病毒表面抗原阳性，提示有乙肝病毒感染，乙肝疫苗接种无效，需要在医生指导下进一步检查和治疗。

（2）如果乙肝病毒表面抗原阴性，而乙肝病毒表面抗体阳性，说明已经产生了保护性抗体，可以不用接种乙肝疫苗或视抗体多少决定是否需要加强免疫。

（3）如果乙肝病毒表面抗原和乙肝病毒表面抗体均阴性，说明体内无保护性抗体，需要接种乙肝疫苗。

（4）如果肝功能检测结果出现异常，可能意味着受检者的肝功能存在问题，在这种情况下需要在医生建议下进行进一步检查和治疗，并根据具体情况决定是否接种乙肝疫苗。

（三）乙肝疫苗如何接种？

乙肝疫苗接种的常规程序是第0、1、6个月各接种1剂乙肝疫苗，也就是共接种3剂乙肝疫苗。除按常规程序（0-1-6）接种外，加速疫苗接种程序（第0、1、2个月接种）也被证明是可行和有效的。

新生儿乙肝疫苗的接种剂量：不论母亲乙肝病毒表面抗原阳性与否，新生儿在出生后均需注射重组酵母乙肝疫苗，每剂次10 μg。

成人乙肝疫苗的接种剂量：对成人建议接种3剂20 μg重组酵母乙肝疫苗或20 μg重组CHO细胞乙肝疫苗。

免疫功能低下或无应答者，应增加疫苗的接种剂量（如60 μg）或剂次。

常规程序（0-1-6）接种无应答者：可再接种1剂60 μg或按常规程序（0-1-6）再接种3剂20 μg乙肝疫苗，并于完成第2次接种程序后1～2个月时检测乙肝病毒表面抗体；如仍无应答，可再接种1剂60 μg重组酵母乙肝疫苗。

（四）接种乙肝疫苗后保护期有多长？

乙肝疫苗接种后保护性抗体维持多久因个体差异不同而不同，我国发布的《慢性乙型肝炎防治指南（2019年版）》指出：接种乙肝疫苗后有抗体应答者的保护效果一般至少可持续30年。

96%的人群在接种3剂乙肝疫苗后会产生足够数量且稳定的保护性抗体，然而，值得注意的是，还有约4%的人群始终不产生保护性抗体，达不到预防乙肝病毒感染的目的。即使打了乙肝疫苗加强针，此类人群也仅有50%会产生保护性抗体。而且，乙肝病毒表面抗体的滴度会随着时间推移而减低，降低预防效果。因此，接种乙肝疫苗后不是万无一失，还要检测"乙肝五项"，看是否产生了保护性抗体，即乙肝病毒表面抗体。之后，需要定期复查，如果发现乙肝病毒表面抗体转阴了，需要再打一次加强针以保证预防效果。

五、戊肝疫苗接种

（一）戊肝疫苗有哪些？

迄今，全球范围内只有我国厦门大学和厦门万泰公司共同研发成功的"重组戊型肝炎疫苗（大肠埃希菌）"这一种。该疫苗是由基因工程大肠埃希菌中表达的戊肝病毒结构蛋白经纯化、复性并加铝佐剂混合后制成。在医学杂志《柳叶刀》上发表了该疫苗的3期临床试验结果，以有力的证据充分证明了该疫苗的安全性和有效性。该疫苗的研发成功对于预防戊肝具有重要意义，也是我国在疫苗研发领域的一项重要成果。

（二）哪些人群需要接种戊肝疫苗？

戊肝疫苗适用于16岁及以上易感人群。特别推荐用于戊肝病毒感染的重点高风险人群，包括畜牧养殖者、餐饮业人员、学生或部队官兵、育龄期妇女、疫区旅行者等。这些人群由于职业特性或生活习惯，更易接触到戊肝病毒，接种戊肝疫苗不仅能预防戊肝，还能降低重症病例的发生率，尤其对孕妇、老年人和慢性肝病患者等高危人群来说，接种戊肝疫苗更为关键。关于孕妇接种戊肝疫苗的数据有限，初步研究显示其在孕妇中安全性和有效性良好。慢性乙肝患者接种戊肝疫苗的安全性和免疫原性良好。目前，关于16岁以下人群和免疫抑制者使用戊肝疫苗后的免疫原性和效力尚缺乏数据。

（三）戊肝疫苗如何接种？

戊肝疫苗接种程序为0-1-6月3针程序，即接种第1针疫苗后，间隔1个月和6个月注射第2和第3针疫苗；每针剂量为30 μg/0.5 mL；接种部位为上臂三角肌，肌内注射。为了获得最佳保护效果，应按规定程序完成3针疫苗全程接种。

（四）戊肝疫苗的保护期有多长？

戊肝疫苗的保护期目前尚不完全清楚。数据显示，完成全程3针疫苗接种后19个月的保护率为100%，4.5年的保护率为93.3%。接种戊肝疫苗后抗体至少可以持久保护10年。

总结

疫苗接种是预防病毒性肝炎的重要手段之一，是一种安全、有效并且经济的预防策略，可以有效降低病毒性肝炎的患病率和疾病传播风险，对于保护公众健康具有重要意义。预防接种就是人为地将经减毒或灭活等工艺处理的少量细菌或病毒及其代谢产物接种给人，使机体产生特异性抗体或细胞免疫反应，从而产生针对该种病原体的抵抗能力。但不是所有的肝脏疾病都可以通过疫苗来预防，目前只有甲肝、乙肝和戊肝可通过接种疫苗来预防，丙肝和丁肝尚无疫苗可用于预防，需要通过治疗病毒感染者和阻断传播途径来预防。

参考文献

[1] SARGENT S.肝脏疾病诊疗和护理指南[M].牛俊奇，周豪，译.北京：人民卫生出版社，2016.

[2] 谢红燕，李冰，陈晓薇.实用肝脏疾病健康管理[M].广州：广东科技出版社，2019.

[3] 贾继东，任红.王宝恩肝脏病学[M].2版.北京：科学出版社，2022.

[4] 陈永平.肝脏疾病[M].北京：人民卫生出版社，2012.

[5] HASHIMOTO E，KWO P Y，SURIAWINATA A A，et al.肝脏疾病诊断精要[M].杨松，邢卉春，陈效友，译.北京：中国科学技术出版社，2023.

[6] 谢雯，段雪飞.首都医科大学附属北京地坛医院肝脏疾病合并感染病例精解[M].北京：科学技术文献出版社，2024.

[7] 王洪磊.肝脏疾病饮食营养一本通[M]. 天津：天津科学技术出版社，2022.

[8] 葛善飞，张文峰，向天新.肝脏疾病临床诊治红宝书[M].北京：化学工业出版社，2019.

[9] 劳伦斯·弗里德曼，保罗·马丁.肝病手册：原书第4版[M].牟劲松，王慧芬，吉程程，译.北京：科学出版社，2020.

[10] 段钟平，王建设.遗传代谢性肝病及病例解析[M].北京：科学出版社，2024.

[11] SANYAL A J，BOYER T D，LINDOR K D，et al.Zakim & Boyer肝脏病学：原书第7版[M].陆荫英，张宁，译.北京：中国科学技术出版社，2020.

[12] 李兰娟.传染病学[M].10版.北京：人民卫生出版社，2024.

[13] 王宇明，李梦东.实用传染病学[M].4版.北京：人民卫生出版社，2017.